云南省哲学社会科学张宇燕专家工作站资助

云南大学
周边外交研究丛书

张 蕾◎著

东盟区域卫生合作：
规范与制度的
协同演进

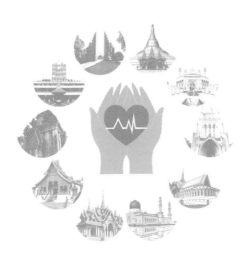

中国社会科学出版社

图书在版编目（CIP）数据

东盟区域卫生合作：规范与制度的协同演进／张蕾著．—北京：中国社会
科学出版社，2023.2

（云南大学周边外交研究丛书）

ISBN 978 - 7 - 5227 - 1437 - 0

Ⅰ.①东…　Ⅱ.①张…　Ⅲ.①卫生工作—国际合作—研究—中国、
东南亚国家联盟　Ⅳ.①R199.2②R199.33

中国国家版本馆 CIP 数据核字（2023）第 029084 号

出 版 人	赵剑英
责任编辑	马　明
责任校对	金超月
责任印制	王　超

出　　版	中国社会科学出版社
社　　址	北京鼓楼西大街甲 158 号
邮　　编	100720
网　　址	http://www.csspw.cn
发 行 部	010 - 84083685
门 市 部	010 - 84029450
经　　销	新华书店及其他书店

印　　刷	北京君升印刷有限公司
装　　订	廊坊市广阳区广增装订厂
版　　次	2023 年 2 月第 1 版
印　　次	2023 年 2 月第 1 次印刷

开　　本	710×1000　1/16
印　　张	22.5
插　　页	2
字　　数	346 千字
定　　价	119.00 元

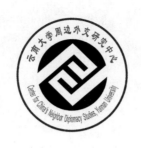

云南大学周边外交研究中心
学术委员会名单

主 任 委 员： 郑永年

副主任委员： 邢广程　朱成虎　肖　宪

委　　　员：（按姓氏笔画排序）

王逸舟　孔建勋　石源华
卢光盛　刘　稚　许利平
李一平　李明江　李晨阳
杨　恕　吴　磊　陈东晓
张景全　张振江　范祚军
胡仕胜　高祖贵　翟　崑
潘志平

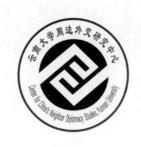

《云南大学周边外交研究丛书》
编委会名单

编委会主任：林文勋

编委会副主任：杨泽宇　肖　宪

编委会委员：（按姓氏笔画排序）

孔建勋　卢光盛　刘　稚

毕世鸿　李晨阳　吴　磊

翟　崑

总　序

　　近年来，全球局势急剧变化，国际社会所关切的一个重要议题是：中国在发展成为世界第二大经济体之后，其外交政策是否会从防御转变为具有进攻性？是否会挑战现存的大国和国际秩序，甚至会单独建立自己主导的国际体系？的确，中国外交在转变。这些年来，中国已经形成了三位一体的新型大外交，我把它称为"两条腿，一个圈"。一条腿是"与美、欧、俄等建立新型的大国关系，尤其是建立中美新型大国关系"；另一条腿是主要针对广大发展中国家的发展战略，即"一带一路"；"一个圈"则体现于中国的周边外交。这三者相互关联，互相影响。不难理解，其中周边外交是中国外交的核心，也是影响另外两条腿行走的关键。这是由中国本身特殊的地缘政治考量所决定的。首先，周边外交是中国在新形势下全球谋篇布局的起点。中国的外交中心在亚洲，亚洲的和平与稳定对中国至关重要，因此能否处理好与周边国家关系的良性发展，克服周边复杂的地缘政治环境将成为影响中国在亚洲崛起并建设亚洲命运共同体的关键。其次，周边外交是助推中国"一带一路"主体外交政策的关键之举。"一带一路"已确定为中国的主体外交政策，而围绕着"一带一路"的诸多方案意在推动周边国家的社会经济发展，考量的是如何多做一些有利于周边国家的事，让周边国家适应中国的发展，并愿意与中国合作，增强对中国的信任。无疑，这是对周边外交智慧与策略的极大考验。最后，周边外交也是中国解决中美对抗、中日对抗等大国关系的重要方式与途径。中国充分发挥周边外交效用，巩固与加强同周边国家的友好合作关系，支持周边国家的发展壮大，提升中国的向心力，将降低美日等大国在中国周边地区与国家中的影响力，并化解美国在亚洲同盟与中国对抗的可能性与风险，促成周边国家自觉地对中国的外交政策做出适当的调整。

从近几年中国周边外交不断转型和升级来看，中国已经在客观上认识到了周边外交局势的复杂性，并做出积极调整。不过，目前还没能拿出一个更为具体、系统的战略。不难观察到，中国在周边外交的很多方面既缺乏方向，又缺乏行动力，与周边国家的关系始终处于"若即若离"的状态。其中导致该问题的一个重要原因是对周边外交研究的不足与相关智库建设的缺失，因此中国的周边外交还有很大的提升和改进空间。云南大学周边外交中心一直紧扣中国周边外交发展的新形势，在中国周边外交研究方面有着深厚的基础、特色定位，并在学术成果与外交实践上硕果颇丰，能为中国周边外交实践起到智力支撑与建言献策的重要作用。第一，在周边外交研究的基础上，云南大学周边外交中心扎实稳固，发展迅速。该中心所依托的云南大学国际问题研究院从 20 世纪 40 年代起就开始了相关研究。21 世纪初，在东南亚、南亚等领域的研究开始发展与成熟，并与国内外相关研究机构建立了良好的合作关系，同时自 2010 年起每年举办的西南论坛会议成为中国西南地区最高层次的学术性和政策性论坛。2014 年申报成功的云南省高校新型智库"西南周边环境与周边外交"中心更在中央、省级相关周边外交决策中发挥着重要作用。第二，在周边外交的研究定位上，云南大学周边外交中心有着鲜明的特色。该中心以东南亚、南亚为研究主体，以大湄公河次区域经济合作机制（GMS）、孟中印缅经济走廊（BCIM）和澜沧江—湄公河合作机制（LMC）等为重点研究方向，并具体围绕区域经济合作、区域安全合作、人文交流、南海问题、跨界民族、水资源合作、替代种植等重点领域进行深入研究并不断创新。第三，在周边外交的实际推动工作上，云南大学周边外交中心在服务决策、服务社会方面取得了初步成效。据了解，迄今为止该中心完成的多个应用性对策报告得到了相关部门的采纳和认可，起到了很好的资政服务作用。

云南大学周边外交中心推出的《云南大学周边外交研究丛书》与《云南大学周边外交研究中心智库报告》等系列丛书正是基于中国周边外交新形势以及自身多年在该领域学术研究与实践考察的深厚

积淀之上。从周边外交理论研究方面来看，这两套丛书力求基于具体的区域范畴考察、细致的国别研究、详细的案例分析，来构建起一套有助于建设亚洲命运共同体、利益共同体的新型周边外交理论，并力求在澜沧江—湄公河合作机制、孟中印缅经济合作机制、水资源合作机制等方面有所突破与创新。从周边外交的具体案例研究来看，该套丛书结合地缘政治、地缘经济的实际情况以及实事求是的田野调查，以安全合作、经济合作、人文合作、环境合作、边界冲突等为议题，进行了细致的研究、客观独立的分析与思考。从对于国内外中国周边外交学术研究与对外实践外交工作的意义来看，该丛书不仅将为国内相关研究同人提供借鉴，也将会在国际学界起到交流作用。与此同时，这两套丛书也将为中国周边外交的实践工作的展开提供智力支撑并发挥建言献策的积极作用。

郑永年

2016 年 11 月

序一 探索全球卫生治理的新模式*

新冠肺炎疫情是一个世纪以来人类所面临的最严重的传染病大流行，其传播速度之快、病死率之高、持续时间之长都是历史上罕见的。新冠肺炎疫情的暴发凸显全球卫生治理面临着前所未有的挑战：世界在新冠肺炎疫情面前准备不足，国际社会缺乏团结合作，这些都对全球卫生治理提出了新的要求，也对学界提出了许多新的有待深入研究的现实问题和理论问题。作为研究者，我们既要关注全球卫生治理缘起、发展、动力和领导力演化，也要认识到全球卫生治理并不是仅仅局限在西方中心主义下的"小圈子治理"。非西方世界参与全球卫生治理的实践经验或许是我们突破现有全球卫生治理瓶颈，赋予其新的发展动力以及实现可持续发展目标的源泉。全球卫生治理如何实现从"清谈"到"落地"？如何实现真正的全球各国广泛参与？非西方国家在参与全球卫生治理的过程中如何弥合其"弱能力"与全球卫生治理规范的"高要求"，从而得以充分发挥其能动性探索出一条符合自身需求和能力的路径？诸多问题尚待我们研究，

事实上，在全球化进程日益加深的背景下，以重大传染病为代表的公共卫生问题已经超越了单纯的医学技术问题的范畴，而变成融合了政治、经济、社会和文化的综合性问题。也就是说，当疾病及健康威胁因素以前所未有的速度穿越国界，风险的防范已远非一个国家或者地区可以做到，需要各国政府、国际社会、国际组织及各个利益相

　　* 郭岩，北京大学公共卫生学院教授，兼任中国卫生经济协会公共卫生专业委员会主任委员，中华预防医学会中国社会医学分会副主任委员，全球卫生分会副主任委员，北京市卫生对外交流协会会长。曾任世界卫生组织健康决定因素委员会委员，国际妇幼卫生伙伴关系理事会理事。

关群体协调努力，共同解决问题。加强全球卫生合作因而成为国际社会的共识。多边多层次的外交互动，面临的挑战是不仅要处理国与国之间的关系，还要处理国家与其他行为体之间的关系。以往的全球卫生治理的研究多集中于全球性的与卫生相关的国际组织，尤其是世界卫生组织，而对于地区层面如何参与全球卫生治理涉及较少。面对来势汹汹的传染病的暴发流行，以世界卫生组织为核心的全球卫生治理体系又难以完全满足巨大的地区卫生治理需求。因此，张蕾博士《东盟区域卫生合作：规范与制度的协同演进》一书的面世，在某种意义上填补了学界这亟须填补的空白。

在本书中，张蕾博士借鉴规范本土化理论与国际实践理论，系统分析了东盟地区卫生治理的现实需求，阐述了东盟通过对《国际卫生条例（2005）》中集体治理规范和国家核心能力建设规范进行本土化改造和适应，构建出独特的地区卫生治理规范框架，促进了地区内国家与域内外卫生治理利益相关方的合作，进而推动了以联防联控传染病为核心的地区卫生合作快速发展，逐步形成了多层次、跨部门的地区卫生协作的治理模式，创建了地区实现《国际卫生条例（2005）》的区域路径，将《国际卫生条例（2005）》中"全球—国家"疾病防控能力建设体系扩展为"全球—区域—国家"三个层级。

在关注东盟区域合作与卫生治理的独特性的基础上，本书为我们系统描述了东盟参与全球治理的全貌。首先，东盟地区根据《国际卫生条例（2005）》的要求，结合地区实际卫生需求和能力，制定了适应本地区的疾病控制规范，确立了区域应对传染病的共同的目标，从而得以照顾到东盟国家内部参差不齐的卫生治理能力，并扩大了集体治理的共同利益边界。此外，就传染病的应对而言，建立适应地区实际情况的治理机制至关重要。《国际卫生条例（2005）》是到目前为止全球卫生治理的核心法律依据。《国际卫生条例（2005）》强调：缔约国联合起来，与世界卫生组织保持良好的沟通和协作，共同采取预防和应对措施。条例通过一系列的制度设计详细具体地规定了缔约国之间以及缔约国与世界卫生组织之间，在国际关注的突发公共卫生事件监测、通报、应对等环节应该开展的协作和沟通。东盟的传染病的治理，恰恰是通过相关应急准备规划、预防、早期检测以及对新发疾病和其他公共卫生危机的快速反应，建立了一条应对新发疾病以及其他紧急公共卫生事件的地区治理集体协作路径和一系列治理工具。这些工具包括：人畜共患病的区域协作机制、传染病防控和风险沟通的区域系统化协作机制、公共卫生应急准备双层协作模式和地区应急准备、警告与响应的协作机制等，可持续地增强国家和地区公共卫生治理能力，建立了一套对地区公共卫生安全承担集体责任的机制建设规划。这些机制不仅成为东盟各成员国应对传染病的政策工具，也很好地协调了该地区各国的行动，可持续地增强国家和地区公共卫生治理能力，维护地区共同的公共卫生安全。

此外，东盟建立了区域性、跨部门、多层次，囊括地区内外多利益相关方的地区集体协作治理网络。这个网络不仅有各类政府部门参加（政府部门不仅仅局限于卫生监管部门），还有学术部门、非政府部门的积极参与。因此可以说，东盟地区卫生治理的模式也是将健康融入所有政策的良好范例。

传染病没有国界。对东盟区域卫生治理的研究为中国参与全球卫生治理提供了重要参考，也能够为我们思考非西方国家和地区卫生治理问题提供有益借鉴。正如张蕾博士在书中所说："深入理解东盟区域卫生合作中规范、理念、身份和制度的互动及其演进机理，不仅为全球卫生治理改革提供思路，也有助于维护中国周边卫生安全，促进中国—东盟共建人类卫生健康共同体。"

郭　岩

2022 年 6 月于北京

序二 非西方视角下的区域治理实践*

新冠肺炎疫情的肆虐盘桓深刻改变着国际格局，其中一个显著变化是全球治理进一步扁平化，治理主体和治理方式也进一步朝着多元主义方向发展。随着全球治理向区域范围大幅收缩，区域日益成为国际关系中最重要的合作场域，而公共卫生成了区域治理最有可能突破的领域。事实上，全球卫生治理发展深受区域活动影响，发展中国家和地区卫生治理能力的提升已成为决定全球卫生治理成效的重要因素。然而，现有研究多聚焦于欧洲和北美发达国家主导的全球卫生治理，缺乏对广大发展中国家和地区能动性的关注。尤其是对于发展中国家和地区如何通过自己的方式参与全球卫生治理，仍然缺乏系统研究。因此，非西方地区作为长期以来被全球卫生治理忽略的对象，值得被我们关注和研究。东盟是中国周边外交的优先区域，同时在全球卫生治理中也具有典型性，能够对我们思考非西方国家和地区卫生治理问题提供有益参考。

因此，张蕾博士《东盟区域卫生合作：规范与制度的协同演进》这部学术作品的出版可谓恰逢其时。一方面，本书进行了一次富有意义的跨学科尝试，以国际关系学科的视角来研究公共卫生学科的问题。另一方面，本书聚焦"区域"这一合作场域，探究了东盟如何通过对全球卫生治理规范的本土化来弥合国际规范的"高标准"和发展中国家的"低能力"，从而实现地区治理目标的"落地"和治理能力的提升。也就是说，东盟找回了全球卫生治理体系中被"遗失"

---

* 翟崑，北京大学国际关系学院教授，北京大学区域与国别研究院副院长，中国东南亚研究会副会长。

的区域层次，将《国际卫生条例》中"全球—国家"卫生治理能力建设体系扩展成为"全球—区域—国家"三个层级。这种以改造和适应国际规范为引领，边合作边凝聚共识，渐进发展制度的开放式进程，为发展中国家和地区探索出一条独特的治理能力提升与遵约之路，也充分展现出东盟运用本土规范塑造本土治理的独特经验。

在这项跨越自然科学与社会科学的研究中，作者走访了东盟多个国家，实地考察了其卫生治理状况，并查看了世卫组织和东盟多年来的相关文件、决议和会议记录，搜集了大量的一手材料。同时，作者对国内外知名全球卫生治理专家、学者以及相关国际组织的工作人员进行了半结构化访谈，进一步丰富了研究资料。基于扎实的实证材料，作者用国际关系理论将东盟区域卫生治理独特的"成长史"贯通起来，深入探讨了东盟区域卫生合作中规范、理念、身份和制度的互动及其演进机理，挖掘出东盟地区卫生合作的发展逻辑。作者在该研究中指出，第一，渐进式制度化进程与规范本土化进程的协同演进使东盟得以在差异较大的情境下推进地区卫生合作。第二，规范本土化通过塑造共同利益认知与集体身份，为具有柔性制度偏好和渐进制度建构习惯的东盟提供了一条本土规范塑造区域治理机制的路径。第三，东盟卫生协作治理机制的持续发展成为本土规范演化的参照，使其得以保持对地区卫生合作的引领。第四，东盟能动性是推动规范本土化与地区卫生合作的动力，包含政治意愿塑造、本土知识形成与治理网络构建三个方面。第五，作者探讨了区域对全球卫生治理的价值，提出"以区域框架来解决全球问题"的新思路，为中国在新形势下参与引领全球卫生治理提供了建议。

本书在本体论上，摒弃了"西方中心主义"的叙事观，试图从东南亚的视角来建构全球和区域卫生治理的本体性叙事，展现出发展中国家和地区"非西方"国际实践的重要价值，对倾向于大国叙事和全球镜像的国际关系学提供了有益补充。在方法论上，本书作者从田野调查、访学和调研的实践经历中获得了大量一手资料，这也与新文科研究所倡导的方向不谋而合。在研究结果上，本书为发展中国家和地区展现了一条独特的卫生治理能力提升路径，也为国际关系学界展现出"本土规范塑造本土治理"的有益思考。

　　张蕾博士出生于云南大理，自本科求学于北京大学国际关系学院时就开始关注东南亚地区，北京大学得天独厚的学术网络和相互激励滋养的学术氛围为她深耕东南亚区域卫生治理研究提供了土壤。同时，张蕾博士曾赴美国伊利诺伊大学厄巴纳香槟分校攻读人力资源发展硕士，并赴新加坡国立大学、马来西亚双威大学、日本早稻田大学等多个国外科研院校进行国际学术交流，跨学科的学习经历与多元化的访学足迹使她能够跳脱学科的藩篱，在公共卫生学、社会学和国际关系学的跨学科交叉地带建立起自己的研究。从北京大学博士毕业后，张蕾回到家乡云南，在云南大学国际关系研究院继续深耕东南亚地区研究。云南大学的东南亚研究历史悠久，基础雄厚，人才辈出，成果丰硕，并在东南亚田野调查工作中具有突出优势。我想，在云南大学追本溯源、脚踏实地的社会科学研究精神指引下，以及云南大学东南亚研究高水平平台的支持下，张蕾博士对东南亚区域卫生治理的研究将会更上一层楼。

翟　崑

2022 年 6 月于北京

目　录

导 论

一 研究问题

公共卫生治理日益成为决定人类共同命运的重要议题，此次"新冠肺炎"（Corona Virus Disease 2019，COVID-19）疫情不仅给人类带来前所未有的挑战，暴露出全球卫生治理的结构化缺陷，也成为影响国际发展与合作的突发性危机。根据世界银行估计，新冠肺炎疫情将使 2020 年新增极贫人口达到 8800 万人至 1.15 亿人，具体数额将取决于经济收缩的严重程度，到 2021 年新增极贫人口总数可能达到 1.5 亿人，全球极端贫困率将出现 20 年来的首次增长，如不采取快速有效的政策措施，2030 年消除贫困的目标将无法实现。[①] 因此，加强公共卫生治理具有紧迫性和必要性。

东南亚国家联盟（简称东盟，ASEAN）于 1967 年成立，现有十个成员国，分别是印度尼西亚、马来西亚、菲律宾、泰国、新加坡、文莱、柬埔寨、老挝、缅甸和越南。在地理上，东盟十国均位于亚洲东南部，横跨中南半岛和马来群岛，总面积约 449 万平方千米，人口约 6.4 亿。东盟十国气候潮湿，终年高温，植被密集，经济发展水平参差不齐，贫富差距大，政治体制和宗教文化各不相同。由于独特的自然和社会环境，东盟面临着严峻的、以传染病为代表的卫生安全威胁。其中，东盟的霍乱病例数占全球总病例数的 29%，疟疾的确诊

---

① World Bank, *COVID-19 to Add as Many as 150 Million Extreme Poor by 2021*, October 7, 2020, https：//www.worldbank.org/en/news/press-release/2020/10/07/covid-19-to-add-as-many-as-150-million-extreme-poor-by-2021, 2020－12－09.

病例和死亡病例数量仅次于非洲，而老挝、缅甸和印尼均占白喉全球平均年发病率前十位，老挝和菲律宾分别在脊髓灰质炎和麻疹的全球平均年发病率中位列第四和第九。[①] 同时，近年来频发的新发传染病[②]更成了影响该地区甚至全球卫生安全的最主要威胁。"非典型肺炎"（简称非典，SARS）在六个东盟国家都有病例报告，造成至少180亿美元的经济损失。其中，新加坡病例总数位列全球第五，东盟整体的死亡率也高于世界平均值。随后的甲型高致病性禽流感（H5N1）在东盟造成了比"非典"更高的死亡率，确诊病例数占全球总数的48.7%，且新冠肺炎疫情反复，至今仍未彻底平息，造成的直接损失超过100亿美元。而登革热等地方病也频频暴发，平均每年的病例数达到290万例。[③] 东盟以发展中国家为主，国家卫生治理能力普遍较弱，且发展严重不均衡，近年来地区跨国劳工和难民等问题更加剧了跨国传染病带来的挑战。因此，以传染病防控为核心的地区卫生治理已成为影响东盟地区政治稳定、经济发展与社会和谐的重要因素，也是东盟实现可持续发展目标的核心问题之一。

　　然而，以世界卫生组织（简称世卫组织，WHO）为核心的全球卫生治理体系却难以满足东盟巨大的地区卫生治理需求。首先，全球卫生治理的"集体性行动需求"与"个体性资源供给"之间的矛盾难以调和。也就是说，有效解决全球卫生治理问题需要全球性的、多层次行为体的共同参与，但是集体行动所需的政策、权力和资源却仍属于个体国家。[④] 集体行动深受个体国家行为的制约，再加上东盟国

[①] 杨维中主编：《"一带一路"国家传染病风险评估与对策建议》，人民卫生出版社2019年版，第223—234页。

[②] 新发传染病是指在人群中新出现的传染性疾病，或已出现但在发病率或地理范围上迅速增加的传染性疾病，其中包括新发疾病、再次出现或复活的已知疾病，以及具有流行倾向的已知疾病。在全球卫生治理的文件中，新发疾病、新发传染病和新发传染性疾病均为同义词。

[③] Mely Caballero-Anthony et al. , "Health Governance and Dengue in Southeast Asia", *NTS Report No. 2*, May 2015, pp. 1 – 8.

[④] Thomas G. Weiss et al. , "Rethinking Global Governance? Complexity, Authority, Power, Change", *International Studies Quarterly*, Vol. 58, No. 1, 2014, p. 213.

家对主权高度敏感，更加剧了该地区通过集体行动防控传染病的困难。① 其次，全球卫生治理体系的碎片化弊端日益凸显。在世卫组织独特的组织结构下，② 卫生治理政策的实施很大程度上依赖六个区域办事处的同意与配合。碎片化的组织结构导致区域办公室之间少有协调与合作，成为阻碍全球卫生合作的重要因素。这突出体现在地理上相连，政治、经济和文化一体化程度不断加深的东盟十国却被分散在世卫组织两个不同的地区办事处管辖下，其中印度尼西亚、缅甸和泰国被分配在东南亚区（SEA），而柬埔寨、文莱、老挝、马来西亚、菲律宾、新加坡和越南则被分配在西太平洋区（WPRO）。世卫组织的治理边界与东盟政治地理边界之间的割裂阻碍了地区卫生合作的开展和卫生治理政策的落实。最后，资金紧缺制约了世卫组织地区办公室在东盟十国开展卫生治理活动。以 2018 年和 2019 年这两年为例，世界卫生组织的预算约为 34 亿美元，用于该地区的仅约 2.9 亿美元。相对于该地区的人口规模而言，这笔经费实属"杯水车薪"。③

鉴于世卫组织治理体系在东盟的分裂以及地区卫生治理框架的低效，东盟日益成为该地区卫生治理中最突出的行动者。东盟的地区卫生合作始于 1980 年第一届东盟部长会议，但直至 2003 年"非典"疫情之后，地区卫生合作才从真正意义上进入了发展的快车道。"非典"疫情促使卫生安全观念深入人心，并推动了全球卫生治理规范

---

① Kelley Lee et al. , "Asian Contributions to Three Instruments of Global Health Governance", *Global Policy*, Vol. 3, No. 3, 2012, pp. 348 – 361.

② 与其他国际组织相比，世界卫生组织有着独特的联邦式组织结构：其下属六个区域办事处不仅是执行部门，（彼此）也是半分离的机构。在政策制定上，世卫组织区域委员会的职能与世界卫生大会平行。六个区域办事处的主任是被独立选举的，且在国家层面活动的管理上几乎享有自主权。因此，尽管世卫组织的政策在官方正式层面由世界卫生大会决定，但其实施极大依赖于区域的同意与合作。因此，世卫组织内部结构呈现碎片化特征。即便在联合国组织的序列中，世卫组织的这种联邦式结构也是独树一帜。吊诡的是，世界卫生组织历经多次变革，这独特的组织架构却没有发生改变。这一碎片化突出地体现在东南亚地区。东盟十国地理上相连，政治、经济和文化的一体化趋势加强，却被世卫组织分散在两个区域办事处管辖下，甚至同样位于中南半岛的缅甸、泰国、柬埔寨、老挝和越南，都被分配在不同的区域办事处，极大地阻碍了地区公共卫生合作与治理。

③ 汤蓓、梁潇：《东盟公共卫生合作的制度化路径与特点》，《南洋问题研究》2020年第 4 期。

的演变。① 正如世界卫生组织传染病部前执行主任大卫·海曼（David Heymann）所言，"非典"促成了有关国家疫情透明报告和传染病信息共享的国际规范的改变。② 自 2005 年开始，东盟通过推动规范本土化③创造性地建立起一个双区域合作治理框架，并与域外多元行为体建立合作伙伴关系，④ 推动了以传染病联防联控为核心的地区卫生合作的快速发展，⑤ 逐步形成了多层次、跨部门协作的地区卫生合作治理机制体系。随着东盟各国逐步落实《国际卫生条例（2005）》（International Health Regulations，IHR 2005）中的集体治理规范和国家核心能力建设规范要求（相关事实详见附录二），东盟十国的传染病监测和确认能力快速增强，⑥ 应对卫生安全威胁的国家核心能力持续提高（见图 0 - 1），⑦ 地区卫生治理能力发展不均衡的现象有所缓解（见图 0 - 2）。

---

① Sara E. Davies et al.，*Disease Diplomacy*：*International Norms and Global Health Security*，Baltimore：Johns Hopkins University Press，2015，p. 3.

② David L. Heymann et al.，"SARS legacy：outbreak reporting is expected and respected"，*Lancet*，Vol. 381，No. 9869，2013，pp. 779 - 781.

③ 关于"本土化"的相关论述，请参见第一章概念界定部分。需要特别说明的是，学界对于"规范"的定义仍在讨论中，主要有广义和狭义之分。本文将《国际卫生条例》及其内容视作广义的规范，一方面是沿袭了阿米塔夫·阿查亚等学者对规范的界定，另一方面是遵从国际关系学界有关《国际卫生条例》传播的学术研究。诸多长期从事公共卫生治理研究的国际关系学者都视《国际卫生条例》为广义上的规范，并将其传播视为规范扩散。这些学者包括美国明尼苏达大学教授 Jeremy Youde、英国伦敦政治经济学院教授 Clare Wenham、澳大利亚格里菲斯大学教授 Sara E. Davies、澳大利亚悉尼大学助理教授 Adam Kamradt-Scott、英国斯旺西大学教授 Alan Collins、新加坡国立大学教授 Tikki Pang 和 Marie Nodzenski 等。

④ Clare Wenham，"Regionalizing Health Security：Thailand's Leadership Ambitions in Mainland Southeast Asian Disease Control"，*Contemporary Southeast Asia*：*A Journal of International and Strategic Affairs*，Vol. 40，No. 1，2018，p. 134；Sara E. Davies，*Containing Contagion*：*The Politics of Disease Outbreaks in Southeast Asia*，p. 177.

⑤ Marie Nodzenski et al.，"Shaping Norms for Health Governance in the Association of Southeast Asian Nations（ASEAN）"，*Global Health Governance*，Vol. X，No. 2，2016，pp. 95 - 96.

⑥ Emily H. Chan et al.，"Global Capacity for Emerging Infectious Disease Detection"，*Proceedings of the National Academy of Sciences*，Vol. 107，No. 50，2010，pp. 21701 - 21706.

⑦ Sheryl A. Kluberg et al.，"Global Capacity for Emerging Infectious Disease Detection：1996 - 2014"，*Emerging Infectious Diseases*，Vol. 22，No. 10，2016.

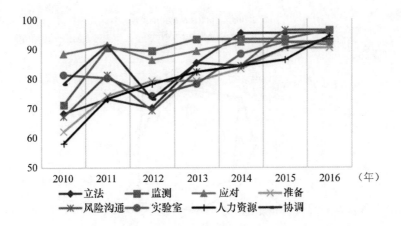

图 0-1　2010—2016 年东盟十国应对卫生安全威胁的国家核心能力建设进展

　　说明：世界卫生组织目前公布了 2010—2017 年全球各国应对卫生安全威胁的国家核心能力建设数据，但由于 2017 年数据中缺少两个东盟国家的具体数值，笔者无法准确计算出东盟十国的平均值。因此，本图采用了 2010—2016 年间的数据来展现东盟十国应对卫生安全威胁的国家核心能力建设进展。

　　资料来源：笔者根据相关数据绘制。相关数据详见 WHO, International Health Regulations (2005) monitoring framework, *Global Health Observatory*, https：//www. who. int/data/gho/data/indicators, 2020-10-10。

　　事实上，东盟内部同质化程度低，卫生治理能力普遍较弱且内部不平衡，国际卫生治理规范在该地区的落实及其对卫生治理能力的直接影响往往比较微弱。《国际卫生条例（2005）》作为全球公共卫生治理的基础性规范，要求各国增强自身检测、报告和应对紧急公共卫生事件的核心能力，从而构建全球性公共卫生集体防御体系。[1] 出于历史原因，不干涉内政原则是东盟国家进行任何国际合作的前提，[2] 并且传统的"东盟方式"主要通过"协商一致"来达成决策，导致东盟成员国之间就适当行为达成的协议总是建立在"最低限度"的

---

　　[1]　《亚太地区新发疾病防治战略和国际卫生条例（2005）》，2010 年，世界卫生组织西太平洋区域办事处，资料号：WPR/RC61/9，第 11 页。

　　[2]　Kelly Gerard, "From the ASEAN People's Assembly to the ASEAN Civil Society Conference：The Boundaries of Civil Society Advocacy", *Contemporary Politics*, Vol. 19, No. 4, 2013, pp. 411-426.

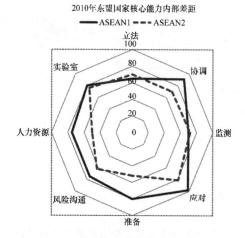

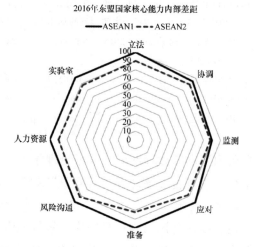

图0-2 2010年和2016年东盟十国应对卫生安全威胁的国家核心能力差距

说明：ASEAN 1和ASEAN 2是公共卫生学界对东盟十国卫生治理核心能力差距的分类。其中，ASEAN 1包括新加坡、文莱、马来西亚和泰国，均属于应对卫生安全威胁核心能力较强的国家，而印尼、越南、菲律宾、老挝、柬埔寨和缅甸属于ASEAN 2分组，均属于应对卫生安全威胁核心能力较弱的国家。

资料来源：Gianna Gayle Herrera Amul and Tikki Pang, "Regional Health Security: An Overview of Strengthening ASEAN's Capacities for the International Health Regulations", *Global Health Governance*, Vol. XII, No. 2, Fall 2018, pp. 45-46。

共同标准之上。① 这种程序性规范再加上政治一体化程度低，往往被认为是国际规范扩散②和有效区域合作治理的主要障碍。③ 例如部分东盟国家反对公民和政治人权、难民身份承认等规范，导致该地区在人权、难民和移民问题上合作困难。在公共卫生领域，印度尼西亚公开拒绝签署《烟草控制框架公约》而导致东盟在控烟方面的落后。④ 因此，国际社会预测该地区将会是落实 2005 年《国际卫生条例》的"困难户"。⑤

然而，传染病防控却成了东盟迄今为止最成功的区域协作治理案例。以防控传染病为核心的地区卫生合作起步于 1980 年，在 2003 年之后快速发展，体现为合作机制数量显著增加，合作内容持续扩展。同时，东盟国家不仅接受了《国际卫生条例 (2005)》的集体治理规范，⑥ 还通过区域协作治理增强了应对卫生安全威胁的国家核心能力，提升了遵约水平，并在多次新发传染病危机中顺利转"危"为"机"。

东盟的地区卫生合作的独特性在于，它既不同于欧盟的高制度化、

---

① ［加］阿米塔·阿查亚：《重新思考世界政治中的权力、制度与观念》，白云真、宋亦明译，上海人民出版社 2019 年版，第 67 页。

② 目前，国际规范的扩散和内化环节在很多现实案例中都具有重叠性，在本研究中也如此。因此，本书所探讨的扩散是广义上包括规范生命周期理论中"扩散"和"内化"两个环节的进程。

③ 相关论述请参见 Marie Nodzenski et al. , "Shaping Norms for Health Governance in the Association of Southeast Asian Nations (ASEAN)", *Global Health Governance*, Vol. 10, No. 2, 2016, p. 96; Amitav Acharya, "Human Security and Asian Regionalism: A Strategy of Localization", in Amitav Acharya and Evelyn Gosh eds. , *Reassessing Security Cooperation in the Aisa-Pacific: Competition, Gongruence, and Transformation*, Cambridge, M. A.: MIT Press, 2007, pp. 237 - 252; Alan Collins, "Norm Diffusion and ASEAN's Adoption and Adaption of Global HIV/AIDS Norms", *International Relations of the Asia-Pacific*, Vol. 13, No. 3, 2013, pp. 369 - 397; Matthew Davies, "ASEAN and Human Rights Norms: Constructivism, Rational Choice, and the Action-Identity Gap", *International Relations of the Asia-Pacific*, Vol. 13, No. 2, 2013, pp. 207 - 231; Kelly Gerard, "From the ASEAN People's Assembly to the ASEAN Civil Society Conference: The Boundaries of Civil Society Advocacy", *Contemporary Politics*, Vol. 19, No. 4, 2013, pp. 411 - 426。

④ 《烟草控制框架公约》缔约方请参见 United Nations Treaty Collection, WHO Framework Convention on Tobacco Control, Geneva, May 21, 2003, https://treaties. un. org/pages/ViewDetails. aspx? src = TREATY&mtdsg_ no = IX-4&chapter =9&clang = _ en。

⑤ Sara E. Davies, *Containing Contagion: The Politics of Disease Outbreaks in Southeast Asia*, Baltimore: Johns Hopkins University Press, 2019, p. 161.

⑥ 世界卫生组织：《国际卫生条例》，https://www. who. int/ihr/about/10things/zh/，2021 年 2 月 5 日。另外需要注明的是，《国际卫生条例 (2005)》所要求的集体治理是指对卫生安全威胁的集体防御行动，包括对疾病的集体报告和监测行为，这在某种程度上与东盟地区对主权的高度敏感性和不干涉内政规范有所冲突。

法治化和超国家性，也不同于其他地区的大国主导性，而是建立在政治文化多元和经济发展水平各异的基础上，由东盟的中小国家主导，且多由卫生治理能力较弱的国家参与。它以共同的困境为基础，以政治共识和集体行动为特征，强调多利益相关方在多层次动态系统中的互动进程，并要求保持国家自主性和程序灵活性。它不是在正式制度安排基础上以预期结果为导向的一体化模式，而是边合作边凝聚共识、改造规范和创设制度①的开放式进程。这种独特的卫生协作治理方式在应对"新冠肺炎"疫情中显现出优势。当欧盟因新冠肺炎疫情初期应对不力遭受各界批评、欧洲团结被质疑为一纸空谈、② 美国消极抗疫被多国专家批判之时，③ 东盟各国第一时间有效协调应对，并与中日韩进一步深化合作，短时间内控制住了新冠肺炎疫情蔓延。

因此，东盟得以推进地区卫生合作的原因以及地区卫生治理能力提升的内部动力值得探讨。现有研究多聚焦于欧洲和北美发达国家主导的全球卫生治理，缺乏对广大发展中国家和地区能动性的关注。尤其是对于发展中国家和地区如何通过自己的方式参与全球卫生治理，④ 并试图解决全球卫生治理雄心与发展中国家低能之间"高不成，低不就"的困境，⑤ 仍然缺乏研究。事实上，卫生合作不一定由

---

① 李垣萤：《东盟协调性主导与东南亚灾害管理合作实践》，《东南亚研究》2021 年第 1 期。

② 杨娜：《欧洲模式的韧性：新冠肺炎疫情与欧盟卫生治理》，《外交评论》（外交学院学报）2020 年第 6 期；张磊：《欧盟应对新冠肺炎疫情机制及其局限》，《国际论坛》2020 年第 4 期。

③ 《综合消息：多国专家指出美国政府应对不力导致美疫情严重》，新华网，2020 年 5 月 12 日，http：//www.xinhuanet.com/politics/2020-05/12/c_1125975489.htm，最后浏览日期：2021 年 3 月 24 日。

④ Kelley Lee et al. , "Asian Contributions to Three Instruments of Global Health Governance", *Global Policy*, Vol. 3, Issue 3, 2012, pp. 348 – 349.

⑤ 公共卫生治理中的"高不成，低不就"困境，在东盟地区也比较突出。在笔者对深度参与和研究东盟各国卫生治理的工作人员和学者的访谈中，英国健康扶贫行动（原名为英国无国界卫生组织）缅甸项目协调员李佳音女士和负责人张军先生、国际发展社会组织 Diinsider 联合创始人李博伦先生、东京大学全球卫生治理研究课题专家 DOI Kenichi 先生、泰国玛希隆大学访问学者刘晓君博士和美国明尼苏达大学 Jeremy Youde 教授都对此发表过类似看法，即东盟国家都认可和接受《国际卫生条例》，但是却因为能力缺乏而导致这些规定很难落地，而使其成为一纸空文，很难对地区卫生治理产生太多实质性的影响。因此，该矛盾是全球卫生治理在发展中国家和地区普遍存在、亟待解决的重要问题。

最强大的国家或国际组织推动，卫生治理规范也能够推动合作的发展，① 并持续受到各行为体对卫生安全威胁的共同经历、共有认知以及区域自身的政治、历史和文化传统的影响。② 更重要的是，即使没有中央集权的治理机构和强制性实施措施，卫生规范也会形成一张引导行动者行为的期望网，③ 来约束和协调全球卫生治理。因此，探讨规范在东盟卫生合作发展中的角色和作用是必要的。同时，外来规范的本土化，以及在跨国规范与当地信仰和实践之间建立一致性的过程，一直是东盟塑造地区合作机制的核心。④ 因此，要理解东盟卫生合作发展的原因，追溯其"对问题共同解释"的历史与探讨其功能性的合作制度发展同样重要。⑤ 然而，学界对此还没有系统的研究。正如澳大利亚政府关于区域卫生安全的研究报告指出，东盟在地区卫

---

① Arne Ruckert et al. , "Health in Canadian Foreign Policy: The Role of Norms and Security Interests", *Canadian Foreign Policy Journal*, Vol. 25, No. 3, 2019, p. 328; Sara Javanparast et al. , "How Institutional Forces, Ideas and Actors Shaped Population Health Planning in Australian Regional Primary Health Care Organizations", *BMC Public Health*, Vol. 18, No. 1, 2018, p. 383.

② 笔者对美国明尼苏达大学 Jeremy Youde 教授的访谈内容。Jeremy Youde 教授是长期从事全球卫生治理研究的国际政治学者之一，研究成果颇丰。代表性成果有 Jeremy Youde eds. , *The Oxford Handbook of Global Health Politics*, New York: Oxford University Press, 2020; Jeremy Youde, *Global Health Governance In International Society*, New York: Oxford University Press, 2018; Jeremy Youde, "High Politics, Low Politics, and Global Health", *Journal of Global Security Studies*, Vol. 2, No. 1, 2016, pp. 157 - 170; Jeremy Youde eds. , *Routledge Handbook of Global Health Security*, Routledge, 2015; Jeremy Youde, "Shame, Ontological Insecurity And Inter-country Adoption", *Cambridge Review of International Affairs*, Vol. 27, No. 3, 2014, pp. 421 - 441; Jeremy Youde, *Global Health Governance*, Cambridge, U. K. : Polity Press, 2012; Jeremy Youde, "Mediating risk through the International Health Regulations and Bio-Political Surveillance", *Political Studies*, Vol. 59, No. 4, 2011, pp. 813 - 830; Jeremy Youde, *Biopolitical Surveillance And Public Health In International Politics*, Springer, 2010; Jeremy Youde, "Who's Afraid of a Chicken? Securitization and Avian Flu", *Democracy and Security*, Vol. 4, No. 2, 2008, pp. 48 - 169; Jeremy Youde, "The Development of a Counter-Epistemic Community: Aids, South Africa, And International Regimes", International Relations, Vol. 19, No. 4, 2005, pp. 421 - 439。

③ Marie Nodzenski et al. , "Shaping Norms for Health Governance in the Association of Southeast Asian Nations (ASEAN)", *Global Health Governanco*, Vol. 10, No. 2, 2016, p. 101.

④ Amitav Acharya, "How Ideas Spread: Whose Norms Matter? Norm Localization and Institutional Change in Asian Regionalism", *International Organization*, Vol. 58, No. 2, 2004, pp. 239 - 275.

⑤ Alice D. Ba, "Regional Security in East Asia: ASEAN's Value Added and Limitations", *Journal of Current Southeast Asian Affairs*, Vol. 29, No. 3, 2010, pp. 127 - 128.

生治理中与规范的互动往往被忽视了。①

　　鉴于此，本书的核心问题是：为什么东盟能够在诸多不利条件下推进地区卫生合作？本书将追踪东盟以传染病防控为核心的地区卫生合作发展历程，并通过考察规范本土化与区域协作治理机制在地区卫生合作中的互动，来尝试回答上述问题。

二　研究意义

　　针对东盟卫生合作的研究兼具理论意义和现实意义。

　　在理论意义方面：

　　第一，公共卫生合作与治理作为一个跨学科议题，涉及公共卫生学、公共政策、全球治理等多学科知识，并对世界政治、经济和社会产生着重要影响。然而国际关系学界对此仍缺乏系统和全面的研究。新冠肺炎疫情深刻改变着世界格局，也再一次引发国际关系学界对公共卫生问题的关注。东盟的卫生合作具有不同于其他地区的独特性。在新冠肺炎疫情依然肆虐的今天，从国际关系的视角探究该议题可以促进国际关系研究与公共卫生治理研究的交互，为拓展全球卫生治理研究和探索国际关系理论应用抛砖引玉。

　　第二，既有的相关研究或偏爱大国的角色和作用，或忽视全球不同地区的差异性，这使非西方中小国家的实践和能动性在国际关系研究中处于一种失语状态，也忽视了地区内部治理能力的不平衡和对国际规范遵守程度的差别。本书从多元性出发，响应阿查亚等学者对非西方国际关系理论与实践的关注，试图探索东盟在地区卫生合作的实践中发挥能动性的方式和途径，为非西方国际关系研究贡献绵薄之力。

　　第三，东盟的地区卫生合作有其独特的发展逻辑和前进动力，只

---

　　①　Australian Government, *Evaluating a Decade of Australia's Efforts to Combat Pandemics and E-merging Infectious Diseases in Asia and the Pacific 2006 – 2015: Are Health Systems Stronger?* Canberra: Department of Foreign Affairs and Trade, Australian Government, August 2017, pp. 13 – 21.

关注物质力量和战略博弈不能完全解释东盟的行为。[①] 在东盟地区同质性程度较低、没有明晰权力结构和观念结构、没有高制度化安排的条件下，合作意义上的主体间性并不表现为一系列制度化的规范，在更大程度上是一个赋予互动以意义的实践进程。[②] 因此，本书借鉴实践理论的视角，强调物质和意识、结构和过程的连通性，试图通过探讨东盟卫生合作的发展，考察国际卫生治理规范与地区卫生合作机制的互动，希望能从认识论上突破单一规范理论或制度理论的约束，构建出连通二者的逻辑桥梁。

在现实意义方面：

第一，对于全球来说，当今全球卫生治理体系结构化矛盾突出，并深受碎片化和资金紧缺的桎梏，全球卫生治理改革势在必行。在当前人员和货物交往日益密集的情况下，传染病的无国界性和高破坏性使加强公共卫生协作治理的需求日益紧迫。同时，全球卫生治理的发展深受区域活动的影响，[③] 发展中国家和地区卫生治理能力的提升已成为决定全球卫生治理成效的重要因素。东盟卫生治理能力普遍较弱且内部发展不均衡，却成了发展中国家和地区有效防控传染病的典范。因此，研究东盟以传染病防控合作为代表的地区卫生治理有利于探寻发展中国家和地区提升卫生治理能力的有效途径，常态化地提高发展中国家对卫生治理规范的履约水平，共同构建起维护全球卫生安全的"长城"，并为全球卫生治理改革提供思路借鉴。

第二，对于东盟来说，既有巨大的卫生治理需求，也有效地推进了地区卫生合作，提升了应对卫生安全威胁的核心能力。防控传染病已经成为东盟迄今为止最成功的区域治理案例，也成为东盟"小马拉大车"的典范。此外，新冠肺炎疫情挑战了以欧洲和北美卫生治理模式为尊的传统观念，也启示学界应加强对非西方经验的关注。因此，研究东盟以传染病防控为代表的地区卫生合作有利于推动东盟社

[①] Acharya, Amitav, *Whose Ideas Matter? Agency and Power in Asian Regionalism*, Ithaca, N. Y.: Cornell University Press, 2009, p. 152.

[②] 秦亚青:《全球治理:多元世界的秩序重建》，世界知识出版社 2019 年版，第 184—188 页。

[③] Thomas Lange, "Beyond the 'ASEAN-way'? Third-sector Driven Governance along SARS and Haze Pollution", *Global Health Governance*, May 2020 Special Issue, p. 128.

会文化共同体建设，实现地区可持续发展，也有利于探寻维持"东盟中心地位"的规律和动力，为亚太地区的和平稳定与深化合作提供对策。

第三，对于中国来说，本研究将为中国与东盟深化地区卫生合作提供智力支持，也为中国推动全球卫生治理变革提供思路。一方面，东盟与中国西南边疆相邻，是中国共建"一带一路"成果最显著的地区之一。本研究将有助于中国与东盟更有效地实施传染病联防联控，维护中国周边卫生安全，也有利于与东盟共建"一带一路"和"人类卫生健康共同体"，带来可观的政治收益。中国—东盟关系是亚太区域合作中最成功和最具活力的典范，[①] 提升抗疫合作，强化公共卫生能力建设不仅是强化中国—东盟命运共同体建设的四点倡议之一，也是影响人类命运共同体建设和中国周边安全的重要因素。另一方面，全球治理是一个体系，从全球卫生治理角度去看全球"百年未有之大变局"，涉及全球治理体系中主导权之变、规则之变、理念之变和路径之变。中国作为全球卫生治理的积极参与者，不仅深陷变局中，而且在许多时候将成为变局中的重要变量。[②] 然而，当今中国在和平发展的过程中遇到前所未有的周边安全挑战和国际局势掣肘。中国需要以周边地区为立足点，找到推动全球治理变革的突破口，而卫生合作正是为中国提供了一个培养相互信任、获得世界认可的"试验田"。中国正是在"非典"结束不久后就成为东盟第一个战略伙伴，区域卫生合作带来的政治收益非常可观。因此，以传染病防控为核心的东盟卫生协作治理值得在中国外交实践中被充分重视。

三　文献回顾

学术研究的基础是文献回顾。尽管卫生安全是人类安全不可或缺

---

① 习近平：《建设更为紧密的中国—东盟命运共同体》，《人民日报》（海外版）2020年11月28日第1版。

② 刘雪莲：《百年大变局下中国参与全球治理的国内动力》，《探索与争鸣》2019年第1期。

的一部分,① 但直至"非典"疫情之后,东盟的卫生合作才开始被学界关注。作为一个跨学科研究话题,相关研究散见于公共卫生、公共政策、社会政策以及全球治理等议题的研究中,国际关系学界并未有系统而全面的相关研究。新冠肺炎疫情深刻改变着世界格局,也再一次引发国际关系学界对卫生安全问题的关注。学界和政策界呼吁全球卫生治理应该"拥抱"国际政治,将国际关系纳入全球卫生治理的知识库,来有效应对以跨国传染病威胁为核心的卫生安全问题。②

国内外学界认为东盟得以推进地区卫生合作的原因主要有以下几点:第一,东盟通过提供卫生公共产品推进了地区卫生合作;第二,东盟利用域外大国的卫生援助推进了地区卫生合作;第三,东盟发挥聚合与协调的政治作用推进了地区卫生合作;第四,东盟通过扩散或改造国际卫生治理规范推进了地区卫生合作。

(一) 公共产品供给论

这类研究认为东盟通过提供卫生公共产品推动了地区卫生合作。新加坡学者梅利·卡拉贝若–安东尼 (Mely Caballero-Anthony) 认为卫生公共产品的供给在东盟应对卫生安全危机以及卫生合作机制形成的过程中发挥了核心作用。③ 国内学者晋继勇则指出地区公共卫生合作治理的效率取决于卫生公共产品的供应状况,④ 陈霞也指出提供区

① Mely Caballero-Anthony, "Non-traditional Security and Infectious Diseases in ASEAN: Going Beyond the Rhetoric of Securitization to Deeper Institutionalization", *The Pacific Review*, Vol. 21, No. 4, 2008, p. 511.

② 具体讨论请详见 Sara E. Davies and Clare Wenham, "Why the COVID-19 Response needs International Relations", *International Affairs*, Vol. 96, Issue. 5, 2020, pp. 1227 – 1251; Danial W. Drezner, "Pandemics, International Relations and COVID-19", *The Washington Post*, September 8, 2020, https: // www. washingtonpost. com/outlook/2020/09/08/pandemics-international-relations-covid-19/, 2021 – 02 – 05; Joshua Busby, *What International Relations Tells Us about COVID-19*, April 26, 2020, https: // www. e-ir. info/2020/04/26/what-international-relations-tells-us-about-covid-19/, 2020 – 12 – 22。

③ Mely Caballero-Anthony, "Combating Infectious Disease in East Asia: Securitization and Global Public Goods for Health and Human Security", *Journal of International Affairs*, Vol. 59, No. 2, 2006, pp. 105 – 127.

④ 晋继勇:《全球公共卫生治理汇总的国际机制分析》,博士学位论文,复旦大学,2009 年。

域卫生公共产品对东盟卫生合作具有先导作用，因为卫生公共产品的供给能对地区政治和经济产生积极的外部收益。[①]

其中，网络的构建、东盟内部的"领头羊"国家以及共同体意识是影响东盟提供卫生公共产品的主要因素。就网络的构建来说，新加坡国立大学教授玛丽·诺臣斯基（Marie Nodzenski）等指出东盟利用其自身广泛的合作网络，为地区创造出一个促进利益、规范和价值观融合的多利益相关方平台。[②] 这个平台本身就作为区域公共产品促进了地区卫生治理政策的制定和实施，从而推动了地区卫生合作的发展。而国内学者庞中英也指出东盟通过在卫生与贸易领域之间构建合作网络，推动了卫生服务和卫生产品的公共产品化，在一定程度上缓解了东盟各国卫生资源与分配的不平等问题。[③] 就东盟内部"领头羊"国家对卫生公共产品供给的影响来说，马来西亚学者朱塔玛斯·阿鲁纳南德查（Jutamas Arunanondchai）和卡斯腾·芬克（Carsten Fink）指出泰国、马来西亚和新加坡通过向周边国家提供卫生公共产品，促进了东盟的地区卫生合作。[④] 例如，东盟的地区传染病防控机制大多是由其内部经济发展水平较高的国家牵头，其他国家协调配合。这种以"领头羊"为主导，全体成员协作的模式已经成为东盟建立地区卫生合作机制的最主要方式。就共同体意识对东盟卫生公共产品的影响来说，国内学者罗圣荣和马晚晨指出命运共同体意识是促进东盟卫生合作，培育区域卫生公共产品的重要基础。[⑤]

[①] 陈霞：《区域公共产品与东亚卫生合作（2002—2009）》，博士学位论文，复旦大学，2010 年。

[②] Marie Nodzenski, "Shaping Norms for Health Governance in the Association of Southeast Asian Nations（ASEAN），" pp. 92 – 106.

[③] 庞中英：《社会地区主义——东亚从 SARS 风暴中能学习到什么？》，《国际政治研究》2003 年第 3 期。

[④] Jutamas Arunanondchai and Carsten Fink, "Globalization for Health Trade in Health Services in the ASEAN region", *Health Promotion International*, Vol. 21, No. 1, 2007, p. 60.

[⑤] 罗圣荣、马晚晨：《公共卫生合作与中国—东盟命运共同体构建》，《国际展望》2020 年第 4 期。

（二）大国援助促进论

这类研究认为东盟利用域外大国的卫生援助来促进地区卫生合作。虽然大国进行卫生援助旨在提升自身的影响力和维护自身的地缘政治利益，但卫生援助也为东盟推动地区卫生合作提供了物质、技术与人力支持，成了东盟得以推动地区卫生合作的重要依托。

美国战略与国际研究中心（CSIS）的研究报告指出，美国基于维护地缘政治优势的考虑，长期以来将东盟作为卫生援助的重点地区。通过帮助东盟国家建立大流行病的防范、疟疾控制等传染病防控机制，推动了东盟国家对地区卫生治理的参与，增强了地区卫生安全伙伴关系，促进了地区卫生合作。① 美国学者伯特伦·普罗维登斯（Bertram C. Providence）、德里克·利西那（Derek Licina）和安德鲁·莱恩德克（Andrew Leiendecker）指出美国国防部通过对东盟国家进行卫生援助，不仅巩固了美国和地区内盟国的关系，有助于维持美国的地区影响力，也成为东盟推动地区卫生合作与卫生治理发展的重要依托。② 中国学者张业亮也指出美国通过卫生外交和卫生援助巩固了在湄公河次区域的经济贸易利益和地缘政治优势，而东盟国家也利用美国的卫生援助提高了传染病防控能力，促进了地区卫生合作。③ 澳大利亚学者亚当·卡姆拉特－斯科特（Adam Kamradt-Scott）指出澳大利亚对外卫生援助政策的连续性已成为影响东盟卫生合作的重要因素。④ 加拿大学者阿恩·吕克特（Arne Ruckert）、罗纳德·拉邦特（Ronald Labonté）和拉斐尔·伦库查（Raphael Lencucha）也指

---

① J. Stephen Morrison, RADM Thomas Cullison, J. Christopher Daniel and Murray Hiebert, "*A Greater Mekong Health Security Partnership: A Report of the CSIS Task Force on Health and Smart Power in Asia*", *CSIS*, July 2013.

② Bertram C. Providence et al. , "Increasing Partner-Nation Capacity Through Global Health Engagement", *JFQ*, 87, 2017, pp. 64 – 68.

③ 张业亮:《美国的全球卫生安全政策——以大湄公河次区域为例的国际政治分析》，《美国研究》2014 年第 3 期。

④ Adam Kamradt-Scott, "Securing Indo-Pacific Health Security: Australia's Approach to Regional Health Security", *Australian Journal of International Affairs*, Vol. 72, No. 6, 2018, pp. 500 – 519.

出加拿大致力于通过加强对东盟国家的卫生援助来促进与东盟的外交关系，但同时，东盟利用在亚太地区的政治优势将卫生援助转化为促进地区卫生发展和能力建设的有效途径。[①] 中国学者王丹和刘继同指出中国在大陆东南亚次区域的卫生合作与卫生外交实践已成为促进国家间关系的民意基础和改善国家形象的重要途径，同时也为地区卫生合作深化与传染病防控能力提升奠定基础。[②]

（三）东盟聚合协调论

这类研究认为，东盟通过发挥以聚合与协调为特征的政治影响力，推动了地区卫生合作。具体来说体现在以下三个方面。

第一，东盟通过聚合各利益相关方建立起广泛的合作网络，是地区卫生合作得以形成的前提。梅丽莎·克里（Melissa Curley）和尼古拉斯·托马斯（Nicholas Thomas）[③] 也通过阐述"非典"疫情暴发和东盟合作应对的过程，探讨了该地区以"东盟＋"为特征的卫生合作经验，强调了东盟的政治凝聚力。罗文笙（Vincent Rollet）一方面认可了东盟在地区卫生合作中日益显著的政治聚合力，另一方面还指出当东盟将在卫生区际主义的新趋势中扮演重要角色。[④] 西莉亚·麦克迈克尔（Celia McMichael）和朱迪斯·希里（Judith Healy）指出东盟发挥聚合作用，建立起囊括多利益相关方与广泛伙伴关系的合作网络，进而促进了地区卫生合作，提高了卫生治理能力。[⑤] 玛丽·拉米（Marie Lamy）和华凯洪（Kai Hong Phua）则指出东盟通过聚合区域卫生机构与民间社会组织，

---

① Arne Ruckert et al. , "Health in Canadian Foreign Policy: The Role of Norms and Security Interests", *Canadian Foreign Policy Journal*, Vol. 25, No. 3, 2019, pp. 330－331.

② 王丹、刘继同:《中国参与湄公河地区全球卫生合作的基本类型及特点》,《太平洋学报》2019 年第 4 期。

③ Melissa Curley and Nicholas Thomas, "Human Security and Public Health in Southeast Asia: the SARS Outbreak", *Austhalia Journal of International Affairs*, Vol. 58, No. 1, 2004, pp. 17－32.

④ Vincent Rollet, "Health Interregionalism in Combating Communicable Diseases EU Cooperation with ASEAN and the African Union", *Regions & Cohesion*, Vol. 9, No. 1, 2019, pp. 133－160.

⑤ Celia McMichael and Judith Healy, "Health Equity and Migrants in the Greater Mekong Subregion", *Global Health Action*, Vol. 10, No. 1, 2017, pp. 1－10.

形成非正式治理网络，促进了地区卫生合作。① 而新加坡南洋理工大学非传统安全研究中心（NTS RSIS）也指出增强非正式网络的有效性是提升东盟传染病防控能力、增进地区卫生合作的重要方法。② 因此，地区卫生合作的发展将在很大程度上取决于东盟如何通过聚合各利益相关方来扩大合作网络，实现地区卫生协作治理机制的发展。

第二，东盟以"清谈"促合作，通过召开会议推动合作共识达成，为地区卫生合作奠定思想基础。瑞安提·简兰特（Riyanti Djalante）等学者指出东盟通过召开一系列高层级会议，巩固了地区共同体的身份，增强了区域协调性和跨部门利益相关者的互动，确保了东盟及时有效地应对新冠肺炎疫情，强调了清谈和政治承诺对地区卫生合作的重要影响。③ 林仁良（Jeremy Lim）等也认为东盟通过召开会议提供卫生合作的政治承诺，建立合作治理的伙伴关系，有助于增强地区卫生合作。④ 梅丽莎·克里（Melissa Curley）和尼古拉斯·托马斯（Nicholas Thomas）也指出东盟通过召开会议，促使东盟各国从共同体的角度认识到"非典"疫情带来的威胁，为地区传染病防控合作奠定思想基础。⑤ 安娜·阿玛亚（Ana B. Amaya）、菲利普·隆巴德（Philippe De Lombaerde）和罗文笙（Vincent Rollet）指出东盟在地区卫生合作中既扮演了纵向传导的角色（作为全球和国家两个层次之间的媒介），又扮演了横向

① Marie Lamy and Kai Hong Phua, "Southeast Asian Cooperation in Health: A Comparative Perspective on Regional Health Governance in ASEAN and the EU", *Asia Europe Journal*, Vol. 10, No. 4, 2012, pp. 233–250.

② Mely Caballero-Anthony et al., "Health Governance and Dengue in Southeast Asia", *NTS Report*, No. 2, May 2015.

③ Riyanti Djalante et al., "COVID-19 and the ASEAN Responses: Comparison and Analysis Through Policy Science", *Progress in Disaster Science*, Vol. 8, No. 100129, 2020, pp. 1–12.

④ Jeremy Lim et al., "Innovations in Non-communicable Diseases Management in ASEAN: a Case Series", *Global Health Action*, Vol. 25110, No. 7, 2014, pp. 1–10.

⑤ Melissa Curley and Nicholas Thomas, "Human Security and Public Health in Southeast Asia: the SARS Outbreak", *Australian Journal of International Affairs*, Vol. 58, No. 1, 2004, pp. 17–32.

（区域间）协调的角色,[①] 成为沟通协调内外、促进合作共识的重要力量。黄文明（Hoang Van Minh）等指出，虽然东盟各国卫生治理发展水平以及执行卫生政策的能力存在很大差异，但是东盟通过清谈带动了合作政治意愿和投资的增加，提升了东盟各国进行卫生合作的积极性。[②] 国内学者朱明权和汤蓓指出东盟以协商对话为主的合作机制是促进地区卫生合作的有效途径。[③] 朱新光、王晓成和苏萍通过对东盟传染病防控合作的历史进程、合作机制、原则、路径进行详细梳理，指出双边与多边对话带动地区传染病防控合作，是东盟地区卫生治理发展的主要特征。[④] 张洁通过详细阐述东盟与中国合作应对新冠肺炎疫情的历程，也认为东盟通过多边对话配合双边合作的"双轨路径"与周边大国开展了积极有效的抗疫合作，为国际社会提供了区域卫生治理的成功范例。[⑤] 汤蓓与梁潇指出东盟在抗击跨国传染病的过程中，逐步发展出以社会文化共同体为基本框架的合作机制，并形成了通过联合宣言与声明带动具体领域合作的实践路径,[⑥] 强调了清谈对地区卫生合作的引领作用。

第三，东盟通过充分发挥区域机构的协调作用，实现有效的分工与协作，是地区卫生合作的实施保障。新加坡学者梅利·卡拉贝若-安东尼（Mely Caballero-Anthony）指出东盟利用其政治影响力充分发挥协调作用，有效推动了地区传染病防控的分工与协作，找

---

① Ana B. Amaya, Philippe De Lombaerde et al., "Multi-level Health Governance and Health Diplomacy: Regional Dimensions", *Regions & Cohesion*, Vol. 9, No. 1, 2019, pp. 86 – 92; Vincent Rollet, "Health Interregionalism in Combating Communicable Diseases EU Cooperation with ASEAN and the African Union", *Global Health Action*, Vol. 7, No. 1, 2014, pp. 133 – 160.

② Hoang Van Minh et al., "Progress toward Universal Health Coverage in ASEAN", *Global Health Action*, Vol. 7, No. 1, 2014, pp. 5 – 8.

③ 朱明权、汤蓓：《多边主义与东亚地区卫生安全合作》，《国际问题研究》2009 年第 5 期。

④ 朱新光、王晓成、苏萍：《建构主义与东盟公共卫生合作》，《云南社会科学》2006 年第 6 期。

⑤ 张洁：《中国与东南亚的公共卫生治理合作：以新冠疫情治理为例》，《东南亚研究》2020 年第 5 期。

⑥ 汤蓓、梁潇：《东盟公共卫生合作的制度化路径与特点》，《南洋问题研究》2020 年第 4 期。

到了一条通过合作提高地区疾病监测和应对水平的道路。① 安东尼同时指出，以东盟应急行动中心为代表的区域协调机制在应对新冠肺炎疫情的过程中有效协调了东盟各国的抗疫行动，提升了合作抗疫的效率。② 她建议东盟应加强双边合作生产疫苗并实现区域性疫苗储备，东盟一旦成为疫苗枢纽，不仅可以有效阻止疫苗民族主义不良趋势的蔓延，还能加强东盟的中心地位，保证其持续发挥区域协调作用。③ 而娜塔莉·波特（Natalie Porter）则指出东盟通过协调跨国卫生议程和国家既有卫生实践增强了国家的卫生治理能力，促进了地区的卫生合作。④

（四）规范塑造赋能论

卫生治理规范作为全球卫生治理的三个战略之一，如何促使各层次的行为体遵守规范成了有效落实全球卫生治理战略、提升卫生治理能力的重中之重。而东盟作为一个区域性机构，其主要贡献也来自根据当地政治环境和现实对国际规范采纳和适应。⑤ 因此，卫生规范作为研究东盟卫生合作不可或缺的视角，近年来开始逐渐被国际关系学者关注。这类研究认为东盟通过扩散或改造国际卫生治理规范推动了地区卫生合作。具体体现在：

---

① Mely Caballero-Anthony, "Health and Human Security Challenges in Asia: New Agendas for Strengthening Regional Health Governance", *Australian Journal of International Affairs*, Vol. 72, No. 6, 2018, pp. 602 – 616.

② Mely Caballero-Anthony, "Global Health Security: COVID-19 and Its Impacts-ASEAN Response: Pushing Back Vaccine Nationalism", *RSIS Commentary*, *Nanyang Technological University*, *Singapore*, Aug. 26, 2020, https://www.rsis.edu.sg/rsis-publication/nts/global-health-security-covid-19-and-its-impacts-asean-response-pushing-back-vaccine-nationalism/.

③ Mely Caballero-Anthony, "Global Health Security: COVID-19 and Its Impacts-ASEAN Response: Pushing Back Vaccine Nationalism", *RSIS Commentary*, *Nanyang Technological University*, *Singapore*, Aug. 26, 2020, https://www.rsis.edu.sg/rsis-publication/nts/global-health-security-covid-19-and-its-impacts-asean-response-pushing-back-vaccine-nationalism/.

④ Natalie Porter, "Global Health Cadres: Avian Flu Control and Practical Statecraft in Vietnam", *Journal of Social Issues in Southeast Asia*, Vol. 28, No. 1, 2013, pp. 64 – 100.

⑤ Amitav Acharya, *Whose Ideas Matter? Agency and Power in Asian Regionalism*, Ithaca and London: Cornell Unwersity Press, 2009, p. 144.

第一，东盟内部的规范倡导者通过推动国际卫生治理规范在本地区的扩散，在地区卫生合作中获得了领导力，从而成为推动地区卫生合作的主力军。英国学者克莱尔·韦纳姆（Clare Wenham）指出规范的生命周期理论不能充分解释东盟国家如何利用国际卫生治理规范推动地区卫生合作。她指出泰国作为地区内部的规范倡导者，通过推动国际传染病防控规范在本地区的扩散，在地区传染病防控活动中获得了领导力，从而得以引领地区卫生合作的发展。① 新加坡学者玛丽·诺臣斯基（Marie Nodzenski）、华凯鸿（Kai Hong Phua）、庞提及（Tikki Pang）和日本学者易广恒（Yee Kuang Heng）指出以非政府组织（NGOs）和社区组织（CBOs）为代表的第三部门以国际卫生治理规范为基础，通过非正式、无约束力的进程塑造了地区卫生治理规范，获得了规范性权力，从而成为推动地区卫生合作的主力军。②

第二，东盟通过对国际卫生治理规范进行本土化适应，提升了卫生治理规范的引领力和规范效力，从而促进了地区卫生合作。澳大利亚学者莎拉·戴维斯（Sara E. Davies）等指出国家政治系统和卫生治理能力低下导致《国际卫生条例（2005）》在部分东盟国家失去了规范效力，③ 因此东盟根据地区实际情况对其进行本土化适应和改造，保证了《国际卫生条例（2005）》能够保持对地区卫生活动的引领作用，进而推动了地区卫生合作。④ 英国学者艾伦·柯林斯（Alan Collins）借鉴了本土化（localization）、辅助性（subsidiarity）和模仿采用（mimetic adoption）三个概念，指出东盟对国际艾滋病防治规范的本土化是东盟艾滋病联防联控合作机制得以形成的主要原因，⑤ 也

① Clare Wenham, *Regionalizing Health Security: Thailand's Leadership Ambitions in Mainland Southeast Asian Disease Control*, Ithaca and London: Cornell Unwersity Press, 2009, pp. 126 – 151.

② Marie Nodzenski et al. , *Shaping Norms for Health Governance in the Association of Southeast Asian Nations (ASEAN)*, Ithaca and London: Cornell Unwersity Press, 2009, pp. 92 – 106.

③ Sara E. Davies et al. , *Disease Diplomacy: International Norms and Global Health Security*, Baltimore: Johns Hopkins University Press, 2015, p. 8.

④ Sara E. Davies, *Containing Contagion: The Politics of Disease Outbreaks in Southeast Asia*, Baltimore: John Hopkins University Press, 2019, p. 145.

⑤ Alan Collins, "Norm Diffusion and ASEAN's Adoption and Adaption of Global HIV/AIDS Norms", *International Relations of the Asia-Pacific*, Vol. 13, No. 3, 2013, pp. 369 – 397.

强调了规范本土化对地区卫生合作的重要作用。

（五）既有研究综述与本书研究的思考

根据以上对国内外相关文献的梳理，可以发现公共卫生治理研究与国际关系研究的交互日益密切。早期从事东盟卫生治理研究的学者主要来自公共卫生史和公共政策领域，而鲜见国际关系研究学者从事该议题研究。2003 年"非典"疫情之后，全球卫生安全观念兴起，公共卫生治理和国际关系的结合也日益紧密。而如今的"新冠肺炎"疫情再一次引发国际关系学界对卫生治理与合作问题的关注。

既有文献在研究视角、理论观以及分析方法等方面都为本书的研究提供了重要参考。

第一，现有文献为研究东盟以传染病防控为核心的地区卫生合作提供了丰富且较为完整的实证材料。相关研究通过阐述东盟卫生合作的历史，总结和评估其特性以及存在的问题，本研究提供了必要的背景知识，也启示本书关注东盟地区在卫生治理进程中的独特性，从而为本研究的选题和变量确立提供重要的线索和启示。

第二，现有研究从卫生公共产品、大国卫生援助、东盟的政治影响力以及卫生规范的作用几个方面探讨了东盟得以推进地区卫生合作的原因，涵盖了多个分析层次和利益相关方，为本书提供了一个全维立体的观察视角，启示本书应在研究过程中注重不同层次的多利益相关方之间的关系与互动。"卫生公共产品供给"视角为理解东盟如何通过提供公共产品的方式实现国家利益的扩展与趋同，从而建构起地区共同的卫生治理利益提供了思路借鉴。"大国卫生援助"为理解东盟卫生合作中域外大国和域内中小国家之间的互动关系提供了资料。而"东盟的政治影响力"强调了东盟在地区卫生合作中的中心性，突出了东盟的能动性，为本书提供了重要的观点启发和思路借鉴。关于"东盟通过扩散或改造国际卫生治理规范推动了地区卫生合作"的相关研究提醒笔者应关注规范在促进地区卫生合作中的作用，并为本书提供了研究视角和思路参考。

然而，既有研究也存在一些不足之处，具体如下。

　　第一，学界对于东盟得以推进地区卫生合作的研究，主要有"公共产品供给"、"大国援助促进"、"东盟聚合协调"和"规范塑造赋能"四类观点。其中，"公共产品供给"论只探讨了卫生公共产品对地区卫生合作的作用和影响方式，无法有效解决东盟内部卫生治理能力的非均衡化和合作收益分配不平衡问题。而"大国援助促进"论则无法解释为何大国没能促成东盟的地区卫生合作，也不能解释为何长期以来该地区都受到大国卫生的援助，但直到"非典"疫情后才实现地区卫生合作的快速发展。虽然"东盟聚合协调"论已经关注到东盟在地区卫生合作中的重要作用，但是在东盟发挥聚合协调作用与地区卫生合作之间缺乏一个衔接的变量，造成了逻辑链条的缺失。鲜有研究者从国际关系的规范视角来研究东盟卫生合作的发展，而卫生治理规范作为全球公共卫生治理的三个战略之一，如何促使各层次的行为体遵守规范成了有效实施全球卫生治理战略的重中之重。尽管近年来开始出现一些着眼于卫生治理规范的研究，但是仅从国际规范倡导者和规范生命周期理论的角度无法理解国际卫生规范扩散到东盟地区后的动态变化，也忽视了东盟地区内部治理能力的不平衡和对国际规范遵守程度的差别，从而缺乏对影响国际卫生治理规范扩散进程中地区内部动力和施动者的研究，更忽视了对卫生治理规范与卫生合作机制互动的探讨。虽然近期已有研究指出规范本土化是东盟艾滋病联防联控合作机制得以形成的主要原因，但是这类研究并未更进一步探索和阐明规范本土化是如何促进地区卫生合作的。既有研究存在的不足，表明探析东盟得以推进地区卫生合作的原因与规律需要引入新的分析框架，尤其是可以尝试从动态的视角加强对卫生规范与卫生合作制度互动的探讨。

　　第二，中国学界对该研究议题的关注仍然比较有限，不平衡现象明显。一是中国学界对该议题的探讨仍局限于描述性研究，西方国际关系学者的研究在深度和广度上均优于中国学者。二是学界对全球卫生治理的研究相对碎片化，缺乏整体性的研究框架和系统性的学习指导。例如西方国际关系学界已有系统的教科书和总论性书籍来阐述全球卫生政治和全球卫生安全,① 而中国国际关系学界仅在全球卫生外交方面有一定研究,相关书籍也均为译作。三是中国学界对该议题的宏观性、概述性研究较多,而对其形成过程、互动和因果机制的中微观层次关注较少,从而造成目前国际关系学界对此议题的分析是条块分离的。然而,要深化对该议题的认识,不仅要"知其然",更要"知其所以然"。因此,有必要从中微观的视角,进行动态的、系统的全面阐释。

四　研究设计

本节在对已有研究进行回顾与综述的基础上,借鉴国际关系实践理论的视角,并结合东盟地区卫生合作的情况和特点,构建起关于核心问题的解释框架,确定了研究方法,划分了章节架构,探讨了局限与难点。

(一) 解释框架

东盟的地区卫生治理具有独特性,分别体现在高度敏感的主权观念与集体行动之间的矛盾、地区内部同质化程度低、公共卫生治理能力普遍较弱且不平衡、公共卫生合作往往由清谈带动几个方面。世卫组织和域外大国在该地区的卫生治理活动也并未促成全面的地区卫生

---

① 西方国际关系学界对公共卫生问题的系统性总论书籍,请参见 Jeremy Youde eds. , *The Oxford Handbook of Global Health Politics*, New York: Oxford University Press, 2020; Jeremy Youde, *Global Health Governance In International Society*, New York: Oxford University Press, 2018; Jeremy Youde, Thomas E. Novotny eds. , *21st Century Global Health Diplomacy*, World Scientific, 2013; Ellen Rosskam and Ilona Kickbusch eds. , *Negotiating and Navigating Global Health: Case Studies in Global Health Diplomacy*, World Scientific Publishing Company, 2011; Daniel Low-Beer, *Innovative Health Partnerships: The Diplomacy of Diversity*, World Scientific, 2011。北京大学公共卫生学院郭岩教授领衔翻译了其中三本,分别是《创新卫生伙伴关系:多元化外交》、《全球卫生谈判与导航:全球卫生外交案例研究》和《21 世纪全球卫生外交》。这三本译作为我国全球卫生治理和卫生外交研究提供了较为系统的中文教参,但仍存在以下三个问题,一是国际关系研究视角不足,二是多集中于卫生外交案例的阐述,三是原著作者以欧洲和北美学者为主,难以避免"西方中心主义"思维的桎梏。

合作。东盟的地区卫生合作萌芽于 1980 年，并在"非典"疫情之后进入了发展的快车道，逐步形成了以东盟社会文化共同体为基本框架的地区卫生协作治理体系，促进了东盟国家卫生治理能力的提升。此外，东盟的地区卫生合作还将中、日、韩三国也纳入其中，成了东亚地区合作中"小马拉大车"的典范。

本书旨在探究东盟得以推进地区卫生合作的原因。因此，在充分关注东盟区域合作与卫生治理的独特性的基础上，本书通过借鉴规范本土化理论与国际实践理论，提出研究假设：东盟之所以能够推进地区卫生合作是因为成功地对国际卫生治理规范进行了本土化，规范本土化是促进地区卫生协作治理制度化的关键因素，二者的互动推进了地区卫生合作的发展。一方面，规范本土化通过塑造共同利益认知和集体身份，主导了地区卫生协作治理机制发展；另一方面，地区卫生协作治理机制的持续发展成为本土规范演化的重要参照，使规范本土化得以保持对地区卫生合作的引领作用。

（二）研究方法

"复杂性"常常被认为是理解国际关系的关键。[①] 本书旨在探究东盟得以推进地区卫生合作的原因。地区卫生合作本身就是一个跨学科的研究领域，很难用单一的传统理论进行较为精确的阐释。因此，本书将借鉴实践理论的动态性和系统性视角，主要采用定性研究方法，来阐述东盟的卫生规范本土化进程及其与地区卫生协作治理制度化进程的互动实践。其中，具体包括文本分析法、访谈研究法和过程追踪法。

1. 文本分析

本研究将收集和整理来自东盟秘书处、东盟各国和世界卫生组织及其地区办事处的文件档案、公开报告、会议记录、发言以及国内外公共卫生核心期刊、文献进行系统的整理和分析，为全面、动态地了解东盟地区卫生治理机制和规范的发展变化及其互动情况、主要参与方及其利益偏好提供了重要的研究素材。

---

① Zeev Maoz, *Networks of Nations: The Evolution, Structure, and Impact of International Networks, 1816 – 2001*, New York: Cambridge University Press, 2011, p. 5.

本书还系统地梳理了全球卫生观察、世界卫生组织统计、日内瓦高级国际关系学院全球卫生安全中心、亚洲开发银行研究所、世界银行、东盟秘书处有关东盟地区卫生治理核心能力建设评估和《国际卫生条例（2005）》遵约评估数据，为全面、准确评估东盟各国卫生治理能力变化提供数据支持。此外，MEDLINE、PubMed Central 和 EMBASE 等医学文摘数据库也为本书提供了丰富的实证材料，为打开实践进程的"黑箱"，探寻过程的变迁提供资料支持。

2. 访谈研究

访谈研究是指研究者通过"寻访""访问"被访问者，与其进行"交谈"和"询问"的活动。作为一种研究性交谈和定性研究方法，旨在获取被访问者对研究议题的立场、经验、观点等关键信息。本研究涉及大量的以传染病防控为核心的地区卫生合作机制，涉及十几个国家行为体，时间跨度为 15 年，中间有大量未公开和难以获取的非正式互动信息。为了最大程度还原和丰富研究内容，尽可能提供相对真实、完整的研究素材，并从访谈对象多年积累的实践经验、洞察的观点中，梳理、提取出有益的研究素材和论证材料，本书将对长期参与东盟卫生治理实践和研究的工作人员以及学者进行半结构化访谈。

首先，笔者曾于 2017 年和 2018 年分别到缅甸、泰国、马来西亚、新加坡和印度尼西亚五个东盟国家进行实地调研，对东盟卫生治理实际情况以及地区卫生合作有了初步而具象的了解。到东盟国家实地走访有助于笔者亲身感受东盟的多样化和异质性，也促使笔者更关注多元性和地方性实践，试图探寻东盟卫生合作背后的本土逻辑。

其次，笔者曾于 2018 年赴马来西亚双威大学东南亚研究所访学，其间就东盟地区可持续发展以及卫生合作问题采访了相关学者，获得了宝贵的信息和观点。另外，笔者曾参与"第 13 届新加坡东南亚研究论坛"，并在 2020 年"东盟青年公共卫生特别论坛"中与广大东盟本土青年就东盟公共卫生治理问题展开广泛而深入的讨论，并在此基础上形成了本书的主要论点。对东盟本土学者的访谈以及与东盟本土青年的对话有助于笔者跳脱"局外人"的桎梏，开启探究东盟卫生合作的内部视角。

最后，笔者对国内外参与东盟地区公共卫生治理的政府官员，长期从事公共卫生和卫生安全研究的代表性专家学者，以及相关国际组织机构的负责人进行了系统而深入的访谈，为本研究提供了宝贵的一手资料。笔者访谈的专家所属机构分别为：世界卫生组织西太平洋办事处、北京大学公共卫生学院、福建医科大学、泰国玛希隆大学、东京大学、日本协力机构、新加坡国立大学、美国明尼苏达大学、加拿大西蒙菲莎大学、马来西亚双威大学、英国非政府组织健康扶贫行动（HPA）云南代表处和缅甸代表处、国际发展社会组织 Diinsider。其中，世界卫生组织西太平洋办事处参与了东盟推动《国际卫生条例（2005）》国家核心能力建设规范的本土化进程，也是东盟卫生合作中重要的利益相关方。日本协力机构、亚洲开发银行、英国非政府组织健康扶贫行动和国际发展社会组织 Diinsider 也是东盟卫生活动中重要的参与者。而对众多公共卫生研究学者以及卫生安全国际关系学者的访谈，一方面有助于笔者把握领域研究动态，另一方面也可以通过访谈获得书本上难以找寻的一手材料。由于新冠肺炎疫情的限制，笔者不得不在实地面对面访谈的基础上，借助线上访谈的方式完成部分访谈工作，以试图突破新冠肺炎疫情造成的研究困难。总体来说，尽管笔者的访谈研究还不够全面，有待进一步完善和扩展，同时，当前本书的访谈研究也尚难以替代文献研究，但是访谈不仅为本书增添了一些一手材料，也使文献研究不至于背离实际情况。

3. 过程追踪

社会科学中的过程追踪通常被界定为致力于描摹因果机制和识别因果过程，有助于我们在研究因果关系时更进一步，得以探察因果性之究竟，搞清楚因果链条中的各项中介因素。[1] 过程追踪不是单一的研究方法，而是多种维度上不同研究方法的集合，大体上可以分为理论检验型过程追踪、理论建构型过程追踪和解释结果型过程追踪。[2]

---

① ［丹麦］德里克·比奇、拉斯穆斯·布伦·佩德森：《过程追踪法：基本原理与指导方针》，汪卫华译，格致出版社、上海人民出版社 2020 年版，第 1—2 页。

② 虽然解释结果型过程追踪研究仍属于社会科学研究。与历史研究不同的是，这种研究方法所得到的最终解释通常涉及比历史学更为一般化的理论主张，并往往有超越单一个案的理论抱负。对此的具体讨论请参见［丹麦］德里克·比奇、拉斯穆斯·布伦·佩德森《过程追踪法：基本原理与指导方针》，汪卫华译，格致出版社、上海人民出版社 2020 年版，第 18—21 页。

本研究属于解释结果型过程追踪，旨在追踪产生问题结果的系统性因果链条。因此，本书将在基于公开报告、会议记录、调研访谈和数据统计等大量一手和二手资料的基础上，结合归纳和演绎路径，力求对东盟得以推进地区卫生合作的原因进行最低限度的充分解释。本书选择该案例主要出于下述考虑。一方面，以传染病防控为核心的国家应对卫生安全的核心能力建设规范和集体治理规范在扩散前已经在《国际卫生条例（2005）》中有了明确界定，通过比较可以直观理解其在地区发生的变化；另一方面，以地区传染病防控合作为核心的东盟卫生协作治理逐步实现了制度化，可以作为一个完整过程来加以分析。

（三）　章节架构

本书由七个部分组成，包括导论和中间六个章节。

导论部分包括研究问题的提出、综述研究现状、研究意义和研究设计等几个部分。

第一章是理论演绎和分析框架构建。本章首先指出采用国际关系实践理论视角分析本书研究问题的必要性，并在反思既有相关理论的基础上，提出本书的研究假设和理论框架。最后，通过对两种替代性解释进行评估，再次验证了本文解释框架的有效性。

第二章是宏观层面上的历史演进阐述，主要介绍了东盟以传染病防控为核心的地区卫生合作发展历程，从中再次提炼和突出研究问题，并为下文论述提供整体性历史背景和基础事实。

第三章至第五章是针对理论解释框架的具体实证分析。本书聚焦于传染病防控领域，旨在探究东盟得以推进地区卫生合作的原因。鉴于集体治理规范与应对卫生安全威胁的国家核心能力建设规范是《国际卫生条例（2005）》中有关传染病防控的核心规范，这三章的实证分析将围绕这两个规范，试图验证第二章提出的研究假设，回答研究问题。

具体来说，第三章研究了东盟的地区共同卫生安全利益观的孕育。在全球卫生安全观形成的背景下，东盟如何利用规范本土化来使东盟各国意识到面临的共同卫生安全威胁，并促使各国框定集体协作治理的共同收益，塑造出各国对地区卫生安全共同利益的认知。

第四章研究地区协作治理集体身份的建构。东盟如何通过内化和实施区域本土卫生规范，塑造彼此信任和相互依存的协作关系，建构了地区卫生协作治理的集体身份。同时，本土规范又是如何在这一过程中发生了演化，从而得以保持对地区卫生治理发展的引领作用，并再次强化了地区对卫生协作治理方式的集体认同。

第五章研究东盟的地区卫生协作治理制度化。东盟以本土规范提供的机制框架为基础，整合地区卫生资源，建立地区内外协作治理机制网络，逐步建立了地区卫生协作治理制度。而在这个过程中，本土卫生治理规范再次发生了演化，基于地区卫生治理能力和协作治理机制的发展，本土规范的主导性减弱而工具性增强。

第五章结论及展望部分在总结研究发现的基础上，强调了区域对全球卫生治理的价值。

五　创新与难点

（一）研究创新与贡献

本书在借鉴主导性实践理论与规范本土化理论的基础上，搭建了一个解释东盟得以推进地区卫生合作的理论框架，并结合东盟地区卫生合作的发展历程对该理论解释框架进行了实证分析，考察了规范本土化与区域协作治理机制在地区卫生合作中的互动。

首先，本书对国内外相关研究做了创新性的补充。一方面，国内外现有全球卫生治理研究多从集体行动的视角整体性地探寻全球卫生治理问题，从区域层面进行的相关研究非常少。然而，区域机制上与国际组织相连，下与地区内成员国相接，在全球治理中的重要性日益凸显。另一方面，当前学界对于东盟地区卫生合作的研究存在理论性、系统性和完整性不足。因此，本书系统地整理了东盟地区卫生合作治理的发展历程，并试图探寻基于本土知识的地区协作治理模式。在当前全球处于重大公共卫生危机，且地区治理模式（尤其是非西方地区治理模式）没有得到国际关系学界足够重视的情况下，本研究为全球卫生治理变革提供了思路借鉴，也对现有相关研究做了有益的补充。

其次，本书以东盟的地区卫生合作治理为案例，深化了规范本土化和主导性实践理论。当前学界仅将规范本土化理论初步引入全球卫生治理研究，指出规范本土化促进了全球卫生合作，却并未更进一步指出规范本土化如何以及为何能够促进全球卫生合作。同样，主导性实践理论也仅被用于探讨世界银行规范性权力和规则的路径依赖。因此，本书基于现有理论基础，构建了补充性的理论解释框架，指出规范本土化通过塑造共同利益认知与集体身份主导了地区卫生协作治理机制的发展，从而弥补了既有研究中缺失的理论逻辑链条。

最后，就学科发展而言，本书以实践为基础，以问题为导向，针对当今最紧迫的公共卫生治理问题进行了跨学科探索，并在论文写作过程中进行了大量的访谈与调研，试图为国际政治学与全球卫生学实现学科交叉融合贡献绵薄之力。

（二）研究困难与局限

2020 年新冠肺炎疫情再一次引发国际关系学界对公共卫生治理与合作的关注，但针对该议题的研究仍面临困难与局限。

第一，国内对于东盟地区公共卫生议题的研究整体上亟待加强。虽然 2020 年新冠肺炎疫情暴发以来，国内对公共卫生议题的研究呈现井喷式发展。然而，一方面针对东盟地区的专题研究仍然不多，另一方面，国内针对该议题的研究仍然以经验性和叙述性的归纳路径为主，这使对该议题中具体问题系统性和联动性的研究仍具有"拓荒"性质。

第二，该研究议题的跨学科性增加了翻译和写作的难度。该研究议题是一个跨学科的问题，需要面对学科壁垒带来的大量未知专业知识。本书涉及大量的专业知识和名词翻译，虽然笔者尽量参考世界卫生组织和东盟的官方翻译，但不同官方机构的翻译本身也存在一定差异，为书中公共卫生专业术语的翻译带来困难。

第三，研究与实践之间的鸿沟成了制约该议题研究发展的重要障碍。笔者在对国内外公共卫生治理专家的访谈中发现，大部分全球卫生治理研究学者并不了解东盟地区的公共卫生治理情况。相反，具体实践者对于该议题更为了解，却缺乏超越经验层面的学术思考。再加上东盟十国在世界卫生组织的治理体系下被分散于两个不同的区域办事处管辖下，也为弥合研究与实践之间的鸿沟增加了难度。

　　第四，东盟地区部分国家，例如缅甸，其国家治理机构难以到达一些民族地方武装区域，从而导致缅甸国家卫生统计数据在一定程度上与现实有出入。因此，笔者试图通过访谈在这些区域进行卫生实践的非政府组织工作者，弥补对这些国家机构难以到达的"灰色地带"卫生治理状况的认识。但是出于疫情原因和论文写作时限的制约，笔者不得不将大量的田野调查计划改为线上访谈，影响了更多一手材料的获取。

第 一 章

规范本土化与地区卫生合作：
理论分析框架

　　学界对于东盟得以推进地区卫生合作原因的研究中，"公共产品供给"论无法有效解决东盟内部卫生治理能力的非均衡化和合作收益分配不平衡问题。而"大国援助促进"论则无法解释为何大国没能促成东盟的地区卫生合作，也不能解释为何长期以来都受到大国卫生援助的东盟，直到"非典"疫情后才实现地区卫生合作的快速发展。同样，虽然"东盟聚合协调"论已经关注到东盟在地区卫生合作中的重要作用，但是并未进一步说明为何东盟发挥以聚合与协调为特征的政治影响力就能够促进地区卫生合作。而"规范塑造赋能"论虽然指出了规范本土化是地区卫生合作机制得以形成的主要原因，但是并未说明规范本土化是如何促进地区卫生合作的。

　　这些"困惑"推动本章在借鉴前人研究成果的基础上，引入国际实践理论，提出东盟之所以能够推进地区卫生合作是因为成功地对国际卫生治理规范进行了本土化，规范本土化是促进地区卫生协作治理制度化的关键因素，二者的互动推进了地区卫生合作的发展。一方面，规范本土化通过塑造共同利益认知和集体身份，主导了地区卫生协作治理机制发展；另一方面，地区卫生协作治理机制的持续发展成为本土规范演化的重要参照，使规范本土化得以保持对地区卫生合作的引领作用。因此，本章将首先从本研究采用国际关系实践理论视角的必要性谈起，追踪规范本土化与区域协作治理机制的互动，探究实践理论视角下解释东盟地区卫生合作发展的理论框架。

第一节　采用国际关系实践理论视角的必要性

国际关系实践理论的产生，不是为了提出一个新的"主义"，而是为了服务于现有的各种"主义"。实践联通物质和意义、结构和过程，将国际社会生活的各种构成要素聚合起来，使跨越范式对话成为可能。① 因此，在区域与国别研究中，有必要采用实践视角对相关问题进行过程性的探讨。

本书之所以采用国际关系实践理论的视角来探讨东盟的地区卫生合作进程，一方面是在近年来国际关系研究出现"实践转向"的背景下一种理论的探索与尝试，另一方面是由于东盟地区卫生治理具有天然的"实践属性"，采用实践理论的视角能更好地"还事物逻辑于事物本身"，从而得以探寻其发展的内在规律与动力。

一　国际关系研究的"实践转向"

国际关系理论研究的核心内容是解释国际行为体行动的逻辑，②从结构现实主义"一统天下"到"两新之争"，③ 再到新现实主义、新自由制度主义和建构主义三大理论鼎足而立，解释国家行为的变量不断发生着变化，从物质性权力到国际制度再到观念文化，社会因素逐渐凸显。④ 然而，理性主义⑤无法解释"行为体的利益是怎么生成的"，而建构主义又无法解释"为什么是这一套而不是其他的观念、文化和身份在起作用"。因此，传统国际关系理论都面临生成性

---

① ［加］伊曼纽尔·阿德勒、文森特·波略特主编：《国际实践》，秦亚青等译，上海人民出版社 2015 年版，第 5—11 页。
② 秦亚青：《行动的逻辑：西方国际关系理论"知识转向"的意义》，《中国社会科学》2013 年第 12 期。
③ "两新之争"是指新现实主义和新自由制度主义之争。
④ 朱立群、聂文娟：《国际关系理论研究的"实践转向"》，《世界经济与政治》2010年第 8 期。
⑤ 国际关系现实主义和自由主义都属于理性主义阵营，理性主义假定国家是理性行为体，追求权力和利益，在行动时会权衡利弊得失。

（Becoming）的问题。随着国际关系现实的不断发展和理论范式之争愈演愈烈，国际关系传统理论研究逐步转向中层理论的探索，而在这一背景下，国际关系研究在"社会转向"的基础上，再一次发生了转向，即"实践转向"（Practice Turns）。

（一）经典国际关系理论中的"实践"

经典国际关系理论中虽然没有明确的"实践理论"，却暗含着间接的"实践内涵"，随着国际关系研究的"社会转向"以及区域国别研究的"回归"，"实践"因素开始被越来越多的国际关系研究者探讨。

在已有的国际关系研究理论中，"实践"从未远离，尽管这种间接的、隐性的"实践内涵"不一定是研究者有意为之。罗伯特·基欧汉（Robert O. Keohane）曾指出，具体制度与实践并非相互割裂，专门制度是处于特定领域的、可识别的实体，而实践是指制度卷入其中可以通过自身规则予以修正的行为，因此，从认知形成与发展的角度看，实践深深嵌入制度组织之中且被高度制度化。① 在理性主义阵营中，托马斯·谢林（Thomas Schelling）的讨价还价理论已经富有成效地讨论了实践理论框架中的许多核心内容。②

同样，英国学派认为构成国际社会基石的国际制度完全可以被视为复杂的实践体系。③ 巴里·布赞（Barry Buzan）认为国际社会的基本制度是持续被认可的共享实践模式（Patterns of Shared Practices），同时，实践需要在制度规则与博弈者之间发挥构成性作用。④ 布赞有关制度实践的论述主要是指主权国家长期实践进程中所形成的一整套

① Robert O. Keohane, "International Institutions: Two Approaches", *International Studies Quarterly*, Vol. 32, No. 4, 1988, pp. 383 – 384. 转引自王明国《制度实践与中国的东亚区域治理》，《当代亚太》2017 年第 4 期。

② ［加］伊曼纽尔·阿德勒、文森特·波略特主编：《国际实践》，秦亚青等译，上海人民出版社 2015 年版，第 4 页。

③ ［英］理查德·利特尔：《英国应对西班牙内战：重视实践因素及其对英国学派的启示》，载［加］伊曼纽尔·阿德勒、文森特·波略特主编《国际实践》，秦亚青等译，上海人民出版社 2015 年版，第 195 页。

④ Barry Buzan, "From International System to International Society: Structural Realism and Regime Theory Meet the English School", *International Organization*, Vol. 47, No. 3, 1993, pp. 327 – 352.

习惯和规范，而科妮莉亚·纳瓦里（Cornelia Navari）则呼吁把国际实践置于英国学派的核心地位。

在建构主义学派中，亚历山大·温特（Alexander Wendt）早期的论述强调了结构与行为者之间的双向互动和相互建构，具有明显的"实践"内涵。然而，温特在《国际政治的社会理论》一书中却弱化了双向互构，突出了单向建构，强调体系结构对于行为者身份形成的建构作用，而忽略了施动者对于体系的建构作用，这种单向建构使进程本身失去了"化"的动力，① 从而大大削弱了其理论的"实践"内涵。然而，温特仍然脱离不了"实践"逻辑，他强调规范在塑造身份的过程中，身份的激活是有选择性的，而这种选择性正是取决于建构进程。在后续的建构主义研究中，参与实践是建构主义在国际关系学实践转向中的重要体现，也是建构主义阐述国际体系变迁和全球治理转型的重要变量。国际体系变迁和全球治理转型进程中，参与实践既聚焦国际规范和国际惯例，也关注各类国际制度和具体组织，主张行为体通过融入现有全球治理体系的具体实践，积极参与各类话语塑造、议题设置和规则运作。②

总体来说，实践是重要研究内容这一观点已经在国际关系研究中得到了含蓄的认可，因为对社会性因素生成性问题的解答离不开对实践问题的研究，但是三大主流理论囿于静态视角的限制，都面临生成性问题的困扰，③ 并最终导致实践理论在国际关系研究领域的兴起。

（二）国际关系实践理论的兴起

"实践"现已成为国际关系理论界最具活力的理论取向。④ 国际关系

---

① 秦亚青、魏玲：《结构、进程与权力的社会化》，《世界经济与政治》2007 年第 3 期。

② 王明国：《制度实践与中国的东亚区域治理》，《当代亚太》2017 年第 4 期，第 95—96 页。

③ ［美］亚历山大·温特著：《国际政治的社会理论》，秦亚青译，上海人民出版社 2000 年版，第 231 页。转引自朱立群、聂文娟《国际关系理论研究的"实践转向"》，《世界经济与政治》2010 年第 8 期，第 100 页。

④ 秦亚青：《行动的逻辑：西方国际关系理论"知识转向"的意义》，《中国社会科学》2013 年第 12 期，第 186 页。

实践理论的兴起以哲学和社会学领域的"实践转向"为背景，[①]这两个学科对实践理论的探索为国际实践理论的产生提供了契机和理论基础。

在国际关系学科，首先重视实践问题的是后结构主义学者。他们传承了米歇尔·福柯（Michel Foucault）等开创的研究成果，指出被学术研究忽视的日常实践活动往往是构成复杂国际政治活动的主要元素。[②]随着建构主义的兴起，国际关系研究者对"行动"和"实践理性"产生了日益增长的学术兴趣，推动了国际实践被作为国际关系学科的重要研究内容。[③] 20 世纪末至 21 世纪初，国际关系研究者在布迪厄（Pierre Bourdieu）社会实践理论的基础上，[④]证明了实践理论

---

① 哲学领域的"实践理论"代表学者有：Gilbert Ryle，Michael Polanyi，Ludwig Wittgenstein，Andrew Pickering，Bruno Latour，Martin Heidegger，Joseph Rouse，等等。社会学领域倡导实践理论的代表学者有：Pierre Bourdieu，D'Andrade，Anthony Giddens，Barry Barnes，Laurent Thevenot，Ann Swidler，Theodore R. Schatzki，Karin Knorr Cetina，Eike von Savigny，等等。

② 相关研究可参见 James D. Derian, *On Diplomacy: A Genealogy of Western Estrangement*, Oxford: Blackwell, 1987; Roxanne L. Doty, Imperial Encounters: *The Politics of Representation In North-South Relations*, Minneapolis: University of Minnesota Press, 1996。

③ ［加］伊曼纽尔·阿德勒、文森特·波略特主编：《国际实践》，秦亚青等译，上海人民出版社 2015 年版，第 4 页。

④ 相关研究请参见 Emanuel Adler, *Communitarian International Relations: The Epistemic Foundation of International Relations*, London and New York: Routledge, 2005; Emanuel Adler, "The Spread of Security Communities: Communities of Practice, Self-Restraint, and NATO's Post-Cold War Transformation", *European Journal of International Relations*, Vol. 14, No. 2, 2008; Rebecca Adler-Nissen, "The Diplomacy of Opting Out: A Bourdieudian Approach to National Integration Strategies", *Journal of Common Market Studies*, Vol. 46, No. 3, 2008; Christian Büger and Frank Gadinger, "Reassembling and Dissecting: International Relations Practice from a Science Studies Perspective", *International Studies Perspectives*, Vol. 8, No. 1, 2007, pp. 90 – 110; Alexandr Gheciu, *NATO in the "New Europe": The Politics of International Socialization after the Cold War*, Stanford: Stanford University Press, 2005; Peter J. Katzenstein, "A World of Plural and Pluralist Civilizations: Multiple Actors, Traditions, and Practices", edited by Peter J. Katzenstein, Routledge, *Civilizations in World Politics*, 2009, pp. 1 – 40; Ronald R. Krebs et al. , "Twisting Tongues and Twisting Arms: The Power of Political Rhetoric", *European Journal of International Relations*, Vol. 13, No. 1, 2007, pp. 35 – 66; Anna Leander, "The Power to Construct International Security: On the Significance of Private Military Companies", *Millennium*, Vol. 33, No. 3, 2005, pp. 803 – 825; Frédéric Mérand, *European Defense Policy: Beyond the Nation State*, New York: Oxford University Press, 2008; Vincent Pouliot, "The Logic of Practicality: A Theory of Practice of Security Communities", *International Organization*, Vol. 62, No. 2, 2008, pp. 260 – 266; Emanuel Adler and Vincent Pouliot, "International Practice", *International Theory*, Vol. 3, No. 1, 2011, pp. 1 – 36; Andrew F. Cooper and Vincent Pouliot, "How Much Is Global Governance Changing? The G20 as International Practice", *Cooperation and Conflict*, Vol. 50, No. 3, 2015, pp. 334 – 335。

如何能够丰富人们对安全、① 权力②和一体化③的理解，促进了国际关系研究的"实践转向"，比较有代表性的包括伊曼纽尔·阿德勒（Emanuel Adler）和迈克尔·巴奈特（Micheal Barnett）主编的《安全共同体》、国际关系理论期刊《千禧年》（*Millenium*）对国际关系理论"实用主义转向"的专题讨论，以及伊曼纽尔·阿德勒和文森特·波略特（Vincent Poulio）主编的文集《国际实践》。其中，《国际实践》一书的出版标志着实践理论的体系化和初步成熟。

波略特批评理论研究者远离和漠视社会实践，将自身置于社会"真空"中，通过高高在上或后视性视角观察社会现象、构思理念、阐述理论和表象知识，造成的结果就是科学家从象牙塔中看到的世界与实践者身处的世界相差甚远。④在批判表象性偏见的基础上，他提出了实践知识（Practical Knowledge）这一概念，⑤ 认为实践知识可以帮助国际关系研究者弄清楚"能动"与"结构"之间的相互构成动力，从实践中获得的社会行为既不遵循结构逻辑也不遵循个人主义逻辑，而是遵循"外部性的内在化和内部性的外在化"的关系辩证法。⑥

阿德勒指出，理性思考和行为的能力首先是背景能力，⑦ 目前国

---

① 相关研究请参见 Alexandr Gheciu, *NATO in the "New Europe"*: *The Politics of International Socialization after the Cold War*, Stanford: Stanford University Press, 2005; Didie Bigo, *Polices en réseaux*, *L'expérience européenne*, Paris: Presses de Sciences Po, 1996; Jef Huysmans, "Shape-shifting NATO: Humanitarian Action and the Kosovo Refugee Crisis", *Review of International Studies*, Vol. 28, No. 3, 2002, pp. 599 –618。

② 相关研究请参见 Stefano Guzzini, "A Reconstruction of Constructivism in International Relations", *European Journal of International Relations*, Vol. 6, No. 2, 2000, pp. 147 – 182。

③ Niilo Kauppi, "Bourdieu's Political Sociology and the Politics of European Integration", *Theory and Society*, Vol. 32, No. 5, 2003, pp. 775 – 789.

④ Viticent Pouliot, "The Logic of Practicality: A Theory of Practice of Security Communities", *International Organization*, Vol. 62, No. 2, 2008, pp. 257 – 288.

⑤ Vincent Pouliot, "The Logic of Practicality: A Theory of Practice of Security Communities", *International Organization*, Vol. 62, No. 2, 2008, pp. 260 – 271.

⑥ Vincent Pouliot, "The Logic of Practicality: A Theory of Practice of Security Communities", *International Organization*, Vol. 62, No. 2, 2008, p. 276.

⑦ Adler, Emanuel and Michael Barnett, "A Framework for the Study of Security Communities", In edited by Emanuel Adler and Michael Barnett, *Security Communities*, New York: Cambridge University Press, 1998, p. 103.

际关系领域盛行的"共同体"概念本质上应该是实践共同体，而实践是国家、个体和人类施动者与社会结构和系统之间的媒介。他通过实践视角研究共同体建设，超越了国际关系的规范导向方法，其目的是更全面地理解社会变化，并通过实践强调能动性对结构的影响。①

此外，阿德勒和波略特还指出，理性选择理论只与成本效益比相关的国际实践活动，但事实上理性不仅存在于人脑之中，还存在于不断积累起来的背景知识之中，② 从而使实践得以发生。因此，世界政治行为体都是遵循"实践逻辑"而行动的，实践理论不是普适性的元理论，也不是一个新范式，而是联结范式之间对话的"桥梁"。③弗里德里希和克拉托赫维尔等则从认识论的角度强调，国际关系学术共同体应该以"实践"为中心展开研究，并探讨"实践理性"（Practice Reasoning）作用的范围。④ 秦亚青从中国的传统文化和哲学理念出发，提出世界政治的关系理论，指出社会世界是人的关系的世界，社会行为体是关系行为体或关系中的行为体，并且，关系是动态的，结果是开放的、过程性的，行为体的主观能动性在关系过程中发挥重大作用。⑤ 在他看来，过程的基础就是社会实践，是"产生社会意义的持续的实践互动关系"，过程中的关系不仅产生权力，孕育规范，形成身份和集体认同，还造就或者再生产社会意义结构，影响行为体的行为。⑥ 尽管这些理论思考体现了不同角度和中西方不同的思维，但都反映出国际关系研究"实践转向"下对新的认识论和方法论的思考。

---

① Christian Bueger and Frank Gadinger, "The Play of International Practice", *International Studies Quarterly*, Vol. 59, No. 3, 2015, p. 456.

② 李晓燕：《东亚地区合作进程：一种"实践理性"的解释》，《世界经济与政治论坛》2017 年第 3 期。

③ Emanuel Adler and Vincent Pouliot, "International Practices", *International Theory*, Vol. 3, No. 1, 2011, pp. 1 – 36.

④ Jorg Friedrichs and Friedrich Kratochwil, "On Acting and Knowing：How Pragmatism Can Advance International Relations Research and Methodology", *International Organization*, Vol. 63, No. 4, 2009, p. 702.

⑤ 魏玲：《关系平衡、东盟中心与地区秩序演进》，《世界经济与政治》2017 年第 7 期。

⑥ 秦亚青：《关系本位与过程建构：将中国理念植入国际关系理论》，《中国社会科学》2009 年第 3 期。

　　事实上，国际关系研究的实践理论并不是单一的理论框架，而是由多元理论分析框架组成的理论集合体。之所以都将这些理论分析框架作为"实践理论"，是因为这些分析框架都有一个共同点，即实践作为研究世界政治的核心切入点。目前国际关系的"实践理论"研究主要聚焦于四类，[①] 第一类是从"实践"视角对全球治理术（Global Governmentality）的研究，[②] 第二类是对实践共同体（Community of Practice）的研究，[③] 第三类是对行为者网络理论（Actor-network Theory）的发展，[④] 第四类是着重讨论实践和关系的联动。[⑤] 雷蒙德·杜瓦尔（Raymond Duval）和阿琼·乔杜里（Arjun Chowdhury）指出国际关系研究学者应该认真对待实践视角带给国际关系学科的"动态性"，将理论根植于以适当绩效行动形式所显现的社会—政治生活之中，就能够更好地进行跨越不同层次领域、不同理论流派和不

---

　　① Christian Bueger and Frank Gadinger, "The Play of International Practice", In terrational Studies Qnarthly, Vol. 59, No. 3, 2015, p. 454.

　　② 相关研究请参见 William Walters, Governmentality, Critical Encounters, New York: Routledge, 2012; Andrew F. Cooper and Vincent Pouliot, "How Much Is Global Governance Changing? The G20 as International Practice", Cooperation and Conflict, Vol. 50, No. 3, 2015, pp. 334 – 335; 王明国《制度实践与中国的东亚区域治理》，《当代亚太》2017 年第 4 期；秦亚青《实践过程与东亚地区治理》，《南大亚太评论》2018 年第 2 期。

　　③ 相关研究请参见 Emanuel Adler, Communitarian International Relations: The Epistemic Foundation of International Relations, London and New York: Routledge, 2005; Emanuel Adler, "The Spread of Security Communities: Communities of Practice, Self-Restraint, and NATO's Post-Cold War Transformation", European Journal of International Relations, Vol. 14, No. 2, 2008; Alexandr Gheciu, NATO in the "New Europe": The Politics of International Socialization after the Cold War, Stanford: Stanford University Press, 2005。

　　④ 相关研究请参见 Jacqueline Best and William Walters, "Actor-Network Theoryand International Relationality: Lost (and Found) in Translation", International Political Sociology, Vol. 7, No. 3, 2013, pp. 332 – 349。

　　⑤ 相关研究请参见 Michele Acuto and Simon Curtis eds. , Reassembling International Theory: Assemblage Thinking and International Relations, Basingstoke: Palgrave MacMillan, 2013; Christian Bueger and Frank Gadinger, "The Play of International Practice", International Studies Quarterly, Vol. 59, No. 3, 2015; 秦亚青《行动的逻辑：西方国际关系理论"知识转向"的意义》，《中国社会科学》2013 年第 12 期；秦亚青《关系本位与过程建构：将中国理念植入国际关系理论》，《中国社会科学》2009 年第 3 期；秦亚青《关系与过程：中国国际关系理论的文化建构》，上海人民出版社 2012 年版。

同方法论观点的沟通交流。① 大卫·麦考特（David M. McCourt）将实践理论确定为国际关系中的"新建构主义"（New Constructivism）的一部分，② 而所罗门（Ty Solomon）和斯蒂尔（Brent J. Steele）则认为，实践理论是国际关系学科更广泛地向"微观"转移的一个方面。③

总体来看，实践理念在国际关系研究领域的兴起，其重要原因在于当前西方国际关系理论争鸣日益陷入死循环，理论大争辩趋于沉寂且出现理论研究的式微，使社会科学日益沦落为"知识的旁观者理论"（Spectator Theory）。④ 具体来说，"实践转向"将在以下四个方面促进国际关系学科的发展，首先，有助于拓宽世界政治的本体论范畴和超越传统的"层次分析"方法，为新的研究议程奠定基础；其次，有助于促进跨范式对话，推动理论多元化的发展；再次，有助于避免社会理论和国际关系理论中一直存在的二元对立现象，从而将个体与社会、主观与客观、物质与精神、结构/进程与行为体等主观建构的二元对立统一于实践的进程中，以实践的逻辑代替理性的逻辑，还"事物的逻辑"于事物本身；⑤ 最后，促使国际关系学者从关注静态转向关注动态，从关注结果转向关注过程，从关注社会事实转向关注介入与操作，从关注如何"想—知"转向关注如何"做—知"，有助于开拓创新性研究议程。⑥

（三）国际关系实践理论的内涵与逻辑

实践是适当绩效行动的实施和具有社会意义的行动，它不仅包含

---

① ［美］雷蒙德·杜瓦尔、阿琼·乔杜里：《理论的实践》，载［加］伊曼纽尔·阿德勒、文森特·波略特主编《国际实践》，秦亚青等译，上海人民出版社 2015 年版，第 365 页。

② David M. McCourt, "Practice Theory and Relationalism As the New Constructivism", *International Studies Quarterly*, Vol. 60, No. 3, 2016, pp. 475 – 485.

③ Ty Solomon and Brent J. Steele, "Micro-Moves in International Relations Theory", *European Journal of International Relations*, Vol. 23, No. 2, 2017, pp. 267 – 291.

④ 王明国：《制度实践与中国的东亚区域治理》，《当代亚太》2017 年第 4 期，第 90 页。

⑤ 朱立群、聂文娟：《国际关系理论研究的"实践转向"》，《世界经济与政治》2010 年第 8 期。

⑥ ［加］伊曼纽尔·阿德勒、文森特·波略特主编：《国际实践》，秦亚青等译，上海人民出版社 2015 年版，第 5—6 页。

并展现背景知识和话语，并可能物化这样的知识和话语。① 哈耶尔和瓦格纳（Hajer and Wagenaar）指出，仅仅把实践的概念看作行动的同义词是错误的。② 首先，从内涵上来看，"行为"、"行动"和"实践"这三个概念存在于一个递进的层次结构，其中"行为"处于最低层次，"行动"的层次递进了一步，而"实践"在三个概念中处于最高层级。"行动"总是"实践"的有机组成部分，反之则非必然。从涉及层面上来看，"行为"概念反映了做事情（doing）的物质层面，"行动"概念加进了理念的层面，强调某种举动在主体和主体间层次上的意义，而"实践"则涉及物质层面和理念层面的统合（见表 1-1）。

表 1-1　　　　　　　　　行为、行动和实践的概念辨析

	行为 behavior	行动 action	实践 practice
内涵	在物质世界中发生并对物质世界产生影响的举动	具有意义的行为	嵌入特定环境中、有规律的行动
涉及层面	物质层面	物质层面 + 理念层面	物质层面和理念层面的统合

资料来源：笔者根据相关资料整理。相关资料请参见 ［加］伊曼纽尔·阿德勒、文森特·波略特主编《国际实践》，秦亚青等译，上海人民出版社 2015 年版，第 6—8 页。Vincent Pouliot, "The Logic of Practicality: A Theory of Practice of Security Communities", *International Organization*, Vol. 62, No. 2, 2008, pp. 260-266; Emanuel Adler and Vincent Pouliot, "International Practice", *International Theory*, Vol. 3, No. 1, 2011, pp. 1-36。

　　也就是说，实践概念包括以下四个内涵：第一，实践具有过程性，是行动的实施；第二，实践具有规律性，是模式化的行动；第三，实践具有社会性，是具有社会意义并能够被社会识别的适当绩效行动；第四，实践具有连通性，将话语（discursive）世界和物质

---

　　① ［加］伊曼纽尔·阿德勒、文森特·波略特主编：《国际实践》，秦亚青等译，上海人民出版社 2015 年版，第 6、100 页。

　　② Christian Bueger and Frank Gadinger, "The Play of International Practice", p. 453.

(material) 世界编织在一起，将国际社会生活的各种构成要素聚合起来。[①] 也就是说，所有实践都是把实践者在社会结构内组织起来，实践也正是通过造就和稳定人类社会秩序的过程，从这种社会结构中产生。因此，国际实践（international practices）是指与广义世界政治相关的、有组织的社会性行动。[②] 国际实践理论的基本假定：首先，实践的主体是共同体；其次，实践具有社会属性，是具有社会意义的、被社会认可的模式化行动；最后，实践是过程性的。[③]

新现实主义强调结构决定行为，新自由主义强调制度决定行动，均强调利益权衡决定了行为体的行为。这种结果性逻辑（logic of consequences）是西方国际关系主流理论演绎的基本逻辑。随后发展起来的建构主义则采用适当性逻辑（logic of appropriateness），强调规范决定行为。结果性逻辑以计算的利益为前提，其基本假定是行动者会采取收益最大的行动。[④] 适当性逻辑源于规范性判断，其基本假定是行动者会采取符合主导社会规范的行动。[⑤] 然而，在现实的世界政治中，这两个逻辑必定是交织在一起的。[⑥] 实践理论的实践性逻辑（logic of practicality）与"结果性逻辑"和"适当性逻辑"不同，强调实践引导行动，并假定行动者会依照实践的经验采取某种行动，避免了结果性逻辑和适当性逻辑的二元分裂。也就是说，结果性逻辑表

[①] ［加］伊曼纽尔·阿德勒、文森特·波略特主编：《国际实践》，秦亚青等译，上海人民出版社 2015 年版，第 8—11 页。

[②] Emanuel Adler and Vincent Pouliot, "International Practice", *International Theory*, Vol. 3, No. 1, 2011, pp. 1 – 36. 转引自［加］伊曼纽尔·阿德勒、文森特·波略特主编《国际实践》，秦亚青等译，上海人民出版社 2015 年版，第 7 页。

[③] 魏玲：《本土实践与地区秩序：东盟、中国于印太构建》，《南洋问题研究》2020 年第 2 期。

[④] 秦亚青：《行动的逻辑：西方国际关系理论"知识转向"的意义》，《中国社会科学》2013 年第 12 期，第 184 页。

[⑤] 秦亚青教授指出西方学界针对结果性逻辑和适当性逻辑有相关讨论，请参见 James G. March and Johan P. Olsen, "The Institutional Dynamics of Political Orders", *International Organization*, Vol. 52, No. 4, 1998, pp. 943 – 969; Robert Nalbandov, "Battle of Two Logics: Appropriateness and Consequentiality in Russian Interventions in Georgia", *Caucasian Review of International Affairs*, Vol. 3, No. 1, 2009, pp. 20 – 36。

[⑥] Vincent Pouliot, "The Logic of Practicality: A Theory of Practice of Security Communities", *International organization*, Vol. 62, No. 2, 2008, pp. 276 – 277.

述的是对目的手段反思后的行动，适当性逻辑表述的是对身份规范反思后的行动，而实践性逻辑则是未经反思的、由实践"自然而然"促成的行动，① 即在行动中认识（acting and knowing）世界，在行动中改造（acting and becoming）世界。②

实践逻辑可以成为实践性与理论性世界关系的认知桥梁。③ 因为实践既是物质性（material）的，也是理念性（meaningful）的，既是个体性（individual）的，也是结构性（structural）的，④ 所以实践理论在国际关系理论坐标中居于连通物质与观念、结构与施动者的"十字路口"。⑤ 实践理论强调实践进程，⑥ 物质和观念、结构和施动者都不是二元分隔的，而均在实践进程中相互作用并影响行为。因此，实践赋予物质以意义，并转化理念为行动。另外，在实践中直接驱动行为的是实践意识。⑦ 实践意识具有"外部性内化"和"内部性外化"的辩证特征，是社会情境和行为体惯习互相影响、转化的结果。

实践逻辑要求在进程中辩证地把握各种要素的存在与变化，它强调行为体的行为"受实践情境、背景知识以及身、心、物在一定时空条件下交互作用所推动"，是国际关系理论对被"遗忘的"本土背景知识和区域情境⑧的重视。

---

① 秦亚青：《行动的逻辑：西方国际关系理论"知识转向"的意义》，《中国社会科学》2013 年第 12 期，第 186—188 页。

② 朱立群、聂文娟：《国际关系理论研究的"实践转向"》，《世界经济与政治》2010 年第 8 期，第 114 页。

③ Vincent Pouliot, "The Logic of Practicality: A Theory of Practice of Security Communities", *Internation al Organization*, Vol. 62, No. 2, 2008, p. 283.

④ ［加］伊曼纽尔·阿德勒、文森特·波略特主编：《国际实践》，第 15—16 页。

⑤ 朱立群、聂文娟：《国际关系理论研究的"实践转向"》，《世界经济与政治》2010 年第 8 期。

⑥ Jorg Friedrichs and Friedrich Kratochwil, "On Acting and Knowing: How Pragmatism Can Advance International Relations Research and Methodology", *Intermational Oganizatia*, Vol. 63, No. 4, 2009, p. 711.

⑦ 秦亚青：《行动的逻辑：西方国际关系理论"知识转向"的意义》，第 187 页。

⑧ 阿米塔·阿查亚指出，国际关系学的理论化应具有根本性的本土和区域语境，而这一点却常常被人遗忘。具体论述请参见［加］阿米塔·阿查亚《重新思考世界政治中的权力、制度与观念》，白云真、宋亦明译，上海人民出版社 2019 年版，第 65 页。

（四）实践理论视角下的国际合作与全球治理

加拿大多伦多大学教授伊曼纽尔·阿德勒探讨了实践进程如何导致规范扩散和演化。阿德勒指出北约通过充分参与到"和平伙伴关系计划"等实践互动中，促进了各国新观念和新身份的生成，从而促进了"合作安全"的规范在地区的扩散。[①] 该研究突破了规范扩散研究的传统路径，赋予规范扩散研究以动态化和进程性的视角，指出是实践者的持续实践发展演化了国际规范。阿德勒并未否定先前研究中广泛讨论的规范扩散影响因素，但他认为正是实践、构成实践的背景知识以及实践所发生的环境使政治行为体的社会化、规范劝服及理性计算成为可能。[②] 实践一方面可以在进程中促进个体认知的转变和知识的积累，另一方面也可以改变社会集体身份认同以及行为体理解和参与实践的方式。实践者的学习意味着行为体自身认知体系与共同体成员之间的意义、认同和话语体系的接触与交流，而不仅是规范的单向传播。[③]

同样，加拿大麦吉尔大学教授文森特·波略特也指出实践感（practical sense）是"安全共同体"成立的重要条件，当安全部门的官员认同外交作为解决国际争端的方式，并将其内化为指导行为的惯习时，和平的规范就能得以建立和维持。[④] 马修·戴维斯（Matthew Davies）通过运用实践理论，指出东盟秉承不干涉内政的外交实践不断促进着地区对不干涉内政规范的认同和相关社会知识的积累，削弱了行为体修改该规范的能力，导致了东盟组织设计中新旧准则的共存。[⑤]

安德鲁·库珀（Andrew F. Cooper）等从实践的角度看二十国集

① ［加］伊曼纽尔·阿德勒、文森特·波略特主编：《国际实践》，第109页。

② Emanuel Adler, "The Spread of Security Communities: Communities of Practice, Self-Restraint, and NATO's Post-Cold War Transformation", *European Journal of International Relations*, Vol. 14, No. 2, 2008, pp. 195–230.

③ 朱立群、聂文娟：《国际关系理论研究的"实践转向"》，第109页。

④ Vincent Pouliot, "The Logic of Practicality: A Theory of Practice of Security Communities", *Internationcl Organization*, Vol. 62, No. 2, 2008, pp. 257–288.

⑤ Matthew Davies, "A Community of Practice: Explaining Change And Continuity In ASEAN Diplomatic Environment", *The Pacific Review*, Vol. 29, No. 2, 2016, pp. 211–233.

团（G20）的外交，指出其外交行为一方面受到全球治理的结构影响，另一方面也改变着全球治理的规则，体现了结构与施动者在国际实践中的互构。① 马修·伊格尔顿皮尔斯（Matthew Eagleton-Pierce）通过探讨世贸组织专业知识对国际贸易纷争的根源性影响，指出行为体背景知识在实践中跨越了意识与物质的隔阂，实现了对行为的结构性影响。② 保罗·杜吉德（Paul Duguid）反对经济学家试图将知识简化为个人所拥有的信息和对知识的社会隐性维度的忽视，他认为知识、身份和学习的实践过程塑造了共同体的认知和认同。③

在公共卫生治理的研究中，美国加州伯克利大学教授安·斯威德勒（Ann Swidler）提出了"行动中的文化"（culture in action）的概念，指出国际卫生援助与本土制度文化兼容的实践进程决定了撒哈拉以南非洲对抗艾滋病的成效。④ 文中她围绕"博茨瓦纳悖论"（Botswana Paradox），⑤ 指出博茨瓦纳和乌干达都有领导人抗击艾滋病的坚定决心和努力以及针对艾滋病的广泛全民教育，然而由于社会公共卫生运动的实践方式不同，拥有更好公共卫生资源和更多外部卫生援助的博茨瓦纳却在防控艾滋病的实践中失败了，而比博茨瓦纳贫困且缺乏良好管理体系的乌干达却在艾滋病的预防和治疗方面取得了成功。具体来说，博茨瓦纳自上而下的卫生治理实践方式不仅未能发挥地方组织的作用和培养非政府组织的产生，也未能创造出一种抵制艾滋病的全

---

① Andrew F. Cooper and Vincent Pouliot, "How Much Is Global Governance Changing? The G20 as International Practice", *Cooperation and Conflict*, Vol. 50, No. 3, 2015, pp. 334 – 335.

② Matthew Eagleton-Pierce, *Symbolic Power in the World Trade Organization*, Oxford: Oxford University Press, 2013.

③ Paul Duguid, "The Art of Knowing: Social and Tacit Dimensions of Knowledge and the Limits of the Community of Practice", *The Information Society*, Vol. 21, No. 2, 2005, pp. 109 – 118.

④ Ann Swidler, "Responding to AIDS in Sub-Saharan Africa Culture, Institutions and Health", in Peter A. Hall ed., *Successful Society: How Institutions and Culture Affect Health*, New York: Cambridge University Press, 2009, pp. 128 – 150.

⑤ "博茨瓦纳悖论"是全球艾滋病治理中一个典型案例，指的是"博茨瓦纳有充裕的资金和民主有效，致力于对抗艾滋病的政府，却在防控艾滋病的努力中失败了；而乌干达比博茨瓦纳贫困且缺乏良好的管理体系，却成功防控了艾滋病"。因为如果按照西方公共卫生治理和卫生援助的逻辑，拥有更充裕资金、更丰富的卫生资源和民主政府的博茨瓦纳理应在防控艾滋病的实践中比乌干达成效更显著。

民文化信念。因此，国际卫生援助和全球卫生治理不能仅仅输出医疗技术和药品，更应该在实践过程中关注外来援助与根植本土的文化、制度之间的相互作用，灵活调整治理方式。斯维德勒教授通过对全球防控艾滋病的实地研究，总结出全球卫生治理需要以实践为导向，超越物质与意识、结构与施动者的二元对立，关注实践进程中二者的互相建构。

二 东盟地区治理的"实践属性"

具体来说，东盟地区治理的实践属性体现在以下两个方面，第一是全球治理具有天然的实践内涵，第二是东盟的区域治理的发展具有由实践驱动的特征。

（一）全球治理具有天然的实践内涵

随着全球化的发展，全球治理已经成为国际政治理论和现实不可或缺的重要话题。随着全球化引发议题的跨国性和行为主体多元性增强，很多议题已经超出了主权国家独自解决的能力范畴，因此需要一个联合多元主体的全球性协调机制。全球治理"是指各种公共的或私人的个人和机构管理其共同事务的诸多方式的总和，使得相互冲突的或不同的利益得以调和并采取联合行动的持续过程"。[1] 全球治理需要动员不同主权国家通过合作来维护国际秩序稳定，其与国家治理最大的不同之处可能就"在于与强制力的脱钩"，[2]合法性更多地依赖权威而非权力。然而，在不存在世界政府的国际社会中，权威需要通过互动实践才能被激活。[3]

随后，詹姆斯·罗西瑙（James N. Rosenau）指出治理是一种强调协作、参与和互动的模式，是由共同的目标所支持的，在社会系统

---

[1] Nelson Mandela, *Our Global Neighborhood: The Report of the Commission on Global Governance*, New York: Oxford University Press, 1995, pp. 2 - 5.

[2] 张云：《知识—认知共同体与东亚地区公共卫生治理》，《世界经济与政治》2020年第3期。

[3] 张云：《知识—认知共同体与东亚地区公共卫生治理》，《世界经济与政治》2020年第3期。

内管理事件的进程。① 治理具有主体多元化、非强制性以及方式多样化等特性，并与国际规范紧密相连。② 国内学者俞可平也认为治理不是一整套规则，也不是一种活动，而是一个过程，是一种持续的互动，其基础不在于控制而在于协调。③

全球治理中所强调的协作、参与、互动以及共同的目标与"实践"的内在逻辑形成了天然的一致性。第一，实践强调过程而不是状态，优先考虑过程而非实质，优先考虑关系而非分离。全球治理的协作内涵正是强调了关系，而参与和互动内涵则强调了过程。第二，实践理论把认知和通过学习获得的知识作为内在的集体过程，群体成员主要通过互动来学习和内化作为"游戏规则"的实践。④ 同样，全球治理存在着多层次性、多主体性和持续变化性，"实践视角"鼓励研究者动态地、开放地看待影响全球治理的因素，而不是讨论预定义且固定的行为体是否以及如何影响治理。⑤ 第三，实践强调多元性和互联性，⑥ 而"复杂性"是全球治理的显著特点，全球治理中包含大量的行为体互动和规范形成、变化和实施的非正式进程，因此，全球治理研究需要超越单纯的国际组织视角，将多元主体的共同协作参与加入全球治理体系的讨论中。⑦ 第四，实践既有物质性也有认知性，

---

① James N. Rosenau, "Governance in the Twenty-First Century", *Global Governance: A Review of Multilateralism and International Organizations*, Vol. 1, No. 1, 1995, pp. 13 – 43; Wolfgang Hein, Scott C. Burris, and Clifford D. Shearing, "Conceptual Models for Global Health Governance", in Buse, K. eds., *Making Sense of Global Health Governance: A Policy Perspective*, Basingstoke: Palgrave Macmillan, 2009, pp. 72 – 98.

② ［美］詹姆斯·罗西瑙主编：《没有政府的治理》，张胜军等译，江西人民出版社 2001 年版，第 195—200 页。

③ 俞可平：《全球治理引论》，《马克思主义与现实》2002 年第 1 期。

④ Christian Bueger and Frank Gadinger, "The Play of International Practice", *International Studses Quarterly*, Vol. 59, No. 3, 2015, p. 453.

⑤ Matthias Hofferberth, "Get Your Act (Ors) Together! Theorizing Agency in Global Governance", *International Studies Review*, Vol. 21, No. 1, 2019, p. 140.

⑥ Christian Bueger and Frank Gadinger, "The Play of International Practice", *International Studies Quarterly*, Vol. 59, No. 3, 2015, p. 451.

⑦ Thomas G. Weiss and Rorden Wilkinson, "Rethinking Global Governance? Complexity, Authority, Power, Change", *International Studses Quarterly*, Vol. 59, No. 1, 2014, p. 213.

而全球治理也是一种"知行合一"的实践现象。① 并且，实践蕴含着"目标感知"（teleoaffectivities），即实践必须是目标导向的，② 行动通过实践的理解、规则和目标感知而被组织起来。③ 同样，全球治理也是由共同的目标所支持的，对共同目标的感知蕴含在全球治理的行动中。

（二）实践驱动东盟的区域治理发展

当前，实践理论仍处于再解释和重建过程中，并且实践本身就是一个动态的进程而非静态的结果。④ 卡赞斯坦认为当今世界的结构不是静态的，而是处于动态的进程之中。⑤ 区域系统是无政府的，但却是有治理的，国际关系研究中的权力、制度与文化嵌入其中，互动的网络形成物质性的活动空间，组织建构是以共同体想象为目标的社会实践。⑥ 东盟地区由中小国家构成，并且内部呈现出高度多元化和异质性。在互信不足、成员身份异质性大的情况下，东盟想要推动地区治理，通常不是依靠物质力量或战略博弈，而是让各行为体参与到共同的实践进程中，赋予互动以意义，保留充分的灵活性和舒适度，通过塑造共同的身份和利益认知来实现制度目标。也就是说，"实践进程"成了驱动东盟地区治理发展的主要动力。

第一，东盟的地区特性导致其治理具有内在的"实践逻辑"。该地区中小国家能力局限性决定了具有强约束力的制度化是不现实的，因此协商一致的决策原则、容留灵活度和舒适度的弱制度化，以及制度建设的循序渐进方式是东盟地区得以实现制度合作的重要因素。⑦ 而协商一致

---

① Christian Bueger and Frank Gadinger, "The Play of International Practice", *International Studies Quarterly*, Vol. 59, No. 3, 2015, p. 453.

② ［英］理查德·利特尔：《英国应对西班牙内战：重视实践因素及其对英国学派的启示》，载［加］伊曼纽尔·阿德勒、文森特·波略特主编《国际实践》，上海人民出版社 2015 年版，第 197 页。

③ ［美］西奥多·夏兹金等主编：《当代理论的实践转向》，柯文等译，苏州大学出版社 2010 年版，第 7—8、48—50 页。

④ 王明国：《制度实践与中国的东亚区域治理》，《当代亚太》2017 年第 4 期，第 95—96 页。

⑤ Peter J. Katzenstein, *A World of Regions: Asia and Europe in the American Imperium*, Ithaca: Cornell University Press, 2005, p. 43.

⑥ 张云：《国际关系中的区域治理：理论建构与比较分析》，《中国社会科学》2019 年第 7 期。

⑦ 魏玲：《小行为体与国际制度：亚信会议、东盟地区论坛与亚洲安全》，《世界经济与政治》2014 年第 5 期。

的关键在于协商过程往往比达成特定具体的结果更为重要，同时，协商一致也是构建共识、塑造身份和培养合作习惯的过程。也就是说，协商一致具有内在的"实践逻辑"，一方面协商一致决策内嵌于实践进程之中，另一方面实践进程也是协商一致决策原则得以发挥的背景和前提。

第二，东盟的区域治理正是基于非西方历史的实践经验所蕴含的理论和知识资源，在不断的互动实践中逐渐形成偏好和行为方式。在地区卫生治理活动中，东盟国家对主权的高度敏感性与采用集体行动解决卫生问题的必要性之间存在紧张关系。[①] 此外，东盟各国异质性明显、卫生治理能力参差不齐、卫生资源分布存在严重的城乡不平等，[②] 再加上该地区卫生合作深受国内利益团体的影响，[③] 东盟的独特性势必导致其地区卫生合作治理成为一种地方性实践，也孕育出独特的地方性知识。因此，国际实践理论为理解东盟在地区卫生合作中的独特性提供了进程性和情境性视角，也为研究者关注由中小国家组成的东盟的能动性提供了途径。正如罗伯特·凯丽（Robert E. Kelly）教授所强调，"地区已经拥有比我们想象得更多的自治权"，只对大国感兴趣是一种系统性偏见，当今国际关系研究需要在大国视角外，加强对中

---

①　Kelley Lee et al. , "Asian Contributions to Three Instruments of Global Health Governance", *Global Policy*, Vol. 3, 2012, pp. 348 – 361.

②　相关论述请参见 Jacob Kumaresan and Suvi Huikuri, "Strengthening Regional Cooperation, Coordination, and Response to Health Concerns in the ASEAN Region: Status, Challenges, and Ways Forward", *ERIA Discussion Paper Series*, *WHO Office at the United Nations*, New York, USA, September 7, 2015; Laksono Trisnantoro, "Healthcare System Reform and Governance for Sustainable Development Under Indonesia's Health Insurance (JKN) Policy", In Edited by Ronal Holzhacker and Dafri Agussalim, *Sustainable Development Goals in Southeast Asia and ASEAN: National and Regional Approaches*, Boston: Brill, 2019, pp. 143 – 162; Piya Hanvoravongcha et al. , "An Analysis of Health System Resources in Relation to Pandemic Response Capacity in the Greater Mekong Subregion", *International Journal of Health Geographics*, Vol. 11, No. 53, 2012, p. 53; Ramon Lorenzo, Luis R. Guinto et al. , "Universal Health Coverage in 'One ASEAN': are Migrants Included?" *Global Health Action*, Vol. 8, No. 1, 2015。

③　相关论述请参见 Amy L. Freedman and Ann M. Murphy, *Nontraditional Security Challenges in Southeast Asia: The Transnational Dimension*, Colorado: Lynne Rienner Publishers Inc. , 2018, pp. 131 – 159；哈利·菲尔德鲍姆《国际政治中的全球卫生》，载 ［美］托马斯·E. 诺沃特尼、［美］伊洛娜·基克布施、［瑞士］迈克拉·托尔德《21 世纪全球卫生外交》，郭岩译，北京大学医学出版社 2017 年版，第 55—56 页；［瑞士］艾伦·罗斯坎、［美］伊洛娜·基克布施《全球卫生谈判与导航：全球卫生外交案例研究》，郭岩译，北京大学医学出版社 2014 年版，第 55—72 页。

小国家的手腕策略（gamesmanship）等技术手段的考察。[1]

第三，东盟的区域治理的制度动力来源于多重过程与规范实践，过程导向给予制度以发展动力，制度通过主导性实践被界定和强化。[2] 从历史上看，东盟并不致力于成为一个基于共同规则的法律共同体，而是致力于成为以共享实践进程为基础的社会共同体。[3] 东盟地区容留灵活度和舒适度的弱制度化和循序渐进的制度建设方式需要在实践进程中才能得以体现。实践进程的灵活性保证了整体的合作进程，反过来，整体合作进程的保持也促进了具体问题的解决。

第四，实践对东盟区域治理的驱动模式包括过程驱动、关系引导和灵活务实三个方面。[4] 这个模式的核心是"交感而化"，亦即通过交往互动而导致利益和身份的渐进式变化。[5] 东盟地区的中小国家没有足够的物质实力引领规范扩散，只有经过本土化或者情境化后的普遍规范才能使小行为体成为有能力的规范倡导者，并为制度建设准备必要的条件。[6] 本土化就是一个实践进程，这个过程不断地构建共同知识，虽然国际规范在调整过程中已经大大降低了合作目标，但是进程得以保持。进程推动了东盟权力的社会化、孕育合作的规则和规范，并且催生集体认同。[7] 另外，为了维持合作进程，东盟主义维持地区治理的各利益相关方之间的关系，这种关系和进程的互相交织也是时间对东盟地区治理的驱动体现。因此，东盟的地区治理代表了一种以进程为主导、基于本土知识的地方性实践模式，通过合作进程实现渐进式

---

① Robert E. Kelly, "Security Theory in the 'New Regionalism'", *International Studies Review*, Vol. 9, No. 2, 2007, pp. 197 – 229.

② 魏玲：《小行为体与国际制度：亚信会议、东盟地区论坛与亚洲安全》，《世界经济与政治》2014 年第 5 期，第 85 页。

③ Simon Chesterman, "ASEAN's Approach to Monitoring", *in From Community to Compliance? The Evolution of Monitoring Obligations in ASEAN*, Cambridge：Cambridge University Press, 2015, pp. 7 – 58.

④ 秦亚青：《实践过程与东亚地区治理》，《南大亚太评论》2018 年第 1 期，第 20—21 页。

⑤ 秦亚青、魏玲：《结构、进程与权力的社会化：中国与东亚地区合作》，《世界经济与政治》2007 年第 3 期。

⑥ 魏玲：《小行为体与国际制度：亚信会议、东盟地区论坛与亚洲安全》，《世界经济与政治》2014 年第 5 期，第 85 页。

⑦ 秦亚青、魏玲：《结构、进程与权力的社会化：中国与东亚地区合作》，《世界经济与政治》2017 年第 3 期，第 7 页。

的社会化和吸引国家参与实践进程的能力是这个模式的核心内容。

因此，公共卫生治理作为东盟地区治理的一个面向，仍然具有内在的"实践逻辑"。首先，它基于非西方历史的实践经验，在不断的互动实践中逐渐形成偏好和行为方式。其次，东盟地区卫生治理的制度动力来源于多重实践过程与地区规范实践，过程导向给予制度以发展动力，制度通过主导性实践被界定和强化。[①] 最后，驱动东盟地区卫生治理发展的核心是通过交往互动而导致利益和身份的渐进式变化的"交感而化"，实践成为驱动东盟地区卫生治理发展的主要动力。

第二节　规范本土化如何影响地区卫生合作

作为地区卫生治理的一部分，东盟卫生合作具有明显的地区特殊性。从国际关系实践理论的视角探讨该议题，不仅能更好地"还其逻辑于其本身"，还能更清晰地展现东盟卫生合作发展的逻辑链条。本节将采用实践理论的视角，在界定核心概念的基础上，提出主导性实践是规范本土化影响地区卫生合作的方式，而利益认知与集体身份则是主导性实践施加影响的途径。

一　核心概念的界定

明确的定义和概念是可操作化的重要前提。[②] 鉴于本书涉及公共卫生领域的区域协作治理问题，清晰界定"公共卫生治理"和"协作治理"是理论演绎和解释框架构建的重要前提。同时，本书将以实践进程的视角来探索规范本土化如何影响地区公共卫生合作进程。因此，本书还需要对"规范本土化"进行概念界定。

（一）公共卫生治理

"公共卫生治理"定义可以划分为"公共卫生"和"治理"两个

---

① 魏玲：《小行为体与国际制度：亚信会议、东盟地区论坛与亚洲安全》，《世界经济与政治》2014 年第 5 期，第 99 页。

② Andrés Malamud, "Overlapping Regionalism, No Integration: Conceptual Issues and the Latin American Experiences", *Political International*, 2019, pp. 46 –59.

核心概念。公共卫生，英文译为 Public Health，最早由美国查尔斯 – 爱德华·温思洛（Charles-Edward A. Winslow）教授于 1920 年提出，世界卫生组织从 1952 年开始采用温思洛的定义，并沿用至今。[①] 因此，温思洛的定义成了国际社会普遍认可且最有影响力的"公共卫生"定义。1986 年，世界卫生组织在首届国际健康促进大会上发表《渥太华健康促进宪章》，提出"公共卫生"应不仅包括通过健康教育规范个人卫生行为，更强调多部门的合作和社区参与，公共卫生不再是以个人为对象，更以促进群体健康为目标。[②] 于是，1988 年英国流行病学家唐纳德·艾奇逊（Sir Donald Acheson）将公共卫生的定义修改为"公共卫生是通过社会的有组织的努力预防疾病、延长生命和促进健康的科学和艺术"。[③] 同年，美国医学会（AMA）将公共卫生的使命确立为"通过保障人人健康的环境来满足社会的利益"。[④]

2003 年，中国在全国卫生工作会议中将"公共卫生"定义为："组织社会共同努力，改善环境卫生条件，预防控制传染病和其他疾病流行，培养良好卫生习惯和文明生活方式，提供医疗服务，达到预防疾病，促进人民身体健康的目的。"[⑤] 北京大学公共卫生学院教授郭岩认为，公共卫生是一个社会问题而非仅仅是技术问题，其有效性依赖于社会各界的合作与参与，因此，公共卫生是一种制度、学科和实践活动，处于持续的变化和演进之中。[⑥]

总体来看，"公共卫生"的定义随着社会发展和健康理念的演变体现出了以下几个特点：第一，早期的公共卫生定义侧重于规范个人卫生行为，而如今包含了群体健康和环境卫生的改善等更广泛的内涵。第二，公共卫生经历了从单纯的传染病控制到各类疾病（包括慢性病和精神疾病）的全面预防和治疗，并进一步扩展到更广泛的健康领域，涵盖范围不断扩大。第三，公共卫生的关注点从直接的减少疾病危害

[①] 郭岩主编：《卫生事业管理》，北京大学医学出版社 2011 年版，第 174 页。

[②] 蔡伟芹：《公共卫生：定义与内涵外延研究》，吉林大学出版社 2019 年版，第 31 页。

[③] Linda Marks et al. , *Strengthening Public Health Capacity and Services in Europe: a Concept paper*, WHO, Regional Office for Europe, 2011, p. 13.

[④] 郭岩主编：《卫生事业管理》，北京大学医学出版社 2011 年版，第 174 页。

[⑤] 蔡伟芹：《公共卫生：定义与内涵外延研究》，吉林大学出版社 2019 年版，第 31 页。

[⑥] 郭岩主编：《卫生事业管理》，北京大学医学出版社 2011 年版，第 175 页。

到保障全体人群的全生命周期健康，主体扩大和时空范围扩展。第四，公共卫生从起初单纯地关注疾病控制到关注生理健康，再到重视心理健康和改善社会适应能力，内容层次实现了往深广度双向发展。

与临床医学的个人视角有所不同，公共卫生着眼于从人口学和公共政策学的角度改善人类健康，具有更多的政策和政治内涵。本书将结合使用最广的温思洛定义和中国卫生工作会议中的官方定义，将"公共卫生"定义为"国际社会和国内社会有组织的，通过改善环境卫生条件，预防控制传染病和其他疾病流行，培养良好卫生习惯和文明生活方式，提供医疗服务，达到预防疾病、维护健康、延长寿命及提高效益目标的集体行为"。同时，本书将采用郭岩教授的视角，将公共卫生视为"一种处于持续变化和演进之中的实践活动"。

"治理"的基本含义是由共同目标支持的，在社会系统内管理事件的进程。[①] 它有两方面内涵：一是作为"目的性行为"的治理，即詹姆斯·罗西瑙所说的"操纵机制"，如制定目标、发出指示、奉行政策和改变规范。[②] 二是作为解释工具的治理，用以解释国家和非国家行为体之间合作的兴起。[③] 正如罗西瑙在《没有政府的治理》中所言，治理"包括政府制度，同时也包含非正式、非政府的机制，通过这些制度和机制，个人和组织可以满足需求、实现愿望"。[④]

---

① 对于"公共卫生治理"概念中"治理"定义的讨论请参见 Wolfgang Hein, Scott C. Burris, and Clifford D. Shearing, "Conceptual Models for Global Health Governance", in Buse, K. eds., *Making Sense of Global Health Governance: A Policy Perspective*, Basingstoke: Palgrave Macmillan, 2009, pp. 72 – 98; James N. Rosenau, "Governance in the Twenty-First Century", *Global Governance: A Review of Multilateralism and International Organizations*, Vol. 1, No. 1, 1995, pp. 13 – 43; *Our Global Neighborhood: Report of the Commission on Global Governance*, by Commission on Global Governance, Oxford University Press, 1995; [英] 鲍勃·杰索普《治理的兴起及其失败的风险：以经济发展为例的论述》，漆燕译，《国际社会科学杂志》1991 年第 1 期；[英] 格里·斯托克《作为理论的治理：五个论点》，华夏风译，《国际社会科学杂志》1991 年第 1 期；R. A. W. Rhodes, "The New Governance: Governing without Government", *Political Studies*, Vol. 154, 1996; [瑞士] 皮埃尔·德·塞纳克伦斯《治理与国际调节机制的危机》，冯炳昆译，《国际社会科学杂志中文版》1990 年第 1 期；俞可平主编《治理与善治》，社会科学文献出版社 2000 年版。

② James N. Rosenau, "Governance in the Twenty-first Century", *Global Governance*, Vol. 1, No. 1, 1995, p. 14.

③ Helen Yanacopulos, "Think Local, Act Global: Transnational Networks and Development", in Jenny Robinson eds., *Development and Displacement*, N. Y.: Oxford University Press, 2002, p. 215.

④ James N. Rosenau and Ernst-Otto Czempiel eds., *Governance without Government: Order and Change in a Turbulent World Politics*, Cambridge: Cambridge University Press, 1992, p. 4.

全球化进程使卫生在全球治理议程中获得了显著的政治地位，引发人们前所未有地关注公共卫生治理。[①] 美国学者罗伯特·彼格利赫里发表在国际权威医学期刊《柳叶刀》上的文章中将"公共卫生治理"定义为"在世界范围内为促进健康和卫生公正而采取的集体行动"，[②] 强调了合作对公共卫生治理的重要性。而世界卫生组织的定义更强调"公共卫生治理"的进程性、目标导向性以及行动和理念的融合，更具有"实践"特性。因此，本书将采用世界卫生组织的定义，将"公共卫生治理"定义为"在全球化背景下，为促进和保护人民健康而采取的被广泛接受的行动和理念，通过建立正式或非正式的机制和规则，作用于国家、国家间和全球等不同层面的实践进程"。[③] 其中，传染病防控是公共卫生治理的重要内容，也是本书聚焦的主要研究领域。然而，基于理论演绎的简约性考虑，下文将不再强调具体的"传染病防控"，而是以抽象的"公共卫生"作为指代，但这并不表示笔者将二者等同或混为一谈。

（二）协作治理

在过去的 20 年里，随着全球治理知识变得越来越专业化和去中心化，制度性基础设施变得更加复杂和相互依赖，全球治理对多利益相关方协作的需求也在增加，"协作治理"（collaborative governance）作为全球治理新方法迅速发展起来，也成为公共卫生的重要治理方式。

美国加州大学伯克利分校教授克里斯·安塞尔（Chris Ansell）和艾莉森·加斯（Alison Gash）于 2008 年对"协作治理"进行了系统定义，认为协作治理是一个或多个公共机构直接让非国家利益相关者参与正式的、以协商一致为导向的、旨在制定或执行公

---

① 沃尔夫冈·海恩（Wolfgang Hein）：《全球卫生外交治理和行为体》，载［美］托马斯·E. 诺沃特尼、［美］伊洛娜·基克布施、［瑞士］迈克拉·托尔德著《21 世纪全球卫生外交》，郭岩译，北京大学医学出版社 2017 年版，第 29—30 页。

② Robert Beaglehole and Ruth Bonita, "Global Public Health: A Scorecard", *The Lancet*, Vol. 372, No. 1, 2008, p. 198.

③ 马琳等：《我国参与全球卫生治理回顾与展望》，《南京医科大学学报》（社会科学版）2014 年第 4 期。

共政策或管理公共项目或资产的集体决策过程。① 其中，协作治理的有效性由机制设计、催化领导力和协作过程决定。② 协作过程是最重要的因素，包括共同的观念、面对面的交流和信任的构建过程。催化领导力强调激励组织成员共享愿景，并强调组织成员共同合作与成员赋权过程，来增进成员集体协作的能力。在领导力权力来源方面，催化领导力不是来自物质实力的强大，而是源自成员的相互关系和协同效应，因此，催化领导力重视非正式的协商与沟通，重视平衡过程与结果、活动与行动，具有"实践"内涵。

随后，美国亚利桑那大学教授克里克·艾默生（Krik Emerson）、蒂娜·纳巴奇（Tina Nabatchi）和斯蒂芬·巴洛格（Stephen Balogh）将"协作治理"定义为在公共政策制定和管理的过程和结构中，为实现公共目标，跨越公共机构，建设性打破政府、公共、私人以及公民领域边界的集体实践。③ 该定义含义更广泛，并不局限于多利益相关方的互动，而是强调机制、网络、领导力和过程在系统中互动的协同效应，关注治理过程的内外联动。同时，艾默生等学者还指出原则衔接（Principled Engagement）、共有动机（Shared Motivation）和联合行动的能力（Capacity for Joint Action）的互动是塑造协作治理机制有效性的重要因素。④ 其中，原则衔接有助于形成信任、共同承诺和内部合法性，从而塑造共有动机；反过来，共有动机一旦形成，也有助于维持和加强原则衔接；进而，原则衔接和共有动机的形成将促进制度安排、领导能力、知识和资源的发展，从而产生和维持联合行动的能力。而马塞尔·博热（Marcel Bogers）等学者指出协作治理机制的形成和有效性取决于各利益相关方在互动中形成的意义建构、认同塑

---

① Chris Ansell and Alison Gash, "Collaborative Governance in Theory and Practice", *Journal of Public Administration Research and Theory*, Vol. 18, No. 4, 2008, p. 544.

② Chris Ansell and Alison Gash, "Collaborative Governance in Theory and Practice", *Journal of Public Administration Research and Theory*, Vol. 18, No. 4, 2008, p. 550.

③ Kirk Emerson et al., "An Integrative Framework for Collaborative Governance", *Journal of Public Administration Research and Theory*, Vol. 22, No. 1, 2011, pp. 1 – 29.

④ Kirk Emerson et al., "An Integrative Framework for Collaborative Governance", *Journal of Public Administscation Research and theory*, Vol. 22, No. 1, 2011, pp. 10 – 17.

造和路径创建。① 然而，无论不同学者对协作治理机制形成和有效性的影响因素界定有何不同，他们都强调了互动进程，都具有"实践"内涵。

总结来看，协作治理的概念包含以下四个方面含义。

第一，协作治理强调集体参与，是多利益相关方在共同平台上的互动，以共同的困境为基础，并以共识为导向的决策制定为特征。② 在这种治理中，多利益相关方以独特的方式集体工作，以解决共同的困境，为提供公共产品制定法律和规则。因此，协作治理绝不仅仅是协商，协作治理意味着机构和利益攸关方之间的双向沟通和影响，也意味着多边主义合作框架和集体进程，并要求程序的灵活性和政策的协商一致。

第二，协作治理强调过程，具有天然的"实践"属性，多利益相关方对过程负有共同的责任。问题的不确定性和利益相关方的相互依赖促进了集体行动，共同的观念和对共同的威胁、利益和责任的认知推动了跨界合作。虽然最终权力可能属于公共机构，但利益相关者必须直接参与决策过程之中。协作治理位于动态系统环境中，该系统现有的关系网络和运行环境影响协作治理的开展。③ 研究表明，协作可以促进预期的行动和成果，有助于适当绩效行动的实施，即实践的进行。④

第三，协作治理机制具有"规范"内涵，因为它有着隐含和明确的原则、规则、规范和决策程序，它们形成了一个给定区域，行为

---

① Marcel Bogers et al., "Designing and Being Designed: Organizing Complex Collaborative Innovation in a Societal Challenge", paper delivered to 76th Annual Meeting of the Academy of Management, *Academy of Management*, Anaheim, Aug. 5 – 9, 2016, p. 7.

② Chris Ansell and Alison Gash, "Collaborative Governance in Theory and Practice", *Journal of Public Administration Research and Theory*, Vol. 18, No. 4, 2008, p. 543.

③ John M. Bryson et al., "The Design and Implementation of Cross-Sector Collaborations: Propositions from the Literature", *Public Administration Review*, Vol. 66, 2006, pp. 44 – 55; Jodi Sandfort and Stephanie Moulton, *Effective Implementation in Practice: Integrating Public Policy and Management*, New Jersey: John Wiley & Sons, 2014; Dickinson, H., Glasby, J., Why Partnership Working doesn't Work: Pitfalls, Problems and Possibilities in English Health and Social Care, *Public Manage Review*, Vol. 12, 2010, pp. 811 – 828.

④ Kirk Emerson, "Collaborative Governance of Public Health In Low- And Middle-Income Countries: Lessons From Research In Public Administration", *Bmj Global Health*, 2018, p. 3.

体的期望在这一区域中发生趋同。①

第四，协作治理机制是随时间变化的复杂的多层系统，它将结构、过程和能动性结合到动态系统中。这些动态系统可以以不同的方式形成，并且可以随着时间的推移沿着不同的轨迹发展。这个系统一旦启动，协作治理就会随着行为要素、人际关系要素和功能要素之间的互动而展开。

（三）规范本土化

1. 规范和国际规范

亚里士多德和柏拉图在公元前 4 世纪就意识到规范的问题，E. H. 卡尔（E. H. Carr）、伊尼斯·克劳德（Inis Claude）、厄恩斯特·哈斯（Ernset Haas）和汉斯·摩根索（Hans Morgenthau）都在其研究中对规范问题有所涉及。② 二战后行为主义革命及学术研究的经济学转向使国际关系研究开始脱离规范问题，直至 20 世纪 90 年代之后，随着国际规范的重要性日益凸显以及建构主义的兴起，规范（norms）逐步成为国际政治领域内中重要的研究内容之一。当前学界对规范的概念定义基本可以分为两类，第一类定义主要从"应然"的视角讨论规范，界定范围相对狭义。③ 而第二类学者主要从"性质"来界定规范的概念，并坚持对规范进行广义的界定方式，赋予了规范更多"身份"

---

① Kirk Emerson et al. , "An Integrative Framework for Collaborative Governance", *Journal of Public Administration Research and theory*, Vol. 22, No. 1, 2011, p. 6.

② ［美］彼得·卡赞斯坦、罗伯特·基欧汉、斯蒂芬·克拉斯纳编：《世界政治理论的探索与争鸣》，秦亚青等译，上海人民出版社 2018 年版，第 297—298 页。

③ 在第一类研究者看来，规范（norms）、规则（rules）和原则（principle）应该有所区分，不可混同。费迪里希·克拉托赫维尔（Fredrich Kratochwil）认为规范是根据权利和义务界定的行为准则，而规则是对行动所有的规定或禁止，约翰·鲁杰（John Ruggie）也曾做与此类似的定义。克拉托赫维尔认为规范的范围大于规则，比如像"合理性"这样的规范就不是规则，而是原则。规则更为具体，有着明确的适用范围和指导性，而原则不甚明确并且较为灵活。而瑞纳特·巴兹（Renate Bartsch）则持相反的观点，他指出一些规定或规章之类的规则就很难称其为规范，并将规范的特点归结为"义务性和可选择性"。詹姆斯·罗西瑙认为，正式规则具有约束作用，而规范则规定各国在决策时有责任考虑共同利益，并未作为一个整体的体系分担义务。相关文献请参见 Fredrich V. Kratochwil, *Rules, Norms and Decisions: On the Conditions of Practical and Legal*, Cambridge: Cambridge University Press, 1991, p. 59; Fredrich V. Kratochwil and John G. Ruggie, "International Organization: A State of The Art in An Art of State", *International Organization*, Vol. 40, No. 4, 1986, pp. 753 –776; Fredrich V. Kratochwil, "The Force of Prescriptions", *International Organization*, Vol. 34, No. 4, 1984, p. 687; Renate Bartsch, *Norms of Language*, USA: Longman UK Limited, 1987, p. 168。

和"互构"的内涵。① 同时，一些学者将体现在法律文件中的行为性规范称为"硬"规范，将默认的不成文程序性规范称为"软"规范。②

为了研究的简约化，本书将采用广义的规范定义，不再区分各类规范，把"规范"定义为在行为体互动实践中建构的具有给定身份的行为体的适当行为的准则。③ 其中，原则、不成文的规范、成文的法律规则和规则机制都属于规范的范围。

就"国际规范"（international norm）的定义而言，没有像"规范"那么多的争论。相对来看，卡赞斯坦更关注其功能性含义，指出是国际规范"在给定行为体身份的情况下，对行为体适当性的共

---

① 第二类研究者则认为规则是规范的一部分。万·莱特（George Henrik Von Wright）认为习惯、命令、技术规范和道德规范等都是规范的一部分，它们分别体现了规范的构成性和限制性，这样的划分已经基本与如今的规范研究相一致。尼古拉斯·奥努夫（Nicholas G. Onuf）在分类上与莱特相似，并进一步提出了规范的社会性特征，认为规则是规范的一种，所有规则都具有规范性。彼得·卡赞斯坦（Peter Katzenstein）不仅赞同规范应该包括规则的分类方法，还对规范进行了较为正式的社会学界定。他认为规范有主体间性质，是"有着特定认同行为者的适当行为共同期望"，并将规范分为规定性规范（regulative norms）和构成性规范（constructive norms）两大类。玛莎·芬尼莫尔（Martha Finnemore）也主张用这种方法对规范进行界定，并在其早期论述中将规范定义为"行为体共同持有的适当行为的共同预期"。但在她后续的研究中，她对此定义进行了修正，不再强调预期，认为规范是"具有给定身份的行为体适当行为的准则"，并被卡赞斯坦接受，编入书册，成为如今被学界普遍接受的规范定义。国内学者魏玲也赞同规范的"适当性"，认为规范是"在行为体的互动实践中建构的共有知识，它规定了特定身份的行为体在特定情景中行为的适当性，可以发挥因果限制作用，也可以发挥建构作用，需要经过倡导、传播和内化三个阶段才能成为共有知识"，并指出规则所代表的身份特征不那么鲜明，且对行为的判断标准可能主要是"正确性"。相关文献请参见 George Henrik Von Wright, *Norm and Action*: *A Logical Enquiry*, New York: Routledge and Kegan Paul, 1963, pp. 4 – 16; Nicholas G. Onuf, *World of Our Making*: *Rules and Rule in Social Theory and International Relations*, Los Angeles: University of South California Press, 1989, p. 66; Martha Finnemore and Kathryn Sikkink, "International Norm Dynamics and Political Change", *International Organization*, Vol. 52, No. 4, 1998, p. 251; [美] 彼得·卡赞斯坦《文化规范与国家安全》, 李小华译, 新华出版社 2002 年版; [美] 玛莎·芬尼莫尔《国际社会中的国家利益》, 袁正清译, 上海人民出版社 2012 年版; [美] 玛莎·芬尼莫尔、凯瑟琳·斯金克《国际规范的动力与政治变革》, 载 [美] 彼得·卡赞斯坦、罗伯特·基欧汉、斯蒂芬·克拉斯纳编《世界政治理论的探索与争鸣》, 秦亚青等译, 上海人民出版社 2018 年版; 高尚涛《国际关系的权力与规范》, 世界知识出版社 2008 年版; 魏玲《规范、网络化与地区主义：第二轨道进程研究》, 上海人民出版社 2010 年版。

② Tobias Ingo. Nischalke, "Insights from ASEAN Foreign Policy Co-operation: The 'ASEAN Way', A Real Spirit or A Phantom ?", *Contemporary Southeast Asia*, Vol. 22, No. 1, 2000, pp. 89 – 112.

③ [美] 玛莎·芬尼莫尔、凯瑟琳·斯金克:《国际规范的动力与政治变革》, 载 [美] 彼得·卡赞斯坦、罗伯特·基欧汉、斯蒂芬·克拉斯纳编《世界政治理论的探索与争鸣》, 秦亚青等译, 上海人民出版社 2018 年版, 第 299 页。

同预期"，并且，制度化的规范可以限制或促进行为者的政治选择。①
而玛莎·芬尼莫尔（Martha Finnemore）和凯瑟琳·斯金克（Kathryn
Sikkink）则认为国际规范是"行为体共同持有的适当行为的共同预
期"，它们制约行为、建构身份、塑造利益。② 虽然不同学者关注和
聚焦的视角不同，但总体来看，学界对国际规范的定义已经基本达成
共识，即"国际规范"是行为体共同拥有的对适当行为的共同标准，
约束和塑造着国际社会成员的行为和互动。③

　　因此，本书将《国际卫生条例》及其内容视作广义的规范，一
方面是沿袭了阿米塔·阿查亚等学者对规范的界定，另一方面是遵从
于国际关系学界有关《国际卫生条例》传播的学术研究。诸多长期
从事公共卫生治理研究的国际关系学者④都将《国际卫生条例》视为
广义上的规范，并将其传播视为规范扩散。

　　2. 国际规范扩散

　　国际规范"扩散"（diffusion）作为规范研究的核心内容之一，指
"国际体系中外在于国家的规范对国家国内政策、规范和制度产生影
响的过程"。⑤ 芬尼莫尔和斯金克指出，规范的作用可以用规范的生命
周期表示，包括规范产生、规范普及/扩散和规范内化三个阶段，在不
同阶段，主导行为体不同，主导机制和动力也不同。⑥ 规范产生阶段
的主要机制是规范倡导者试图劝服关键国家（规范主导国家）接受新

---

①　Peter Katzenstein ed. , *The Culture of National Security*, New York：Columbia University
Press, 1996, p. 4.

②　［美］玛莎·芬尼莫尔、凯瑟琳·斯金克：《国际规范的动力与政治变革》，载
［美］彼得·卡赞斯坦、罗伯特·基欧江、斯蒂芬·克拉斯约编《世界政治理论探索与争
鸣》，秦亚青等译，上海人民出版社 2018 年版，第 299—301 页。

③　陈拯：《建构主义国际规范演进研究述评》，《国际政治研究》2015 年第 1 期，第
136 页。

④　这些学者包括美国明尼苏达大学教授 Jeremy Youde、英国伦敦政治经济学院教授
Clare Wenham、澳大利亚格里菲斯大学教授 Sara E. Davies、澳大利亚悉尼大学助理教授 Ad-
am Kamradt-Scott、英国斯旺西大学教授 Alan Collins、新加坡国立大学教授 Tikki Pang 和 Ma-
rie Nodzenski 等。

⑤　Jeffrey T. Checkel, "Norms, Institutions and National Identity in Contemporary Europe",
International Studies Quarterly, Vol. 43, No. 1, 1999, pp. 84 – 114.

⑥　Martha Finnemore and Kathryn Sikkink, "International Norm Dynamics and Political
Change", *International Organization*, Vol. 52, No. 4, 1998, p. 895.

的规范，而规范扩散/普及阶段中，成员接受规范主要出于国际压力、合法性和自尊三个动机；一旦到规范得以广泛普及的时候，规范内化就开始了，使规范最终成为适当行为的主导标准。① 如果一群关键行为体之间就新兴规范达成了一致的协议，就会创造一个倾斜点（tipping point），之后规范就会迅速传播。② 新成员接受规范的动机源自合法性、遵从性和自尊感，这三个要素对于一个国家在体系内相对于他国的身份至关重要。③ 作为规范生命周期中的一个重要环节，规范的"扩散"成为被讨论最多且比较有代表性的规范研究议程。④

3. 规范本土化

本土化这个词源于英文 localization 的翻译，在东南亚历史学研究中是一个重要概念。早期的史学家在研究东南亚的发展史时，往往一味强调外来文化（印度文化、中国文化和穆斯林文化）对东南亚的影响。然而，后来的历史学家在研究东南亚史中发现，东南亚具有选择性借鉴吸收外来文化的传统，即通过本土化改造将外来文化和规范为"我"所用，来探索符合本土形式和特点的发展道路。⑤

"规范本土化"（norm localization）作为规范在扩散进程中一个特殊的形态，始于对外来规范的重新解释和再表示，是一个更加复杂的重构进程。⑥ 苏珊·史宝格（Susanne Zwingel）指出规范扩散并不仅是一个自上而下的过程，同时也是自下而上的过程，规范传播时，会受到各个层次中行动者的能动性影响，接受者会使规则发生变化，让

① ［美］玛莎·芬尼莫尔、凯瑟琳·斯金克：《国际规范的动力与政治变革》，载［美］彼得·卡赞斯坦、罗伯特·基欧江、斯蒂芬·克拉斯约编《世界政治理论探索与争鸣》，秦亚青等译，上海人民出版社 2018 年版，第 304 页。

② ［美］玛莎·芬尼莫尔、凯瑟琳·斯金克：《国际规范的动力与政治变革》，载［美］彼得·卡赞斯坦、罗伯特·基欧江、斯蒂芬·克拉斯约编《世界政治理论探索与争鸣》，秦亚青等译，上海人民出版社 2018 年版，第 301 页。

③ 秦亚青：《全球治理：多元世界的秩序重建》，世界知识出版社 2019 年版，第 193 页。

④ 吴文成：《选择性治理：国际组织与规范倡导》，上海人民出版社 2017 年版，第 27 页。

⑤ ［新西兰］尼古拉斯·塔林主编：《剑桥东南亚史》，王士录、贺圣达等译，云南人民出版社 2003 年版。

⑥ ［加］阿米塔·阿查亚：《重新思考世界政治中的权力、制度与观念》，上海人民出版社 2019 年版，第 199 页。

时期更符合本地具体的情境要求，① 刘兴华也指出各国各地区会根据自身情况对规范进行改造，一旦该国逐渐内化规范，那么它未来推广的将是带有一定本地特征的规范。② 齐尚才指出规范的扩散与演化常常是交织在一起的，倡导者和接受者也并不总是截然分立的，本地行为体能动性构成了规范在扩散进程中演化的解释基础。③ 而阿米塔·阿查亚（Amitav Acharya）作为规范本土化研究的代表学者，通过研究跨国规范如何塑造东南亚区域制度以及东盟在跨国规范扩散中的角色，④ 探究了"何为本土化、本土化何以发生以及本土化引起何种变化"这三个问题，并指出"本土化"是本地行动者通过阐释（discourse）、框定（framing）、嫁接（grafting）和文化选择（cultural selection），对外来规范进行积极建构的动态过程，从而使国际规范与本地信仰和实践形成显著的一致。⑤ 其中，与国际层面的规范倡导者旗鼓相当甚至具有更高话语影响力的地区内部支持者对本土化起到非常重要的影响，赋予了本土规范接受者更多的能动性。

因此，"规范本土化"视角要求对规范扩散的理解视角从"国际倡导者"转向"内部支持者"，强调本土的规范接收者对外来的观念的适应和情境化。阿查亚认为正是对新规范的需求导致了本土化，在本土化过程中，原有的地区规范中一些重要特征被保留了下来，而非被不加选择地取代。尽管本土倡导者和外来倡导者都倡议扩散国际规范，但是相比于那些取代本土敏感性（local sensitivity）的扩散战略，与本土敏感性相适应的扩散战略可能更成功，而外来的国际规范所接受修正和嫁接的相对范围也在很大程度上影响着规范接收者倡导本土化的兴趣，因此

---

① Susanne Zwingel, "How Do Norm Travel? Theorizing International Women's Rights in Transnational Perspective", *International Studies Quarterly*, Vol. 56, Issue 1, 2012, pp. 15 – 129.

② 刘兴华：《国际规范与国内制度改革》，南开大学出版社2012年版，第37页。

③ 齐尚才：《扩散进程中的规范演化：1945年以后的航行自由规范》，《国际政治研究》2018年第1期。

④ ［加］阿米塔·阿查亚：《重新思考世界政治中的权力、制度与观念》，上海人民出版社2019年版，第195页。

⑤ Amitav Acharya, "How Ideas Spread: Whose Norms Matter? Norm Localization and Institutional Change in Asian Regionalism", *International Organization*, Vol. 58, No. 2, 2004, p. 245.

这二者对于本土化的成功至关重要。① 也就是说，本土化并没有消除规范接收者的原有认识，反而促使本土规范与外来规范彼此改变。

在阿查亚的研究中，"本土化"形成的轨迹经历了框定、修剪和整合几个阶段，并建立在地区行为体认为外部规范有助于增强现行制度的合法性和有效性的基础上。首先，地区行为体以当地受众建立价值观的方式框定外部规范；其次，地区行为体会对外部规范进行修剪和再定义，以使其适应当地现行的规范和实践；最后，新的规范和实践将会从整合后的规范框架中形成。② 然而，阿查亚仅指出内部支持者对本土化的重要作用，却没有进一步阐述内部支持者如何影响本土化进程，进而影响制度变迁进程的过程。

因此，本书将采用实践视角，将规范本土化视为一个与其他实践持续交互的实践进程，和一个外部性内化与内部性外化的内外融通过程。鉴于集体治理规范与应对卫生安全威胁的国家核心能力建设规范是《国际卫生条例（2005）》中有关全球传染病防控的核心规范，本书所探讨的规范本土化具体是指"东盟及其内部国家对集体卫生治理规范与应对卫生安全威胁的国家核心能力建设规范的积极建构进程，从而使其与东盟本地信仰和实践形成一致"。

二　主导性实践：规范本土化影响地区卫生合作的方式

实践连通物质和意义、结构和过程，使跨越范式对话成为可能。同时，东盟的地区卫生治理具有天然实践属性并由实践驱动，其治理实际发展程度往往高于其制度发展水平。因此，采用实践视角对相关问题进行过程性探讨，能更好地"还事物逻辑于事物本身"，从而得以探寻东盟推动地区卫生合作的原因以及地区卫生治理能力提升的内在动力。

针对实践如何导致变化这一关键问题，国际关系实践理论指出实践的变化只能来自实践活动的实施，实践既是解释因素，也是被解释

---

① ［加］阿米塔·阿查亚：《重新思考世界政治中的权力、制度与观念》，上海人民出版社 2019 年版，第 201—204 页。

② ［加］阿米塔·阿查亚：《重新思考世界政治中的权力、制度与观念》，上海人民出版社 2019 年版，第 201—204 页。

因素。① 本书将实践视为解释因素，旨在探讨实践如何实施（即能动性和竞争性问题）以及各种实践活动如何互动（即实践的互动关系问题）两个变化过程，即东盟的地区卫生合作实践怎样实施，以及规范本土化的实践和地区卫生协作治理制度化的实践如何在其中互动。建构主义规范理论只探讨了规范塑造行为，认为基于特定规范的劝服、学习和社会化过程产生了新的知识、身份和行为，却不能解释为什么有的国际规范不能对某一地区产生作用，以及不同类型的规范产生的影响和作用不同。例如在传统的规范研究中，托马斯·里斯（Thomas Risse）曾指出规范和知识建构了行为和行为体的身份，② 迈克尔·巴尼特（Michael Barnett）和玛莎·芬尼莫尔也指出专业知识可以影响国家对事物的理解认知，从而影响国家的身份和利益。③ 但是以上研究都忽视了异质性的问题，没有更进一步探讨在国家同质化程度低、规范有相互冲突、共识难以达成的情况下，如何产生共同的身份和利益。因此，保罗·迪马乔（Paul DiMaggio）提出应重点研究不同的情境如何影响规范、知识对行为体身份和利益的建构，以及为什么会这样。④ 类似的，雷布斯（Ronald Krebs）和杰克逊（Patrick Thaddeus Jackson）也对建构主义的规范和观念理论提出了批判，认为社会行为体是否内化特定规范性原则在因果关系中不具备相关性，并建立了一个修辞强制（rhetorical coercion）模型，⑤ 为规范和行为的因果关系之间加入传导机制。森丁（Ole Jacob Sending）和诺依曼（Iver B. Neumann）也指出，规范和知识通过深嵌于实践之中，使实践得以界定行动并提供行动指导。⑥ 也就是说，实践

---

① ［加］伊曼纽尔·阿德勒、文森特·波略特主编：《国际实践》，秦亚青等译，上海人民出版社 2015 年版，第 18—19 页。

② Thomas Risse, " 'Let's Argue!': Communicative Action in World Politics", *International Organization*, Vol. 54, No. 1, 2000, pp. 1 – 39.

③ ［美］玛莎·芬尼莫尔著：《国际社会中的国家利益》，袁正清译，上海人民出版社 2012 年版。

④ Paul DiMaggio, "Culture and Cognition", *Annual Review of Sociology*, Vol. 23, No. 1, 1997, pp. 263 – 287.

⑤ Ronald Krebs and Patrick Thaddeus Jackson, "Twisting Tongues and Twisting Arms: The Power of Political Rhetoric", *European Journal of International Relations*, Vol. 13, No. 1, 2007, pp. 35 – 66.

⑥ ［加］伊曼纽尔·阿德勒、文森特·波略特主编：《国际实践》，秦亚青等译，上海人民出版社 2015 年版，第 263 页。

理论认为不是规范塑造了行为，而是规范在具体情境中的实践塑造了行为，它在规范与行为的互构机制之间加入了关键的传导要素。以实践的视角来研究规范本土化实践与东盟地区卫生协作治理的互构，可以详细说明"情境"是如何起作用的。

因此，本书借鉴了主导性实践（anchoring practice）理论，在充分关注东盟区域合作与卫生治理独特性的基础上，指出规范本土化与区域治理机制的协同演进是东盟得以推进地区卫生合作治理的原因。其中，规范本土化的实践通过生产和使用地区卫生协作治理的本土知识，界定了互动所需要的基础架构和参照规则，从而主导了地区卫生协作治理制度化的实践。主导性实践理论最初由美国加州伯克利大学教授安·斯威德勒在探讨行动中的文化与规范时提出，[1] 随后在挪威国际事务研究所全球治理中心主任奥利·雅各布·森丁和教授艾弗·诺依曼对世界银行的研究中得到进一步发展。该理论认为主导性实践通过搭建其他实践得以实施的结构来发挥主导作用，这一方面是因为主导性实践通过建构其他实践的规则习惯使其行为方式和标准产生了路径依赖；[2] 另一方面因为行为体要相互协作，就不得不回到共同的结构上来。[3] 该理论基于一个假定，即世界是由诸多"实践集群"（practice constellation）构成的，实践集群中各种实践的相互关联和互动就会引发变化。也就是说，一个既定的实践共同体可以是任何数量的集群的一部分，世界聚合了诸多的共同体及其实践活动，它们之间会发生互动、交会和进化，从而形成了并存（parallel existence）、共生（symbiosis）、混成（hybridization）和从属（subordination）四种

---

[1]　相关研究请参见 Ann Swidler, "What Anchors Cultural Practices", in Theodore R. Schatzki eds., *The Practice Turn in Contemporary Theory*, N. Y. : Routledge, 2001, pp. 83 – 101; Ann Swidler, *Talk of Love: How Culture Matters*, Chicago: Chicago University Press, 2001; Ann Swidler, "Culture in Action: Symbols and Strategies", *American Sociological Review*, Vol. 51, No. 2, 1986, pp. 273 – 286。

[2]　［美］安·斯维德勒：《什么支配着文化实践》，载［美］西奥多·夏兹金等主编《当代理论的实践转向》，柯文等译，苏州大学出版社 2010 年版，第 94 页。

[3]　［加］伊曼纽尔·阿德勒、文森特·波略特主编：《国际实践》，秦亚青等译，上海人民出版社 2015 年版，第 260 页。

主要关系。① 其中，主导性实践属于从属关系的类别，主导（anchor）了其他实践活动，使其他实践成为可能，而其他实践活动只是一种深层实践秩序的表现，但同时，从属实践的持续实施也会反过来影响到主导性实践的实施。② 此外，这种关系并不是一成不变的。在不同的情境中，主导性实践可以转化为从属实践，反之亦然。

规范本土化的实践是外部性内化和内部性外化的辩证过程。在讨论和制定本土规范的过程中，国际规范这一外部因素被摄入本土行为体特有的惯习和偏好。同时，本土行为体的偏好和惯习被投射到国际规范中，从而产生了本土化的规范，进而产生了对利益的认知、对身份的判断以及对行动方式的决定。观念认知和集体身份在各国地区合作内扮演至关重要的角色，它们通过对目标和结果的共同理解来塑造期望并促进合作。③ 同时，规范本土化实践在占支配地位的原有规范图式基础上，对外来国际规范图式进行编码，将其塑造为一种容易被本土行为体解读和执行的行动模式，④ 并促使行为体依照该模式来做出行动，以实现对行为的改变。本土化倡导以我为主，以内促外，更容易在内群体中产生共鸣和内化，产生共有认知和集体身份，进而建立对目标和结果的共同理解和共同期望，从而实现规范在情境中对行为的建构。在东盟的地区卫生合作进程中，规范本土化作为一种主导性实践，为地区卫生协作治理制度化实践的开展确立了主导图式的规则，并引领地区卫生协作治理制度化实践沿着主导图式规则实现定向变革，⑤ 从而实现其主导作用。

三　利益认知与集体身份：主导性实践施加影响的途径

那么，规范本土化作为主导性实践，又如何对其他实践施加影响

① ［美］埃蒂纳·温格：《实践共同体：学习、意义和身份》，李茂荣等译，江西人民出版社 2018 年版，第 119—121 页。

② ［加］伊曼纽尔·阿德勒、文森特·波略特主编：《国际实践》，秦亚青译，上海人民出版社 2015 年版，第 21 页。

③ Amitav Acharya, "Comparative Regionalism: A Field Whose Time Has Come?", *The International Spectator*, Vol. 47, No. 1, 2012, pp. 3 – 15.

④ ［美］安·斯维德勒：《什么支配着文化实践》，载 ［美］西奥多·夏兹金等主编《当代理论的实践转向》，柯文等译，苏州大学出版社 2010 年版，第 95 页。

⑤ Tine Hanrieder, "The Path-dependent Design of International Organizations: Federalism in the World Health Organization", *European Journal of International Relations*, Vol. 21, No. 1, 2015, pp. 215 – 239.

呢？事实上，规范本土化并不必然导致自省式的主体间共识实现行为改变。但只要行为体参与其他实践时，能够依照规范本土化实践设定的构成性规则来采取行动，规范本土化实践就能够通过产生共同利益认知和集体身份来建构行为体在其他实践中的行为，从而实现其主导作用。因此，共同利益认知与地区集体身份建构是规范本土化实践得以对地区卫生协作治理制度化实践施加影响的途径。

（一）规范本土化实践塑造了地区共同卫生安全的利益观

东盟的地区卫生协作治理制度化以国家间的合作为前提，而国家间合作以共同利益为基础。因此，对共同卫生安全利益的认知是东盟卫生协作治理得以推进的前提。共同利益①作为国际合作的必要不充分条件，超越于绝对收益和相对收益概念，具有社会建构性，② 为实践发挥作用提供了空间。同时，共同利益也具有观念性和认知性，国家意识到他们具有共同利益是确保制度运行和国际社会形成的基本前提。③ 虽然自我观念具有"自生"特征，但是共有观念却可以在实践进程中通过互动来建构。"共同利益的观念性"与"共有观念的可建构性"为本书探讨规范本土化与共同利益观之间的互动提供了对话可能。因此，本书强调共同利益的观念性特质，认为共同利益观是国家对其与他国利益存在共性或趋同部分的认知。其中，共同威胁认知和共同收益认知是共同利益观的一体两面，具有相对性和可塑性。二者形成的动态平衡关系一起作用于国际合作的整个过程，是形成国际合作的基础。在共同威胁既定的情况下，共同利益观的塑造就是要让行为体产生更多的共同收益认知。但是，共同利益在行为体的实践互动中所涉及的主体越多，共同利益认知中所涉及的标准就越容易降低。不过正是通过这种标准的降低和"不完全"共识的达成，共同利益的边界得以扩展至更广泛的行为群体。

规范本土化实践正是以牺牲部分标准和目标为代价，来换取各行

---

① 学界对共同利益的界定因学科和研究对象不同而存在多元性，本书为了行文的简洁，将不再囿于此概念的讨论。就国际关系学科而言，共同利益主要以国家和跨国行为体为讨论对象。

② 刘笑阳：《国家间共同利益：概念与机理》，《世界经济与政治》2017 年第 6 期。

③ ［英］赫德利·布尔著：《无政府社会：世界政治中的秩序研究》，张小明译，上海人民出版社 2015 年版，第 15 页。

为体对共同利益的共识，为地区协作治理奠定基础。在讨论和制定本土规范的过程中，国际规范这一外部因素被纳入东盟特有的惯习和偏好之中，同时，东盟特性这一内部因素被投射到国际规范中，产生了基于"最低限度"国家卫生治理能力建设标准的本土规范，从而使各国对共同利益的共识得以在本土与国际的内外互动实践中形成。

简言之，规范本土化实践通过强调东盟各国面临的共同卫生安全威胁，框定各国对集体协作进行卫生治理的共同收益，塑造了各国对地区共同卫生安全利益的认知。

（二）共同卫生安全的利益观建构了协作治理的集体身份

然而，单凭对共同利益的认知仍无法有效解决东盟地区内部面临的同质化程度低和卫生治理能力不平衡的问题，实现地区卫生协作治理集体行动仍然面临阻碍。因此，东盟各国需要在落实本土规范的过程中，基于共同卫生安全利益观，建构出协作治理的集体身份，通过强化东盟各国合作与协调的意愿，来解决阻碍地区卫生协作治理的异质性和不平衡性问题。

身份是"有意图行为体的属性，可以产生动机和行为特征，并具有社会建构性"。[1] 所以，施动者的身份由观念所建构，而身份同时体现了自我持有的观念和他者持有的观念。因此，身份是由内在观念和外在结构共同建构而成的。由于所处的社会环境不同，身份的呈现方式也不一样。身份可以是多样的，温特把其分为四种，即个人或团体身份、类属身份、角色身份和集体身份，[2] 并在此基础上提出了身份形成与进化理论。其中，集体身份是国际关系行为体最重要的身份之一，[3] 是指认同主导规范和因之确定的相互身份。[4] 它是一个认知过程，在这一过程中自我—他者的界限变得模

---

① ［美］亚历山大·温特：《国际政治的社会理论》，秦亚青译，上海人民出版社2000年版，第220—224页。

② ［美］彼得·卡赞斯坦主编：《国家安全的文化：世界政治中的规范与认同》，宋伟、刘铁娃译，北京大学出版社2009年版，第220页。

③ Alexander Wendt, "Collective Identity Formation and the International State", *The American Political Science Review*, Vol. 88, No. 2, 1994, p. 385.

④ 秦亚青：《关系与过程：中国国际关系理论的文化建构》，上海人民出版社2012年版，第110页。

糊起来，并在交界处产生超越。① 集体身份是在实践进程中建构的，需要建立在自身的背景知识和实践情境之上，通过与"他者"的互动来实现。集体身份为行为提供了明确的目标和方向，反过来，集体身份也需要通过行动和制度化来强化和巩固。同时，集体身份强调自我边界的扩展以及自我和他者类别差异性的模糊。因此，温特借鉴社会学家米德的符号互动论，指出集体身份是在社会互动中习得的。互动中，起点是"一个没有共有观念的世界"，② 而行为体带着各自物质性的自我需求和理念性的预设观念参与互动。于是，在"初次相遇"的互动进程中，行为体根据"他者"的行为修正了原有观念，并根据情境选择行为方式。与此同时，"他者"根据行为体的角色解读出其角色设定，并做出相应回应。于是，互动双方把原先各自占有的认知分配状态变为一种共有的认知分配状态，③ 行为体新的身份形成。

根据符号互动理论"反射评价"习得身份的逻辑，如果行为体通过"反射评价"作用将彼此的角色身份确定为朋友，集体身份就形成了。温特指出创建信任是集体身份形成的根本原因。④ 然而，他并未对如何创建信任进行有效解释，仅虚无缥缈地提出了信任是"相信他者自我约束"，这更像是对信任存在现象进行描述而非对信任建立机制进行有效解释，因而导致了其理论中集体身份形成和进化过程中关键环节的缺失。

因此，本书在借鉴温特身份理论的基础上，通过结合阿查亚规范本土化的论述，将行为体参与规范本土化的实践进程纳入集体身份形成和进化的过程中，对集体身份的形成机制进行了修正。本书认为，东盟各国通过参与讨论、制定和实施本土卫生治理规范的共同经历，

---

① ［美］亚历山大·温特：《国际政治的社会理论》，秦亚青译，上海人民出版社2000年版，第224页。

② ［美］亚历山大·温特：《国际政治的社会理论》，秦亚青译，上海人民出版社2000年版，第320页。

③ 季玲：《重新思考体系建构主义身份理论的概念和逻辑》，《世界经济与政治》2012年第6期。

④ ［美］亚历山大·温特：《国际政治的社会理论》，秦亚青译，上海人民出版社2000年版，第332页。

建构起彼此信任和相互依存的协作关系，从而建构了地区卫生协作治理的集体身份。对于东盟来说，与国际卫生治理规范"初次相遇"的方式决定了以后互动的逻辑，而本土化就是东盟与国际卫生治理规范"初次相遇"的方式。本土化通过为其他地区卫生治理实践搭建得以实施的结构，并使其产生路径依赖，从而主导了这些地区卫生治理实践。具体来说，东盟各国参与国际卫生治理规范本土化实践的共同经历，在互动中强化了对共同卫生安全威胁的共有认知，以及对各国卫生安全相互依存情况下协作治理带来共同利益的认知，在互动实践过程中通过保证舒适度和维护各国的自主权创建了成员国之间的信任，并强化了相互依存的协作关系，从而建构了地区卫生协作治理集体身份。

简言之，规范本土化通过赋予东盟各国共同的实践经历，塑造了彼此信任和相互依存的协作关系，进而建构了地区卫生协作治理的集体身份。

（三）协作治理的集体身份改变了地区卫生治理的行为偏好

地区共同规范最终必须通过产生集体身份来形成"我们性"（weness），[1] 即产生协作治理的强烈意愿，才能促进行为体改变其行为偏好。当集体身份认同度高时，个体协作治理的意愿提升，个体行为偏好越具有协作性，集体卫生协作治理越容易实现。反之，当集体身份认同度低时，个体协作治理的意愿降低，集体卫生协作治理越不容易实现。本书赞同国际关系实践理论的观点，认为不是规范塑造了行为，而是规范在具体情境中的实践塑造了行为，而这个具体情境就是规范本土化的实践。社会学心理身份理论认为，当行为体遭遇一个社会境域的时候，基于过去经验的行为体身份就会被不同程度地激活，[2] 从而对行为偏好产生不同程度的影响。情感附着程度强的社会关系越充分地依赖某一特定身份，该身份被激活的程度越大，对行为

---

[1]   Barry Buzan, "From International System to International Society: Structural Realism and Regime Theory Meet the English School", *International Organization*, Vol. 47, No. 3, 1993, pp. 327 – 352.

[2]   秦亚青：《行动的逻辑：西方国际关系理论"知识转向"的意义》，《中国社会科学》2013 年第 12 期。

体行为的影响越大；同样，这些社会关系所包含的重要他者数量越多，该身份被激活的程度越显著，对行为的影响也就越大。[1] 因此，本书认为情感承诺和理性权衡是影响集体身份与行为偏好的重要因素。

在东盟国家参与共同实践的进程中，协作治理的集体身份通过持续良性互动被激活。这一方面体现在东盟召开高级别会议反复强调协作治理的政治情感承诺；另一方面，东盟通过参与协作治理实践，与地区内外卫生治理利益相关方建立了密集的协作治理网络，并在持续的网络互动中切身感知到了协作治理带来的好处，于是进一步强化了协作治理的意愿，协作治理集体身份被更大程度地激活，从而改变着东盟国家卫生治理的行为偏好。也就是说，在本土化实践进程中集体身份认同最大限度的激活是减少地区卫生协作治理干扰性因素，实现收益与责任平衡，解决收益分配问题的关键变量。[2]

简言之，规范本土化实践进程通过提供情感承诺和建构利益网络，促进了协作治理集体身份的激活，从而增强了东盟国家协作治理的意愿，改变了其卫生治理的行为偏好。

综上所述，规范本土化作为一种主导性实践，通过产生共同利益认知和集体身份，主导了地区卫生合作的实践进程。具体来说，第一，规范本土化实践通过强调东盟各国面临的共同卫生安全威胁，框定各国对集体协作进行卫生治理的共同收益，塑造了各国对地区共同卫生安全利益的认知。第二，规范本土化通过赋予东盟各国共同的实践经历，塑造了彼此信任和相互依存的协作关系，进而建构了地区卫生协作治理的集体身份。第三，规范本土化实践提升了协作治理集体身份被激活的程度，增强了东盟国家协作治理的意愿，改变了其卫生治理行为偏好，从而促进了地区卫生协作治理机制发展，进而推进了地区卫生合作。

---

[1]　Sheldon Stryker and Richard T. Serpe, "Commitment, Identity Salience, and Role Behavior", in W. Ickes and E. S. Knowles eds., *Personality, Roles, and Social Behavior*, N. Y.: Springer, 1982, pp. 199 – 218. 转引自季玲《重新思考体系建构主义身份理论的概念和逻辑》，《世界经济与政治》2012 年第 6 期，第 82 页。

[2]　肖晞、宋国新：《共同利益、身份认同与国际合作：一个理论分析框架》，《社会科学研究》2020 年第 4 期。

第三节　分析框架

　　本书通过学习借鉴规范本土化理论、身份理论和主导性实践理论，在结合东盟的地区特征的基础上，指出规范本土化是促进地区卫生协作治理制度化的关键因素，二者的互动推进了地区卫生合作的发展。具体来说，规范本土化的实践通过塑造共同利益认知和集体身份，主导了地区卫生协作治理机制化实践。协作治理机制的持续发展成为本土规范演化的重要参照，使本土化的实践进程得以保持对地区卫生合作的引领作用。

一　前提条件

　　第一，实践的场域多元化和社会性。

　　本书的分析首先从一个前提条件出发，即实践场域的多元化。全球化加剧了行为体相互依赖与融合的程度，也增强了全球文化与实践的多元、多维性。[1] 一种实践场域中产生的理论往往不能很好地解释另外一种实践场域中的行为。[2] 在国际关系研究中，若将多元的国家和地区化约为同质性的单位，人类社会就成了物质一样的存在，社会科学也就失去了价值功能，国家和地区作为施动者的能动性就成了一种机械运动。[3] 因此，随着全球化的深入和非西方新兴国家的崛起，西方中心主义和单一叙事受到越来

---

　　① 多元是指各文明单位和行为体有不同的历史和实践，多维是指在一个国家内部也存在不同的文明传统和文化进程。对于多元多维文明的探讨请参见［美］彼得·卡赞斯坦《多元多维文明构成的世界：多元行为体、多元传统与多元实践》，载［美］彼得·卡赞斯坦主编《世界政治中的文明：多元多维的视角》，秦亚青等译，上海人民出版社2012年版，第1—48页。

　　② 秦亚青：《行动的逻辑：西方国际关系理论"知识转向"的意义》，《中国社会科学》2013年第12期，第197页。

　　③ 张云：《国际关系的区域国别研究：实践转向与科学进路》，《中国社会科学评价》2020年第4期。

越多质疑。① 尤其对于非西方中小国家而言，物质性权力的显著不对称难以克服，只能通过非物质性权力缓解甚至扭转不对称关系。② 因此，构建多元实践场域情境下的多元文化和实践叙事，用本土的方式实现普适的目标，是东盟地区中小国家行为的典型特点，也是东盟的实践逻辑。因此，本书的分析关注在特定实践场域中，即在东盟这个地区，卫生规范本土化进程如何推动地区公共卫生协作治理制度化，以及这二者的互动又是如何推进地区卫生合作。本书试图打开实践进程的"黑箱"，将地区卫生合作的进程"重新放回"其特定场域和背景知识中。

同时还需要厘清的是，本书所探讨的"实践"，是具有社会性的实践，而不是体系条件下被化约了的实践。行为体行动的动因不是单一理性，而是行为体观念、背景知识和社会实践等因素的集合。同时，国家行为在体系条件下和在社会条件下是不同的。③ 在国际社会层面，国家间的行为更注重规则实践，而在国际体系层面，国家间的行为则更侧重物质实力关系所产生的体系或结构压力。④ 在实践的社会性背景下，国际规范、国际制度和国际实践形成了紧密关系。国际实践蕴含着一系列基本原则与价值规则等制度要素，同时，国际实践还深嵌于国际制度。因此，国际实践是国际制度的重要发展动力，而国际规范和制度构成了国际实践的物质载体和理念基础。⑤ 东盟的地区卫生

① 以阿米塔·阿查亚和巴里·布赞为代表的学者主张重视非西方实践、经验和观念，加强西方和非西方对话，摒除西方中心主义国际关系叙事，发展真正具有全球意义的国际关系理论。详细讨论请参见 Amitav Acharya, Barry Buzan, "Why is There No Non-Western International Relations Theory? An Introduction", *International Relations of the Asia-Pacific*, Vol. 7, No. 3, 2007, pp. 287 – 312; Amitav Acharya, Barry Buzan, "Why is There No Non-Western International Relations Theory? Ten Years On", *International Relations of the Asia-Pacific*, Vol. 17, No. 3, 2017, pp. 341 – 370。

② 魏玲：《东南亚研究的文化路径：地方知识、多元普遍性与世界秩序》，《东南亚研究》2019 年第 6 期。

③ 具体讨论请参见 Hedley Bull eds., *The Expansion of International Society*, Oxford: Clarendon Press, 1984。

④ ［加］伊曼纽尔·阿德勒、文森特·波略特主编：《国际实践》，秦亚青等译，上海人民出版社 2015 年版，第 195 页。

⑤ 王明国：《制度实践与中国的东亚区域治理》，《当代亚太》2017 年第 4 期，第 91 页。

治理发展既包含制度面向，也包括规范面向，二者不能被割裂开来分析。而实践本身既囊括了制度又囊括了规范，是观念性和物质性的统一。因此，实践为理解和分析规范和制度之间的转化关系提供了一个独特的视角，① 实践视角为规范本土化如何导致地区卫生治理机构与进程的变化，从而促进地区卫生协作治理机制形成提供了独特路径。

第二，规范与实践的互联性。

上述假设里包含了本书的另一个假设，即规范具有实践属性，实践也具有规范向度，因此，从实践进程的视角分析规范本土化与地区卫生协作治理机制的互动才具有可行性。

一方面，规范具有实践属性。规范只有通过实践进程才能被学习，规范遵循只有通过实践进程才能产生意义，② 实践理论有助于从"内部"视角来描述规范如何在世界政治中发挥作用。③ 实践为行为体提供了应该遵守的规范，因而构成实践的行动是通过他们所遵守的规范而联系在一起的。④ 由于国际实践往往将原则、规范、惯例、条约和法律等置于行为体行动的更大范围之下，国际制度与国际实践、社会规范与社会实践实际上共同塑造了世界政治的复杂局面。因此，国际实践往往是国际规范得以推动制度变迁的重要动力来源。

另一方面，实践具有规范的向度，并与人的施动性息息相关。⑤ 规范和规范的实施是实践的重要组成部分，而实践施动者又以规范承诺和相互承认的身份为基础。⑥ 在集体层面，实践由实践共同体构建并实施，是由于共有知识在这个共同体成员中的传播所导致的。由于知识

---

① Sebastian Schindler and Tobias Wille, "How can We Criticize International Practices?", *International Studies Quarterly*, Vol. 63, No. 4, 2019, p. 1015.

② Silviya Lechner And Mervyn Frost, "Practice Theory and International Relations: A Reply to Our Critics", *Global Constitutionalism*, Vol. 9, No. 1, 2020, p. 221.

③ Silviya Lechner And Mervyn Frost, *Practice Theory and International Relations*, Cambridge: Cambridge University Press, 2018, p. 211.

④ ［美］西奥多·夏兹金等主编：《当代理论的实践转向》，柯文等译，苏州大学出版社 2010 年版，第 58—59 页。

⑤ ［加］伊曼纽尔·阿德勒、文森特·波略特主编：《国际实践》，秦亚青等译，上海人民出版社 2015 年版，第 16 页。

⑥ Silviya Lechner and Mervyn Frost, *Practice Theory and International Relations*, Cambridge: Cambridge University Press, 2018, pp. 95 – 123.

的传播，共同体成员才能采取协调一致的行动。在个体层面，实践框定了行为体身份，行为体根据实践框定的身份定位来决定如何才能充分地以社会认可的方式采取行动。[①] 也就是说，实践将结构性主体间背景知识转化为施动者有意识的行动，结构以社会所理解的规范形式出现在实践之中，实践共同体构成了采取行动的经验基础和规范基础。

对于中小国家组成的东盟地区来说，它们不会试图颠覆现有的国际规范秩序和体系，而是会通过本土化的方式，积极学习和内化国际规范的核心要素，并逐步向国际规范靠拢，通过多元化的实践获得国际规范体系的承认。因此，规范和实践的联动性是东盟地区中小国家学习和内化国际规范的有效途径，也是分析东盟地区规范扩散和规范本土化的前提。

综上所述，本书的前提假设首先是实践场域是多元化的，实践具有社会性。其次，本书假设规范具有实践属性，实践也具有规范向度，有助于更清晰地从实践进程的视角分析规范本土化与地区卫生协作治理机制的互动关系。

二 核心假设

本书旨在探究东盟得以推进地区卫生合作的原因。因此，在充分关注东盟的区域合作与卫生治理独特性的基础上，本书通过借鉴规范本土化理论与国际实践理论，提出研究假设：规范本土化与区域卫生协作治理机制的协同演进使东盟得以在差异较大的情境下推进地区卫生合作。一方面，规范本土化作为主导性实践，通过塑造共同利益认知与集体身份，为具有柔性制度偏好和渐进制度建构习惯的东盟提供了一条本土规范塑造区域治理机制的路径。另一方面，东盟卫生协作治理机制的持续发展成为本土规范演化的参照，使其得以保持对地区卫生合作的主导。本土化初期，通过降低标准和设立优先次序，规范本土化保证东盟各国最大程度参与合作进程，逐步削弱本土行为体对国际规范的抵制，促进主导性地区卫生治理观念和路径偏好形成。当

---

① Andreas Rasche and Robert Chia, "Researching Strategy Practices: A Genealogical Social Theory Perspective", *Organization Studies*, Vol. 30, No. 7, 2009, p. 719.

本土规范被广泛接受，并引发较稳定的制度化时，本土规范转为工具性，并通过增强与国际规范的一致性来继续引领地区卫生合作。

具体而言，本书的核心假设基于以下四点。

假设1：东盟对国际卫生治理规范本土化的实践过程加深了东盟国家对共同卫生安全利益的认知。

假设2：东盟地区对国际卫生治理规范本土化的实践过程建构了东盟国家卫生协作治理的集体身份。

假设3：对共同卫生安全利益的认知和对协作治理的集体认同，驱动了东盟卫生协作治理的制度化。

假设4：当东盟卫生协作治理制度化程度提升，本土规范与国际规范的一致性上升；当东盟卫生协作治理制度化程度下降，本土规范与国际规范的一致性下降（见图1-1）。

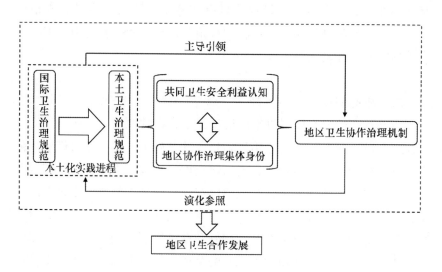

图1-1　规范本土化与地区卫生协作治理机制的互动逻辑

资料来源：笔者自制。

小　　结

本章是理论演绎和解释框架构建部分。第一节首先阐述了该研究问题采用国际关系实践理论视角的必要性，指出实践连通物质和意义、结构和过程，使跨越范式对话成为可能。因此，在区域与国别研究中，有必要采用实践视角对相关问题进行过程性的探讨。更重要的是，东盟的地区卫生治理具有天然的实践属性并由实践驱动，其实际发展程度往往高于制度发展水平。采用实践理论的视角能更好地"还事物逻辑于事物本身"，从而得以探寻东盟能够推动地区卫生合作的原因和内在动力。同时，主导性实践作为实践理论集合中的子理论，为本书构建规范本土化与地区卫生合作之间的理论解释框架提供了有意义的理论借鉴。

于是，本章在借鉴主导性实践理论与规范本土化理论的基础上，指出规范本土化在东盟地区卫生合作发展过程中作为一种主导性实践影响着其他实践的开展。规范本土化实践是外部性内化与内部性外化的辩证过程。在这一内外融通的过程中，主导性实践通过搭建其他实践得以实施的结构来发挥主导作用。这一方面是因为主导性实践通过建构其他实践的规则习惯，使其行为方式和标准产生了路径依赖；另一方面因为行为体要相互协作，就不得不回到共同的结构上来。

顺着这个逻辑，本章指出共同利益认知与地区集体身份建构是规范本土化得以对地区卫生合作施加影响的途径。体现在：第一，规范本土化通过强调东盟各国面临的共同卫生安全威胁，框定各国对集体协作进行卫生治理的共同收益，塑造了各国对地区卫生安全共同利益的共有认知；第二，规范本土化通过赋予东盟各国共同的实践经历，塑造了彼此信任和相互依存的协作关系，进而建构了地区卫生协作治理的集体身份；第三，规范本土化提升了协作治理集体身份被激活的程度，增强了东盟国家协作治理的意愿，改变了其卫生治理偏好，进而改变了地区卫生合作制度，促进了地区卫生合作。

基于先前的理论演绎，本书提出规范本土化与区域卫生协作治理机制的协同演进使东盟得以在差异较大的情境下推进地区卫生合作。一方面，规范本土化作为主导性实践，通过塑造共同利益认知与集体身份，为具有柔性制度偏好和渐进制度建构习惯的东盟提供了一条本土规范塑造区域治理机制的路径；另一方面，东盟卫生协作治理机制的持续发展成为本土规范演化的参照，使其得以保持对地区卫生合作的引领作用。

第 二 章

东盟的地区卫生合作发展历程

　　要探讨东盟得以推进地区卫生合作的原因以及规范本土化在其中的作用，首先需要了解该地区卫生合作的发展历程。基于历史演绎所展现的基础性事实，才能更深刻地明晰研究问题所在，才能厘清东盟对地区卫生合作的需求以及对卫生规范的落实能力。本章旨在纵向梳理该地区卫生合作的发展进程，并将其划分为"东盟成立前依附型的地区卫生合作"、"东盟本土性的地区卫生合作开端"以及"东盟协作型的地区卫生合作发展"三个阶段。

　　东盟的地区卫生治理具有独特性，分别体现在高度敏感的主权观念与集体行动之间的矛盾、地区内部同质化程度低、公共卫生治理能力普遍较弱且不平衡、公共卫生合作往往由清谈带动几个方面。世卫组织和域外大国长期以来在该地区深度的卫生治理活动也并未促成全面的地区卫生合作。东盟的地区卫生合作机制萌芽于1980年，并在"非典"疫情之后进入了发展的快车道，逐步形成了以东盟社会文化共同体为基本框架的地区卫生协作治理机制，促进了东盟国家卫生治理能力的提升。此外，东盟的地区卫生合作还将中、日、韩三国也纳入其中，成了东亚地区合作"小马拉大车"的典范。

　　因此，对该地区卫生合作发展历程的梳理再一次突出了本书的研究问题，即为什么东盟能够推进地区卫生合作？

第一节　东盟成立前依附型的地区卫生合作
（1907—1967 年）

鉴于历史因素对东盟地区卫生合作的深刻影响，本部分试图通过简要阐述东盟成立前该地区的卫生合作情况，来明晰东盟的卫生合作需求和能力，突出该地区卫生治理的独特性。从国际公共卫生办公室成立开启全球卫生合作进程到东盟成立这一段时间内，东南亚地区以传染病防控为核心的地区卫生合作缺乏自主性和本土参与者，主要依赖于殖民地时期西方国家建立的传染病监测和信息共享机制以及美军建立的监测研发机制，体现出较强的依附性和被动参与特征。

一　以殖民体系为基础的地区卫生合作

1907 年，国际公共卫生办公室（Office International d'Hygiène Publique，OIHP）在巴黎成立，开启了全球卫生治理和卫生外交的制度化大门。[①] 当时东南亚大部分国家都是西方强国的殖民地，因此也被纳入了国际公共卫生办公室的管辖范围[②]。第一次世界大战结束后，国际联盟卫生办公室于 1919 年设立，随后由卫生委员会（the Health Committee）、卫生科（the Health Section）以及卫生总咨询委员会（the General Advisory Health Committee）组成的国际联盟卫生组织（League of Nations Health Organization，LNHO）也成立了。1922 年 8 月，日本代表宫岛博士（Dr. Miyajima）在国际联盟卫生委员会（the Health Committee of LNHO）第四次会议上提出，希望国际联盟卫生组织派调查团调查远东地区的港口卫生和流行病情况。这一方面是为了改善东南亚的卫生条件，以促进种植园经济的发展；另一方面是为了

---

① WHO, "Records of the Office International d'Hygiène Publique（OIHP）", *Archives of the Office International d'Hygiène Publique（OIHP）*, ARC001, 1907 – 1946, p. 33, https：//www. who. int/archives/fonds_ collections/bytitle/fonds_ 1/en/, 2020 – 11 – 20.

② ［美］托马斯·E. 诺沃特尼、［美］伊洛娜·基克布施、［瑞士］麦克拉·托尔德：《21 世纪全球卫生外交》，郭岩译，北京大学医学出版社 2017 年版，第 7 页。

提高西方国家在东南亚地区殖民统治的合法性，以削弱东南亚日益高涨的民族主义情绪。[①] 于是，1922 年 11 月至次年 7 月，时任国联首席流行病调查专员的诺曼·怀特（Norman White）对远东地区的公共卫生状况进行了实地调查，并根据该地区糟糕的公共卫生治理状况，向国联卫生委员会建议在该地区建立传染病信息中心。随后国联卫生组织东洋分局（LNHO Far Eastern Bureau）于 1925 年 3 月在新加坡正式建立，并在国联卫生委员会的指导和殖民地政府的协助下，建立起传染病信息网。[②] 截至 1927 年底，东南亚地区共有 36 个港口与国联卫生组织东洋分局建立了传染病信息沟通与交流机制。[③] 为了扩大传染病信息的传播范围，国联卫生组织东洋分局在荷属东印度政府的协助下，于爪哇（今印度尼西亚）建立了传染病广播站，每日定时发布与该地区有关的传染病信息，确保该海域的港口以及在港口之间行驶的船只可以及时接收信息，从而可以采取必要的进出港公共卫生措施。以东洋分局为纽带，东南亚各国通过传染病情报信息的互通，增强了对传染病的监控能力和疾病传播信息的透明度，推动了区域传染病防控能力建设，为东南亚地区公共卫生协作治理奠定了基础。

第二次世界大战爆发后，国联卫生委员强调尽管处于战时特殊阶段，国联卫生组织东洋分局仍应该继续进行传染病信息的搜集和通报工作。虽然战争初期国联卫生组织东洋分局的工作发生了部分变动，但是其对传染病的报告工作并未停止。在这段时间内，由于无线电的日益普及和传染病报告语言的日趋通俗化，疫情信息接收国的数量反而出现了增长。直至 1942 年日本入侵东南亚地区后，国联卫生组织东洋分局才逐渐被迫停止了工作。此外，在国联卫生委员会的指导下，东洋分局积极促进东南亚殖民政府卫生部门之间、医学实验室之间、卫生部门与医学实验室之间的合作，推动多方参与东南亚传染病的研究。以巴斯德研究所和远东热带医学院为代表的研究机构取得了

---

① 闫广臣：《国联卫生组织公共卫生事业在东南亚的实践》，《海南热带海洋学院学报》2019 年第 4 期。

② 闫广臣：《国联卫生组织公共卫生事业在东南亚的实践》，《海南热带海洋学院学报》2019 年第 4 期。

③ League of Nations, *Health Organization Eastern Bureau*, *Annual Report for 192*, California：Ribero, 1928, pp. 11 – 12.

突破性进展，暹罗、荷属东印度等地的卫生部门也在疫苗研发和接种中取得良好效果，此外，国联卫生组织还给暹罗（今泰国）、法属印度支那（今越南）提供奖学金，鼓励政府派出卫生人员参与公共卫生知识学习。国联卫生组织东洋分局在殖民政府的配合下，在东南亚地区初步构建了区域卫生治理框架，增强了对传染病的监控和报告，开了东南亚地区现代意义上公共卫生治理的先河。[1]

随着第二次世界大战的结束和民族解放运动的兴起，东南亚地区的被殖民国家也纷纷实现了独立。但是，这些新兴独立国家面临很多内忧外患，无法建立起独立的公共卫生治理体系。也就是说，独立后的东南亚国家仍然较大程度地受到殖民历史的影响，其卫生治理也被打上了殖民时期的制度烙印。[2] 而世界卫生组织通过与这些制度建立联系，建立了战后东南亚地区主要的卫生治理工具。例如，伦敦热带医学院、巴斯德研究所和约翰·霍普金斯医学院都在前殖民地国家有疾病监测和研究站点。世界卫生组织以这些站点向其提供的疫情信息和病例分析为基础，制订地区卫生治理政策和计划。因此，殖民时期的公共卫生治理制度遗产成了世界卫生组织在战后早期推进东南亚地区卫生治理、进行地区卫生合作的主要工具。

二　美国军事医疗主导的地区卫生合作

"二战"后，美国在该地区多国驻军，并发展出一系列以军队为基础的传染病监测和研究网络，成为"二战"后东南亚地区传染病防控机制的重要组成部分。早在"第二次世界大战"期间，美国海军的"海军医学研究部"（Navy's Naval Medical Research Unit，NAMRU）就介入了东南亚地区的卫生治理。随后，为应对霍乱暴发和保护驻军美军士兵的安全，美军在"二战"后初期就在泰国曼谷建立了实验室，即现在的"美国军方医学研究所"（the Armed Forces Research Institute of the Medical Sciences，AFRIMS）。美、泰合作的该研

---

① 闫广臣：《国联卫生组织公共卫生事业在东南亚的实践》，《海南热带海洋学院学报》2019 年第 4 期。

② M. Ramesh, *Social Policy in East and Southeast Asia: Education, Health, Housing, and Income Maintenance*, New York: Routledge, 2004, p. 115.

究机构成为影响东南亚地区的传染病疫苗研发、治疗方法以及诊断工具研究的重要机构，也成为当时东南亚地区卫生合作的引领者。但总体来看，该时期的东南亚地区缺乏完整且独立的公共卫生治理体系，本土行为体也缺乏对地区公共卫生治理的关注和参与。然而，不可否认的是，虽然存在较强的依赖性，但东南亚地区在该时期实现了现代意义上的卫生治理起步，为今后的地区卫生合作以及参与全球卫生治理体系奠定了基础。

　　总体上，这一时期东南亚地区公共卫生治理问题突出，能力普遍较差，内部严重不平衡。相较来说，该地区的城市借助殖民时代和美国驻军遗留下来的卫生机构和基础设施，公共卫生情况尚可。但是在农村和边远地区，例如疟疾等疾病就相当流行。同时，缺失有效的传染病监测系统，尤其是人畜共患病监测系统进一步扩大了该地区面临的公共卫生潜在威胁。越南等国存在大量的私营医院，在接诊疟疾等传染性疾病时往往并不及时上报，导致疫情的传播情况往往被严重低估。①

第二节　东盟本土性的地区卫生合作开端
（1967—2002 年）

　　1967 年 8 月，印度尼西亚、泰国、新加坡、菲律宾四国外长和马来西亚副总理在泰国曼谷举行会议，发表了《曼谷宣言》（即《东南亚国家联盟成立宣言》），正式宣告东盟的成立。20 世纪 80 年代后，文莱（1984 年）、越南（1995 年）、老挝（1997 年）、缅甸（1997 年）和柬埔寨（1999 年）五国先后加入东盟，形成了一个地理上涵盖东南亚整个地区、人口超过六亿人、面积达 450 万平方千米、由中小国家组成的国家集团。回顾东盟的历史，在最初的十年中，其成员国很少会面；在第二个十年中，东盟主要致力于解决印度支那半岛的冲突；在第三个十年中，它实现了成员扩展和地区合作机

---

① Charles Delacollette et al. , "Malaria Trends and Challenges in the Greater Mekong Subregion", *Southeast Asian Journal of Tropical Medicine and Public Health*, Vol. 40, No. 4, 2009, pp. 674 – 691.

制的外溢；第四个十年开始，东盟扩展了其制度领域，① 朝着政治、经济、社会与文化共同体建设迈进。在这段时期内，东盟成为促进地区卫生合作最重要的行为体，体现在东盟卫生部长会议机制创立、地区传染病监测网络初步建立和地区卫生合作范畴扩展三个方面。

一　东盟卫生部长会议机制创立

自 1967 年成立以来，虽然东盟也会举办卫生部长就疾病控制议题的高级别会议，② 但总体来说，卫生治理在当时的东盟仍不属于核心议程，也没有一个东盟结构内正式机制来协调地区卫生治理活动。1980 年 7 月 24 日，印度尼西亚、泰国、马来西亚、菲律宾和新加坡五国卫生部长在菲律宾马尼拉发表《关于卫生合作的东盟卫生部长声明》(*Declaration The ASEAN Health Ministers on Collaboration on Health*)：

> 卫生是整个社会经济发展的一个综合部分，在提高地区人民生活质量方面发挥着关键作用。通过合作促进地区内国家间经验、专业知识和资源的共享，不仅有利于地区经济发展、政治稳定和人民健康，也有利于维护区域的自主权。声明同意加强和协调东盟国家在卫生方面的区域合作，并坚持采用以下准则：确保合作直接或间接有助于维护区域自主权；旨在使全体人口都能获得卫生服务，优先重视贫困地区；促进符合东盟国家需要的卫生人力发展；在继续开展国际卫生合作的同时，努力提升自力更生提供卫生服务的能力；在总体卫生发展战略中强调初级保健……为了促进有效合作，应在东盟结构内建立正式机制。③

---

① David Martin Jones and Michael L. R. Smith, "Making Process Not Progress ASEAN And the Evolving East Asian Regional Order", *International Security*, Vol. 32, No. 1, 2007, p. 148. 转引自聂文娟《非盟和东盟人权规范的比较研究》，世界知识出版社 2014 年版，第 116 页。

② Kelley Lee et al., "Asian Contributions to Three Instruments of Global Health Governance", *Global Policy*, Vol. 3, Issue 3, 2012, p. 351.

③ ASEAN, *Declaration the ASEAN Health Ministers on Collaboration on Health*, Manila, July 24, 1980, https：// asean. org/declaration-the-asean-health-ministers-on-collaboration-on-health-manila-24-july-1980/, 2020 - 12 - 02.

《关于卫生合作的东盟卫生部长声明》不仅强调了公共卫生治理对地区经济发展、政治问题和人民健康的重要作用，还强调了地区卫生合作治理对于维护区域自主权的积极影响。当时的东盟仍然面临着地区内外的矛盾冲突与域外大国的干涉，卫生治理也主要依附于国际援助以及殖民地和美军留下的治理体系。因此维护区域自主权、不再重蹈殖民地时期的覆辙不仅是东盟建立的重要原因之一，也成为推动地区卫生合作的重要动力。同时该声明也标志着东盟结构内地区卫生合作机制建立的开端，而东盟卫生部长会议（AHMM）也从 1980 年起成为东盟地区卫生治理议程设置、政策制定和行动承诺的重要机制。在此之后，地区卫生治理与合作开始逐步由边缘化议题向中心议题发展。

另外，《关于卫生合作的东盟卫生部长声明》还把"初级卫生保健"放在东盟地区卫生总体发展战略中最重要的位置，以响应 1978 年 134 个国家代表和世界卫生组织、联合国儿童基金会等组织一同宣布的《阿拉木图宣言》，体现了东盟对全球卫生治理目标的遵从。《阿拉木图宣言》围绕"初级卫生保健是实现'2000 年人人享有卫生保健'目标的关键和基本途径"，[①] 成为国际卫生发展史上一个重要的里程碑文件，各国政治首脑和政府组织均对该目标的实现做出了政治承诺。以泰国和新加坡为代表的东盟国家也于 20 世纪 80 年代开始实施全民健康覆盖（UHC）计划，以促进初级卫生保健目标的实现。

二　地区传染病监测网络初步建立

20 世纪 90 年代之后，传染病防控合作逐渐进入东盟的核心议程之中。在这一时期，东盟的地区卫生合作主要聚焦于艾滋病。80—90 年代，艾滋病（HIV/AIDS）出现并在全球迅速传播，成为全球公共卫生领域的重要议题。艾滋病的防控于 1992 年第四届东盟首脑会议上首次被作为一个区域问题来讨论，东盟成员国均表示愿意做出协调

---

① International Conference on Primary Health Care, *Declaration of Alma-Ata*, Alma-Ata, USSR, University of Minnesota Human Rights Library, September 6 – 12, 1978, http: // hrlibrary. umn. edu/instree/alma-ata. html, 2020 – 12 – 02.

一致的努力，以制止艾滋病在东盟区域的传播。于是，东盟艾滋病特别小组（ATFOA）于1993年成立，作为协调东盟防治艾滋病行动的主体，东盟艾滋病特别小组在东盟秘书处和世界卫生组织的协助下制定了第一阶段的东盟防控艾滋病的区域方案（ASEAN Regional Program on HIV/AIDS Prevention and Control, 1995 – 2000, AWP）。[①] 随后，在联合国艾滋病规划署（UNAIDS）的援助下，东盟还制定了中期的工作方案，确定了该阶段内区域合作的优先事项，以及一系列旨在加强区域合作的方案和活动。这些措施包括与劳动和教育等非保健部门合作，查明人口流动，就青年干预措施开展多部门合作，评估家庭和社区支助系统，改进艾滋病毒监测，并使伊斯兰宗教领袖参与其中，等等。[②] 此外，东盟艾滋病信息和研究参考网络（ASEAN AIDS Information and Research Reference Network）建立，以促进地区内相关信息和防治经验的沟通。

2001年11月5日，第五届东盟卫生部长会议和第七届东盟首脑会议在文莱举行，并在会议过程中召开了艾滋病毒/艾滋病问题首脑会议（Summit Session on HIV/AIDS），通过了《东盟艾滋病宣言》（*ASEAN Summit Declaration on HIV/AIDS*）和《东盟艾滋病小组第二阶段工作计划》（*AWP Ⅱ*），其主要目标是防止艾滋病的蔓延，从而减少对东盟成员国的社会和经济影响，希望能"通过广泛的区域动员来增强合作抗击艾滋病的政治承诺，提高区域伙伴技术和资金的使用效率，动员地区网络中各层次的行为体以及通过发展区域技术资源网络来提高区域技术支持的可及性"。[③] 从这个阶段开始，以亚太艾滋病患者网络（APN +）、亚太艾滋病协会（ASAP）、亚洲减少伤害网络（AHRN）、亚太性工作者网络（APNSW）、亚洲艾滋病和流动

---

① ASEAN, *ASEAN's Efforts in Combating HIV/AIDS*, Jakarta：ASEAN Secretariat, 2001, http：//www. hacccambodia. org/store _ files/book _ library/ASEANeffortsincombatingHIVAIDS. pdf, 2020 – 12 – 02.

② ASEAN, *ASEAN's Efforts in Combating HIV/AIDS*, Jakarta：ASEAN Secretariat, 2001, http：//www. hacccambodia. org/store _ files/book _ library/ASEANeffortsincombatingHIVAIDS. pdf, 2020 – 12 – 02.

③ ASEAN, *ASEAN's Efforts in Combating HIV/AIDS*, Jakarta：ASEAN Secretariat, 2001, p. 3.

人口协调行动（CARAM-Asia）、亚太艾滋病服务组织委员会（AP-CASO）为代表的地区艾滋病民间社会团体充分参与到地区防控艾滋病的政策制定和行动之中，形成了亚太艾滋病区域网络联盟（Coalition of Asia Pacific Regional Networks on HIV/AIDS）。这标志着东盟艾滋病防控合作已经扩展到将非政府组织和艾滋病毒感染者都纳入实践网络中的阶段，① 形成了具有包容性和实操性强的多行为体治理网络。联合国艾滋病规划署作为全球艾滋病防控的规范倡导者，既是参与东盟地区艾滋病治理网络的实践者，也是东盟地区防控艾滋病行动的资金提供方。

在地区各国的协作和努力下，东盟地区艾滋病得到显著控制，尤其是泰国和柬埔寨的艾滋病毒新感染者数量出现显著下降，这体现出区域合作和政治承诺在有效防控传染病方面的重要作用。② 通过将地区内各国政府和社区代表聚集在区域合作网络中，使他们认识到新发传染病带来的共同威胁。然后通过交流治理经验，探讨类似政治文化背景下的通用防控方法，来加速合适有效的区域卫生治理措施的产生。

在更广泛的传染病防控上，东盟国家在该阶段初步建立起了地区范围的传染性疾病监测网络。1996 年，在泰国卫生部的倡议下成立亚洲疟疾合作培训网络（ACT Malaria），以松散、低制度化的方式开展合作，美国国际开发署（USAID）为该网络提供长期支持。1999年，在世界卫生组织的资金支持下，网络成员签署谅解备忘录，加强该网络的制度化建设，设立秘书处，并实施协调国轮值制度。亚洲疟疾合作培训网络现有成员包括缅甸、孟加拉国、柬埔寨、中国、印度尼西亚、老挝、马来西亚、菲律宾、泰国、东帝汶、越南和菲律宾等国家级疟疾防控部门。此外，在美国海军医疗研究机构（NAMRU）

---

① ASEAN, *Chairman's Press Statement of 6th ASEAN Health Ministers Meeting on Healthy Lifestyles*, Vientiane, March 14 – 15, 2002, https：//asean. org/？ static_ post = 6th-asean-health-ministers-meeting-on-healthy-lifestyles-14-15-march-2002-vientiane https：//asean. org/？ static_ post = 6th-asean-health-ministers-meeting-on-healthy-lifestyles-14-15-march-2002-vientiane, 2020 – 12 – 02.

② ASEAN, *ASEAN's Efforts in Combating HIV/AIDS*, Jakarta：ASEAN Secretariat, 2001, p. 6.

的支持下，东盟地区性的及时发布疾病暴发的信息网站也建立起来，形成了较完善的传染病监控、报告和风险沟通系统。同时，东盟秘书处开始与世界银行合作，通过开展活动促进卫生议题进入东盟成员国的国家发展核心议程之中，并提出了在传染病防控领域与中、日、韩合作的设想，[①] 为今后的 10 + 3 地区卫生合作框架的建立奠定基础。

三　地区卫生合作范畴扩展

与此同时，东盟也开始关注除了传染病之外的更广泛的公共卫生治理。例如，在韩国非政府组织 "Help Age Korea" 的支持下，东盟关于老龄人口的工作会议于 2001 年 9 月举行，[②] 进一步推动了东盟地区卫生治理范畴的扩大。此外，2001 年东盟还将东盟卫生与营养小组委员会（ASCH&N）提升到卫生发展高级官员会议级别，进一步扩大公共卫生治理的范畴，并开始关注与贸易有关的知识产权（TRIPS）对保健和传统医学的影响。2002 年 3 月 14—15 日，第六届东盟卫生部长会议举行，通过了关于健康生活方式的《万象宣言》并制订了相应的地区行动计划。声明指出 "地区公共卫生治理是东盟社会经济发展的关键"，[③] 并且，东盟国家还同意在减少烟草消费、控制酒精和药物滥用、减少传染病和非传染病的发病率、促进体育活动以及妇女与儿童健康等方面加强合作。

在这个阶段，随着东盟卫生部长会议机制的建立，以艾滋病防控为代表的传染病监督、报告和控制体系被初步建立起来，而以慢性病和全民健康为代表的更广泛的公共卫生治理内容开始被纳入东盟的卫生议程中，标志着东盟卫生合作开始出现制度化萌芽。然而，2002

---

① ASEAN, *Chairman's Press Statement of 6th ASEAN Health Ministers Meeting on Healthy Lifestyles*, Vientiane, March 14 – 15, 2002, https：//asean. org/？ static_ post = 6th-asean-health-ministers-meeting-on-healthy-lifestyles-14-15-march-2002-vientiane https：// asean. org/？ static _ post = 6th-asean-health-ministers-meeting-on-healthy-lifestyles-14-15-march-2002-vientiane, 2020 – 12 – 02.

② 庞中英：《社会地区主义——东亚从风暴中能学习到什么》，《国际政治研究》2003 年第 3 期。

③ ASEAN, *Chairman's Press Statement of 6th ASEAN Health Ministers Meeting on Healthy Lifestyles*, Uientiance, March 14 – 15, 2002.

年 11 月中国和东盟领导人签署的《中国与东盟关于非传统安全领域合作联合宣言》中，公共卫生并未被列入重点合作领域。这体现出虽然以传染病防控为核心的地区卫生合作已经开始，但是仍局限在单一疾病领域，公共卫生也未成为地区合作的核心议程。

第三节 东盟协作型的地区卫生合作发展
（2003—2020 年）

尽管东盟从 20 世纪 90 年代起就在非正式的政治安全讨论中把以传染病为核心的公共卫生问题作为一种非传统安全威胁来处理，但直到"非典"和"H5N1 禽流感"疫情之后，才真正开始建构以传染病防控为核心的地区卫生合作制度。2003 年的"非典"疫情开始让东盟国家内部的竞争逐步转变为关注如何在新发传染病的威胁下共同生存,[①] 东盟的地区卫生合作也进入了快速发展时期。总体来说，这一时期东盟的地区卫生合作发展体现出以"安全化"为背景、以"制度化"为内核、以"网络化"为表现的多层次区域协作治理特征。下文将从这三个特性出发，来阐述东盟地区如何实现协作型地区卫生合作的发展。

一 东盟诉诸"安全化"形成地区卫生合作共识与政治承诺

哥本哈根学派的"安全化"理论认为，安全不是既定的，当一个事物被视为安全问题时，它就是安全问题。[②] 通过将一个问题"安全化"，就可以使用特殊的手段以及获得必要的社会资源来保证它在决策议程中的优先性。[③] 因此，"安全化"是指施动者经过安全话语渲染，将特定议题贴上安全标签，作为最优先议程提出，并通过安全言语行为动员受众，从而在紧急行动中要求获得特殊权利和采取非常

---

① Sara E. Davies, *Containing Contagion*: *The Politics of Disease Outbreaks in Southeast Asia*, Baltimore: Johns Aopkins Uniuersity Press, 2019, p. 73.

② 陈翔:《印尼非法捕鱼问题的安全化透视》,《东南亚研究》2018 年第 4 期。

③ ［英］巴瑞·布赞等:《新安全论》,朱宁译, 浙江人民出版社 2003 年版, 第 13—14 页。

措施应对安全威胁的过程。① 也就是说，"安全化"的实践过程才是"安全化"分析的中心，因为"安全化"不是为了评定客观的、"真正地"危及防卫目标的威胁，而是为了建构一个共享的、对某种威胁的集体反应和认识的过程。②

语言机制是安全化过程的核心机制，③ 存在性威胁、指涉对象以及安全行为主体通过安全语言行为得以建构完整的安全化进程。④ 政治行为体常常通过使用"存在性威胁"话语把一个议题从常规政治领域推向安全领域。在政治环境比较脆弱的东盟地区，进行地区卫生合作和治理不仅是一项技术工作，更是一项政治工作，需要政治承诺才能奏效。⑤ 而"安全化"的论述通过识别"存在性威胁"、传播"存在性威胁"和应对"存在性威胁"，将有助于创造地区对卫生安全威胁的共同认知，以及对地区卫生合作的共同期望和同行压力。这将推动最不愿意合作的国家参与到合作治理的进程中。

"非典型性肺炎"（简称非典）和 H5N1 高致病性禽流感（简称禽流感）的暴发对整个东盟地区产生了重大的经济、社会和政治影响。"非典"疫情暴发初期，东盟各国并不团结，这些国家间"各自为政"的行为再一次撕裂了本就暗含历史地缘矛盾的地区关系。随着疫情的迅速蔓延和对经济社会造成日益严重的影响，东盟国家也开始关注如何在这个新的威胁环境下共同生存。然而在那个时候，大多数人仍认为传染病只是单纯的医学问题，这导致政府很难采取及时和必要的手段来应对。⑥

因此，东盟在"非典"和"禽流感"疫情防控期间，首先通过主导会议外交和国家间磋商，将地区公共卫生问题"安全化"，提升

---

① ［英］巴瑞·布赞等：《新安全论》，朱宁译，浙江人民出版社 2003 年版，第 13—36 页。

② ［英］巴瑞·布赞等：《新安全论》，朱宁译，浙江人民出版社 2003 年版，第 16、36—37 页。

③ 叶晓红：《哥本哈根学派安全化理论述评》，《社会主义研究》2015 年第 6 期。

④ 华亚溪、郑先武：《安全化理论视角下的新冠肺炎疫情及其多层次治理》，《太平洋学报》2020 年第 1 期。

⑤ Sara E. Davies, *Containing Contagion*: *The Politics of Disease Outbreaks in Southeast Asia*, Baltimore：Johns Aopkins Uniuersity Press, 2019, p. 8.

⑥ 涂晓艳：《传染病与安全研究的现状与思考》，《国际政治研究》2013 年第 4 期。

了公共卫生议题的政治优先性，[①]就共同安全达成共有认知，建立共同区域联防联控应急合作的共识，并做出集体政治承诺，创造了一种随时准备进行必要改革以抑制疾病传播的政治环境，为东盟地区卫生合作制度化建设提供思想基础和遵约保证，从而开启了地区卫生治理合作。下文将基于"安全化"的三个步骤，分阶段阐述东盟如何通过"安全化"为地区卫生合作提供政治承诺和思想基础。

（一）借用权威主体识别"存在性威胁"

"存在性威胁"在"安全化"研究中是指在特定的领域、针对特定的指涉对象所存在的威胁，它应当被最高决策层优先于其他问题考虑及处理，可以要求采取紧急行动或非常措施。[②]其中，安全化行为体主体、功能性主体、安全领域、指涉对象、威胁逻辑是围绕"存在性威胁"的基本要素，[③]而最首要的就是安全化行为主体的权威性。东盟作为东南亚地区的政府间国际组织，于1967年成立，并在缓解地区冲突、促进地区一体化发挥发展以及维护地区自主权和大国平衡等方面发挥着日益重要的作用，使东盟国家实现了"小马拉大车"的杠杆作用。因此，东盟在地区内具有权威性和影响力，成为地区疾病安全化的行为主体。

2003年暴发的"非典"对整个东盟地区产生了重大的经济、社会和政治影响。[④]疫情初期，东盟各国并不团结，这些国家"各自为政"的行为再次撕裂了本就暗含历史地缘矛盾的地区关系。随着疫情的蔓延和对经济社会造成的影响日益严重，东盟国家也开始关注如何在这个新的威胁环境下共同生存。然而在那时候，大多数人仍认为传染病只是单纯的医学问题，这导致政府很难采取及时和必要的手段

---

①　Ana B. Amaya and Philippe De Lombaerde, "What's in a word? The Framing of Health at the Regional Level: ASEAN, EU, SADC and UNASUR", *Global Social Policy*, Vol. 15, No. 3, 2015, pp. 229 – 260.

②　[英]巴瑞·布赞等：《新安全论》，朱宁译，浙江人民出版社2003年版，第37—40页。

③　方芳：《安全化分析：国际安全研究新视角》，《理论探索》2014年第6期，第74页。

④　有关"非典"对东盟的影响，详细请参见贺圣达、李晨阳《非典型肺炎对东盟的影响》，《学术探索》2003年第10期。

来应对。① 针对疫情初期地区内各国互相拆台、各自为政的行为，东盟通过召开一系列会议，来强调"非典"给地区带来的严重威胁，利用权威性和影响力将"非典"定性为"存在性威胁"，开启了"安全化"的第一步。

2003 年 4 月 26 日，东盟—中日韩（10 + 3）卫生部长关于"非典"的特别会议将各国集中起来达成政治共识，迈出地区卫生合作的第一步。东盟—中日韩各国卫生部长反复强调"非典"给地区带来的严重威胁，并将传染病问题和更广泛的地区安全关联到一起：

> 非典在全球的病例不断增加，它已威胁到本地区人民的福祉和生活，威胁到本地区经济发展……非典的蔓延已成为东盟地区一个急需解决的重大问题，除非采取严格措施，否则即使是一个病例也可能导致严重暴发，而威胁整个区域安全。②

作为东盟地区最高级别领导人会议，4 月 29 日东盟关于"非典"的领导人特别会议再次强调了"非典"给地区带来的严重威胁，增强了将"非典"定性为地区安全"存在性威胁"的影响力和权威性：

> 非典给人民的生命健康带来日益增强的威胁，给本地区国家的经济和社会，包括国际交往与合作带来严重负面影响……③

随后，"禽流感"（H5N1）暴发，东盟地区仍然是疫情重灾区。在东盟对"非典"是"存在性威胁"定性的基础上，传染病作为东盟地

---

① 涂晓艳：《传染病与安全研究的现状与思考》，《国际政治研究》2013 年第 4 期，第 137 页。

② ASEAN, *Joint Statement ASEAN + 3 Ministers of Health Special Meeting On SARS*, Kuala Lumpur, April 26, 2003, https: // asean. org/storage/2020/01/2003 _ 04 _ Joint-Statement-of-Special-A-3-Meeting-on-SARS_ Kuala-Lumpur. pdf, 2020 – 12 – 02.

③ 《中华人民共和国与东盟国家领导人特别会议联合声明》，中华人民共和国外交部网站，2003 年 4 月 29 日，https: // www. fmprc. gov. cn/web/gjhdq_ 676201/gjhdqzz_ 681964/lhg_ 682518/zywj_ 682530/t24702. shtml，最后浏览日期：2020 年 5 月 10 日。

区和人民生存和健康的"存在性威胁"观念已经在刚从"非典"疫情中走出来的东盟领导层中被广泛认可和接受。因此，与"非典"时期不同，针对禽流感的"存在性威胁"叙述已经不需要识别"存在性威胁"，而更需要强调采取紧急行动传播"存在性威胁"的必要性。

（二）采取紧急行动传播"存在性威胁"

同时，东盟还采取紧急行动向地区普通民众传播"存在性威胁"，为地区卫生合作奠定民意基础。2004 年初，东盟地区还没完全从"非典"的阴霾里走出来，又遭遇了"禽流感"（H5N1）疫情的连续暴发，病例数量远高于其他地区，死亡率均高于 50％。其中，部分东盟国家的禽流感患病死亡率甚至高达 100％。[1] 此时，东盟领导层已经就传染病是地区安全和人民生存的"存在性威胁"达成共识，因此，采取紧急行动向公众传播"存在性威胁"是东盟实现地区卫生合作的关键。

"非典"和"禽流感"疫情防控期间，东盟从各领域、各政治层次召开了一系列会议，[2] 反复强调传染病是影响地区安全的重大威胁，同时呼吁社会各界采取紧急行动遏制传染病在地区的蔓延。一方面，应提高公共卫生从业人员和社会大众的卫生安全风险防范意识，为遏制传染病带来的安全威胁做好充分准备；[3] 另一方面，应通过政府、社区和企业的多部门合作，建立应对公共卫生安全威胁的协作机制。[4] 同时，增强东盟和中日韩的伙伴关系，共同应对公共卫生安全威胁。

---

[1]　WHO, Cumulative number of confirmed human cases for avian influenza A （H5N1） reported to WHO （2003－2011）, August 19, 2011, https：//www. who. int/influenza/human_ animal_ interface/EN_ GIP_ 20110819CumulativeNumberH5N1casesN. pdf？ ua＝1，最后浏览日期：2020 年 5 月 10 日。

[2]　例如，东盟—中日韩关于 SARS 的卫生部长特别会议、中国—东盟关于 SARS 的领导人特别会议、第二次东盟—中日韩关于 SARS 的卫生部长特别会议、东盟—中日韩关于 SARS 的劳工高级官员会议、东盟—中日韩关于防治 SARS 的民航论坛、东盟—中日韩关于 SARS 的高级国际研讨会、第三次东盟—中日韩关于 SARS 的卫生部长特别会议、有关疾病控制的亚太经济合作论坛、关于当前禽流感形势的部长级会议、中国—东盟防治禽流感特别会议、东盟—中日韩卫生部长会议、第二次东盟—中日韩卫生部长会议、首届东盟峰会等。

[3]　ASEAN, *Joint Statement ASEAN ＋ 3 Ministers of Health Special Meeting on SARS*.

[4]　ASEAN, *Joint Ministerial Statement on the Current Poultry Disease Situation*, Bangkok, January 28, 2004, https：//asean. org/joint-ministerial-statement-on-the-current-poultry-disease-situation-bangkok-thailand/，2020－04－20。

这些会议的召开不仅让各国民众广泛认识到以传染病为代表的公共卫生问题是共同威胁，还提升了卫生议题的政治优先性，[1] 创造了一种随时准备进行必要改革以抑制疾病传播的政治环境，为地区卫生合作奠定了民意基础。

（三）做出政治承诺应对"存在性威胁"

在地区内各界对卫生安全威胁产生共同认知的基础上，东盟再次从最高领导人层面对合作应对公共卫生威胁做出政治承诺，以促进合作落实。《东盟—中日韩（10＋3）卫生部长关于"非典"的联合声明》、《中国与东盟领导人"非典"会议联合声明》和《东盟领导人关于"非典"的特别领导人会议联合宣言》承诺"将提供充足资源共同采取跨境或国际综合措施，以遏制和预防疾病的传播"，[2] 同时10＋3将"通过强有力的领导、政治意愿、跨部门合作以及国家和区域层面的伙伴关系来共同应对疫情"。[3]

随后，有关劳工、运输、旅游、信息和卫生的高级别东盟和东盟—中日韩高层会议上均就具体领域如何进行卫生合作做出政治承诺，并制订了详细的实施和监督计划，[4] 包括建立各国卫生部门"热

---

[1]　Ana B. Amaya and Philippe De Lombaerde, "Multi-level Health Governance And Health Diplomacy: Regional Dimensions", *Reyions & Cohesion*, Vol. 9, No. 1, 2019, pp. 229 – 260.

[2]　ASEAN, *Joint Statement ASEAN ＋ 3 Ministers of Health Special Meeting On SARS*.

[3]　《中华人民共和国与东盟国家领导人特别会议联合声明》，中华人民共和国外交部网站，2003 年 4 月 29 日，https://www.fmprc.gov.cn/web/gjhdq_ 676201/gjhdqzz_ 681964/lhg_ 682518/zywj_ 682530/t2 4702. shtml，最后浏览日期：2020 年 4 月 20 日。

[4]　在公共卫生方面，4 月 29 日举行的东盟—中日韩卫生部长特别会议重申了加强地区合作的政治承诺；在人力资源方面，5 月和 7 月分别举行东盟—中日韩劳工部长会议和劳工高级特别官员会议并发表联合声明，对劳动、就业、人力资源以及职业安全与卫生方面做出政治承诺；在运输方面，5 月 15—16 日，东盟主导召开了东盟—中日韩关于防治"非典"的民航论坛，将民航"防非"程序标准化；6 月 1—2 日和 3—4 日东盟又分别主导召开了中国—东盟出入境检验检疫会议和东盟—中日韩非典型肺炎高级国际研讨会，通过了防治"非典"传播的出境检验检疫行动计划，交流了信息与经验；6 月 10 日再次召开的东盟—中日韩卫生部长特别会议上，东盟地区进一步细化和落实了之前会议达成的加强地区公共卫生合作的政治共识并发表了联合声明，为地区公共卫生合作真正落地制订了详细的实施和监督计划。有关这些会议请参见 ASEAN, *Joint Statement of The Special ASEAN ＋ 3 Health Ministers Meeting on Severe Acute Respiratory Syndrome (SARS): ASEAN is a SARS Free Region*, Siemreap, June 10, 2003, https://asean.org/joint-statement-of-the-special-asean-3-health-ministers-meeting-on-severe-acute-respiratory-syndrome-sars-asean-is-a-sars-free-region-siem-reap-cambodia/, 2020 – 04 – 20。

线"、定期交流疾病信息以及为紧急联络做准备等。① 此外，东盟—中日韩还制定了"非典"决议以指导 10＋3 与其他外部伙伴关系，推动亚太经合组织新兴传染病网络系统（APEX EINet）建立和《亚太经济合作组织"非典"合作行动计划》制订，② 为强化地区公共卫生合作增加了一份行动指南和一层政治承诺。

　　2004 年 1 月，东亚各国以及世界卫生组织等国际组织在曼谷召开"当前禽流感形势部长级会议"，会议发表了联合声明，就严格监控疫情、建立更有效的疫情应对体系、提高防疫研究和开发能力、分享相关的信息和技术、增加公众对疫情相关情况和防疫知识了解等方面达成共识。③ 同年 3 月，中国和东盟十国在中国—东盟防治禽流感特别会议上承诺将共同应对禽流感带来的卫生安全挑战：

　　　　一、中国与东盟之间，通过东盟疫病监测网络、东盟—中日韩防非典联系网以及拟议中的区域兽医网络，相互提供禽流感信息、交流防治经验，为建立传染病确认和控制的预警系统而努力。

　　　　二、加强中国和东盟各国检验检疫等边境管理部门间的合

---

　　① 在公共卫生方面，4 月 29 日举行的东盟—中日韩卫生部长特别会议重申了加强地区合作的政治承诺；在人力资源方面，5 月和 7 月分别举行东盟—中日韩劳工部长会议和劳工高级特别官员会议并发表联合声明，对劳动、就业、人力资源以及职业安全与卫生方面做出政治承诺；在运输方面，5 月 15—16 日，东盟主导召开了东盟—中日韩关于防治"非典"的民航论坛，将民航"防非"程序标准化；6 月 1—2 日和 3—4 日东盟又分别主导召开了中国—东盟出入境检验检疫会议和东盟—中日韩非典型肺炎高级国际研讨会，通过了防治"非典"传播的出境检验检疫行动计划，交流了信息与经验；6 月 10 日再次召开的东盟—中日韩卫生部长特别会议上，东盟地区进一步细化和落实了之前会议达成的加强地区公共卫生合作的政治共识并发表了联合声明，为地区公共卫生合作真正落地制订了详细的实施和监督计划。有关这些会议请参见 ASEAN, *Joint Statement of The Special ASEAN ＋3 Health Ministers Meeting on Severe Acute Respiratory Syndrome* (SARS); *ASEAN is a SARS Free Region*, Siemreap, June 10, 2003, https://asean.org/joint-statement-of-the-special-asean-3-health-ministers-meeting-on-severe-acute-respiratory-syndrome-sars-asean-is-a-sars-free-region-siem-reap-cambodia/, 2020 － 04 － 20。

　　② Ann Marie Kimball et al., "APEC Emerging Infections Network: Prospects for Comprehensive Information Sharing on Emerging Infections within the Asia Pacific Economic Cooperation", *Emerging Infectious Diseases*, Vol. 4, No. 3, 1998, p. 472.

　　③ 《防治禽流感国际会议在泰国举行》，《人民日报》2004 年 1 月 29 日第 7 版。

作，防止禽流感疫情蔓延，尽量减少其对健康和贸易的影响。

三、建议通过定期召开农业或卫生部长会议和高官会议，以及适时召开卫生和农业部长联席会议，建立起中国—东盟公共卫生合作机制。

四、启动"中国—东盟公共卫生基金"，资助中国和东盟为应对地区公共卫生危机而开展的有关合作。

五、在防治禽流感方面，加强与其他国家、区域组织以及世界卫生组织、粮农组织、世界动物卫生组织等国际组织之间的广泛交流与合作。

六、互派禽流感专家组，联合举办技术培训班，培训内容包括：与禽流感有关的实验室管理、诊断与检测、突发疫情应急处理措施以及符合国际动物卫生组织标准的疫苗等。

七、中国和东盟将在力所能及的范围内向本地区发生禽流感疫情和面临其威胁的国家提供资金、物资、技术援助。中国的国家参考实验室将与东盟国家的实验室分享经验，并在诊断技术方面与其开展合作。[①]

4月22日和23日，第七届东盟卫生部长会议和第一次东盟—中日韩10＋3卫生部长会议指出：

一个稳定和安全的东盟共同体是以人民享受最佳的健康状态为基础的，重申了东盟以及与中日韩一起将进一步加强在公共卫生领域的合作，并支持采取联合区域行动，为地区内国家疾病控制联络点提供实施东盟—中日韩新兴传染病（APT EID）计划所需的资源……[②]

---

① 《中国—东盟防治禽流感特别会议联合新闻声明》，中华人民共和国外交部网站，2004 年 3 月 2 日，https：// www. fmprc. gov. cn/web/ziliao ＿ 674904/1179 ＿ 674909/t72661. shtml，最后浏览日期：2020 年 12 月 24 日；《中国—东盟防治禽流感特别会议在北京发表联合声明》，《当代畜牧》2004 年第 3 期。

② ASEAN, *Declaration of The 7th ASEAN Health Ministers Meeting Health Without Frontiers*, Penang, Malaysia, April, 22nd, 2004, https：// asean. org/declaration-of-the-7th-asean-health-ministers-meeting-health-without-frontiers-penang-malaysia/，2020－05－10.

11 月，《禽流感防治联合声明》承诺将加强各国政府、国际组织和社会团体之间的合作，有效遏制禽流感蔓延，就加强疫苗开发、诊断和研究等方面的合作达成了共识。[①] 2006 年 4 月，东盟秘书处在发表的声明中再次强调了在区域框架下进行地区公共卫生治理的集体政治承诺，[②] 进一步深化了地区合作治理共识。

东盟通过在"非典"和"禽流感"疫情防控期间召集一系列高层级会议，有效协调了各国的行动，并初步建立起以联防联控为核心的地区卫生合作治理共识。首先，东盟利用权威性和影响力，通过会议外交进行"话语行为"渲染，将公共卫生问题定性为"存在性威胁"，开启了"安全化"过程。其次，东盟把卫生议题置于优先地位，使各国民众认同卫生问题带来的共同威胁，实现"存在性威胁"认知的传播。随着东盟最高领导层对疾病安全化的权威定性和反复呼吁，社会大众也开始越来越多地使用安全化语言来谈论传染病影响，[③] 实现了将卫生"安全化"的第二步骤。最后，东盟还通过会议和声明对共同应对卫生威胁做出政治承诺，从而完成了由识别到传播，再到承诺共同应对"存在性威胁"的"安全化"三步骤。

这种将地区卫生问题"安全化"的方法一方面强调了集体应对共同威胁的必要性，另一方面强调了合作应对卫生安全威胁所取得的共赢结果，改变了因应对传统安全威胁的而导致国家间竞争的零和结局，[④] 为开启地区卫生合作奠定思想基础。"安全化"不会破坏东盟的主权不干涉传统，反过来，对区域内新发传染病进行"安全

---

① 《世卫组织与东盟和中日韩卫生部长会议通过〈禽流感防治联合声明〉》，中国新闻网，2004 年 11 月，http：//www.china.com.cn/international/zhuanti/qlg/txt/2004-11/28/content_5714809.htm，最后浏览日期：2020 年 4 月 20 日。

② ASEAN Secretariat, *ASEAN Response to Combat Avian Influenza*，April 1, 2006，https：//asean.org/?static_post=asean-response-to-combat-avian-influenza-by-asean-secretariat-3，2020 - 05 - 12。

③ Mely Caballero-Anthony, *Non-traditional Security and Infectious Diseases in ASEAN：Going beyond the Rhetoric of Securitization to Deeper Institutionalization*，浙江大学出版社 2010 年版，p. 514。

④ ［新加坡］梅利·卡拉贝若-安东尼等编著：《安全化困境：亚洲的视角》，段青译，浙江大学出版社 2010 年版，第 4 页。

化"可能是东盟各国实际上保持不干预的手段。① 此外，东盟各国通过创立共同威胁来打破世界卫生组织管辖下的区域割裂，东盟国家不再作为世卫组织两个不同管辖区下的个体，而是作为面对共同威胁和拥有共同政治承诺的集体来参与地区卫生治理。这不仅避免了世卫组织两个管辖区之间的政策不协调，也为地区卫生合作提供了政治支持。

二　东盟通过"制度化"优化地区卫生合作结构和提高适应力

2004 年至 2010 年间，"H5N1 禽流感"和"H1N1 甲流"在区域内的多次暴发增强了区域提高流行病监测和应对能力的需求。作为对东盟的直接回应，东盟秘书处及其成员国进一步深化了区域合作。

"制度"是"一群国家所接受的一套共同预期、规划和规定、计划，以及为维持组织运作的财政及其他义务"。② 作为"安全化"的一种结果，③ "制度化"（institutionalization）是指将某些概念（例如，信念、规范、社会角色、特定价值或行为方式）嵌入组织、社会系统或整个社会中的过程，也是调整和改变规则的过程。④ 在此过程中，至少可以分为三个阶段，分别是规则制定、规则发展以及规则适应或替代。根据危机冲击理论，制度可以根据冲击而改变，规则修改或新规则制定可以被视为制度对危机的不同反应，也是制度化的一个方面。⑤ 因此，本书认为对合作制度的建设完善以及对合作规范的本土化适应都属于制度化的范畴。

"非典"之前，东盟各国并未重视区域内多边卫生合作，而主要

① David L. Heymann, "SARS and Emerging Infectious Diseases: A Challenge to Place Global Solidarity Above National Sovereignty", *Annals, Academy of Medicine*, Vol. 35, 2006, pp. 350 – 353.

② John Gerard Ruggie, "International Responses to Technology: Concepts and Trends", *International Organization*, Vol. 29, No. 3, 1975, pp. 557 – 583.

③ 哥本哈根学派认为"特殊化"和"制度化"是"安全化"的两种结果，请参见〔英〕巴瑞·布赞等《新安全论》，朱宁译，浙江人民出版社 2003 年版，第 38 页。

④ Christopher B. Roberts, *ASEAN Regionalism: Cooperation, Values and Institutionalization*, Routledge, 2012, p. 54.

⑤ Hans Keman, "Institutionalization", in Mark Bevir, *Encyclopedia of Governance*, SAGE, 2007, https://sk.sagepub.com/reference/governance/n265.xml? term = Institutionalization, 2020 – 05 – 10.

通过各自参与世卫组织西太平洋区（WPRO）和东南亚区（SEAR）
来进行卫生治理。"非典"之后，东盟各国开始协调防疫措施，建立
防范体系，① 建立区域卫生合作规范和计划，开启了东盟地区卫生合
作的制度化进程。而在随后应对"禽流感"以及"甲流"的过程中，
东盟地区卫生合作得到进一步发展，除了地区卫生合作会议的常态
化，还建立了多层次、跨部门的地区卫生合作机制。② 下文将基于
"制度化"的三个步骤，分别从规则制定、制度发展和规范适应三个
角度阐述东盟如何通过"制度化"优化地区卫生合作治理结构和提
高对国际卫生规范的适应力。

（一）规则制定：东盟地区卫生合作的制度化开端

"非典"之后，东盟地区卫生合作的重心是区域联防联控，主要
体现为以下四个特点。

第一，实现区域疾病监测和报告机制的连通。

2003 年 4 月初，东盟决定将不拘泥于传统的固定会议时间，于 4
月底召开临时峰会以商讨地区公共卫生合作以共同应对"非典"这
一突发性地区公共卫生危机。4 月 26 日，东盟—中日韩（10 + 3）卫
生部长关于"非典"的特别会议（ASEAN + 3 Ministers of Health Spe-
cial Meeting on Severe Acute Respiratory Syndrome）在吉隆坡召开并发
表联合声明，讨论如何遏制"非典"蔓延和恢复民众正常生活等问
题，并为下周即将举行的东盟特别首脑会议做准备。③ 4 月 29 日东盟
关于非典型肺炎的领导人特别会议（the Special ASEAN-China Leaders
Meeting on the Severe Acute Respiratory Syndrome）召开并邀请中国领
导人参加，会议上再次强调"非典"疫情给人民的生命健康带来的
日益扩大的威胁，讨论了如何加强地区传染病防控合作，并通过了
《中国与东盟领导人"非典"会议联合声明》（Joint Declaration Spe-
cial ASEAN Leaders Meeting on Severe Acute Respiratory Syndrome）和《东

---

① 贺圣达、李晨阳：《非典型肺炎对东盟的影响》，《学术探索》2003 年第 10 期。

② Clare Wenham, "Regionalizing Health Security: Thailand's Leadership Ambitions in Main-
land Southeast Asian Disease Control", *Contemporary Southeast Asia: A Journal of International and
Strategic Affairs*, Vol. 40, No. 1, 2018, p. 134.

③ ASEAN, *Joint Statement ASEAN + 3 Ministers of Health Special Meeting on SARS*.

盟领导人关于"非典"的特别领导人会议联合宣言》(*Joint Statement of the Special ASEAN-China Leaders Meeting on the severe acute respiratory syndrome*),声明承诺"与会各国将通过强有力的领导、政治意愿、跨部门合作以及国家和区域层面的伙伴关系来共同应对疫情"。① 此次临时首脑峰会在短时间内回应疫情危机,将松散的东盟各国以会议的方式集中起来,达成地区卫生合作的政治共识,迈出了地区公共卫生合作的第一步。另外,此次会议还达成了连接"中国非典型肺炎信息网"与"东盟遏制非典信息网"(ASEAN SARS Containment Information Network)就疫情、治疗和科研信息进行通报的共识。② 而在6月10日再次召开的东盟—中日韩卫生部长特别会议上,东盟地区进一步细化和落实了之前会议达成的加强地区公共卫生合作的政治共识并发表了联合声明,为地区公共卫生合作真正落地制订了详细的实施和监督计划,包括在地区内各国的卫生部门之间建立"热线"、定期交流有关地区疾病的信息和为紧急联络做准备等。③

第二,制定了统一的疫情防控标准措施。

东盟针对疫情防控制定了统一的标准和流程,重点包括疫情暴发时的国际旅行准则、隔离监测准则、疫情通报规范、疾病预警与反应系统能力建设标准、公共卫生教育和信息普及措施以及援助和审查要求等。④ 首先,东盟就传染病防控的医疗标准流程进行了统一规定,包括疑似病例送医隔离治疗、对密切接触者进行监测和检

---

① 《中华人民共和国与东盟国家领导人特别会议联合声明》,中华人民共和国外交部网站,2003 年 4 月 29 日,https://www. fmprc. gov. cn/web/gjhdq _ 676201/gjhdqzz _ 681964/lhg_ 682518/zywj_ 682530/t24702. shtml,最后浏览日期:2020 年 5 月 12 日。

② ASEAN, *Joint Statement ASEAN + 3 Ministers of Health Special Meeting on SARS*;中华人民共和国外交部:《中华人民共和国与东盟国家领导人特别会议联合声明》。

③ ASEAN, *Joint Statement of The Special ASEAN +3 Health Ministers Meeting on Severe Acute Respiratory Syndrome* (*SARS*)*: ASEAN is a SARS Free Region*, Siem Reap, Cambodia, June 10, 2003, https:// asean. org/joint-statement-of-the-special-asean-3-health-ministers-meeting-on-severe-acute-respiratory-syndrome-sars-asean-is-a-sars-free-region-siem-reap-cambodia/, 2020 – 05 – 12.

④ ASEAN, *Joint Statement of The Special ASEAN +3 Health Ministers Meeting on Severe Acute Respiratory Syndrome* (*SARS*)*: ASEAN is a SARS Free Region* , Siem Reap, June 10, 2003, https:// asean. org/joint-statement-of-the-special-asean-3-health-ministers-meeting-on-severe-acute-respiratory-syndrome-sars-asean-is-a-sars-free-region-siem-reap-cambodia/, 2020 – 04 – 20.

验以及接受世界卫生组织审查和技术援助等。① 为了进一步落实关于"非典"的首脑会议和部长会议的行动计划，东盟和中日韩三国于2003年6月通过了《东盟—中日韩防控"非典"和其他传染病行动计划》框架，重点包括疫情暴发时的国际旅行准则、东盟防治"非典"信息网络、疾病预警与反应系统能力建设、公共卫生教育和信息普及。② 在人力资源方面，东盟—中日韩劳工部长会议和劳工高级特别官员会议于2003年5月和7月分别举行，对劳动、就业、人力资源以及职业安全与卫生方面做出政治承诺，强调社会伙伴在减轻裁员、失业和保护工人方面的作用。③ 在运输方面，2003年5月15—16日，东盟主导召开了东盟—中日韩关于防治"非典"的民航论坛，将民航"防非"程序标准化，强调各国应按照《世界卫生组织飞机消毒指南》的规定对飞机进行消毒，并敦促多部门联合对入境人员进行疫情筛查，等等。2003年6月1—2日和3—4日东盟又分别主导召开了中国—东盟出入境检验检疫会议和东盟—中日韩非典型肺炎高级国际研讨会，通过了《防治"非典"传播的出境检验检疫行动计划》，交流了信息与经验。

第三，建立卫生合作伙伴关系。

首先，东盟和中日韩共同制定了"非典"决议以指导10＋3如何加强与其他外部伙伴的关系，该决议于2003年5月19日至28日在第56届世界卫生大会通过。

其次，东盟还发起了有关疾病控制的亚太经济合作论坛，在论坛中主导成立了亚太经合组织新兴传染病网络系统（APEX EINET），

---

① ASEAN, *Joint Statement ASEAN + 3 Ministers of Health Special Meeting on SARS*, Kuala Lumpur, Malaysia, April 26, 2003, https：//asean. org/storage/2020/01/2003_ 04_ Joint-State-ment-of-Special-A-3-Meeting-on-SARS_ Kuala-Lumpur. pdf, 2020 – 04 – 20.

② ASEAN, *Joint Statement of the Special ASEAN + 3 Health Ministers Meeting on Severe Acute Respiratory Syndrome（SARS）*, Siem Reap, Cambodia, June 10 – 11, 2003, https：//asean. org/? static_ post = joint-statement-of-the-special-asean-3-health-ministers-meeting-on-severe-acute-respira-tory-syndrome-sars, 2020 – 04 – 20.

③ ASEAN, *Joint Statement of the Special ASEAN + 3 Health Ministers Meeting on Severe Acute Respiratory Syndrome（SARS）*, Siem Reap, Cambodia, June 10 – 11, 2003, https：//asean. org/? static_ post = joint-statement-of-the-special-asean-3-health-ministers-meeting-on-severe-acute-respira-tory-syndrome-sars, 2020 – 04 – 20.

并于 2003 年 5 月参与推动了《亚太经济合作组织"非典"合作行动
计划》的制订,① 强化了地区卫生合作伙伴关系。

此外, 中国与东盟国家领导人于 2003 年 10 月签署并发表了《中
国与东盟面向和平与繁荣的战略伙伴关系联合宣言》, 次年签署的
《落实中国—东盟面向和平与繁荣的战略伙伴关系联合宣言的行动计
划》为未来五年的区域合作提供纲领, 而公共卫生合作开始被列为
重点合作领域, 进一步加强了和中国的卫生合作伙伴关系。

第四, 实现区域疾病监测和检验的分工与协作。

一方面, 建立了东盟疾病监测秘书处 (ASEAN Disease Surveil-
lance Secretariat) 负责统筹协调地区卫生合作。② 东盟卫生发展高官
会议之下的东盟传染病专家组和中日韩派出专家负责制订区域卫生合
作计划, 以支持、监督和评估联合声明的实施, 并规划东盟与外部合
作伙伴之间的合作。③

另一方面, 鉴于东盟内部各国卫生治理能力差别大和卫生体系多
元化的现实, 主要采用东盟成员国分工认领的方式实施。其中, 印度
尼西亚是东盟疾病监测网络的协调员, 负责东盟和中日韩之间的信息
交流; 泰国是东盟传染病网络的协调员, 负责加强地区流行病监测能
力; 马来西亚则负责加强地区疾病实验能力和保证地区疾病监测
质量。④

至此, 以区域联合防控、合作治疗与研究为特征的东盟地区公共
卫生合作规则基本建立, 相应的合作机制开始建立。以上努力表明东

① Ann Marie Kimball et al. , "APEC Emerging Infections Network: Prospects for Comprehen-
sive Information Sharing on Emerging Infections within the Asia Pacific Economic Cooperation", *E-
merging Infectious Diseases*, Vol. 4, No. 3, 1998, p. 472.

② ASEAN, *Joint Statement ASEAN + 3 Ministers of Health Special Meeting on SARS*, Kuala
Lumpur, April 26, 2003, https://asean.org/storage/2020/01/2003_ 04_ Joint-Statement-of-
Special-A-3-Meeting-on-SARS_ Kuala-Lumpur. pdf, 2020 - 04 - 20.

③ ASEAN, *Joint Statement of The Special ASEAN + 3 Health Ministers Meeting on Severe Acute
Respiratory Syndrome (SARS): ASEAN is a SARS Free Region Siern Rap*, June 10, 2003, https://
asean.org/joint-statement-of-the-special-asean-3-health-ministers-meeting-on-severe-acute-respirato-
ry-syndrome-sars-asean-is-a-sars-free-region-siem-reap-cambodia/ , 2020 - 04 - 20.

④ ASEAN, *Joint Statement ASEAN + 3 Ministers of Health Special Meeting on SARS*, April
26, 2003, https://asean.org/storage/2020/01/2003_ 04_ Joint-Statement-of-Special-A-3-Meet-
ing-on-SARS_ Kuala-Lumpur. pdf, 2020 - 04 - 20.

盟卫生合作已经超越了将公共卫生问题"安全化"的范畴，① 朝着更深层次的"制度化"范畴演进。在这个过程中，"卫生安全"的观念更深入人心，并逐步与地区卫生合作的"制度化"进程有机融合，实现了"安全化"和"制度化"进程的内嵌、使东盟地区卫生合作由"清谈"到"行动"的转化。

（二）制度发展：东盟地区卫生合作的制度化和制度外溢

东盟地区还未完全从"非典"的影响里走出来，又暴发了"禽流感"（H5N1）疫情，东盟仍然是重灾区。东盟在"非典"后建立起来的地区疫情监测系统对及时确诊并报告"禽流感"疫情起到关键作用，为东盟各国联合控制疫情蔓延赢得宝贵时间。② 在此基础上，东盟在随后的"禽流感"和"甲流"期间进一步推动了以"东盟+"为核心的地区卫生合作机制发展，逐步形成了在东盟、10＋3和东亚峰会框架下的地区卫生合作模式。这一阶段的机制发展体现出以下特点。

第一，地区卫生部长会议（AHMM）和卫生发展高官会议（SOMHD）机制常态化，成为东盟地区内部沟通和卫生政策制定的核心治理结构。

"非典"暴发后，东盟在 2003 年高级官员预备会议（preliminary meeting of senior officials）上确定了东盟—中日韩 10＋3 卫生部长会议（ASEAN＋3 HMM）机制。2004 年第一届东盟 10＋3 卫生部长会议召开，并确定了东盟—中日韩 10＋3 卫生发展高官会议（ASEAN＋3 SOMH）机制。事实上，东盟卫生部长会议早在 20 世纪 80 年代就存在，但直至"非典"后才成为东盟地区卫生治理议程设置、政策制定和行动承诺的重要机制，并外溢到了 10＋3 合作框架中。

在这个治理结构中，东盟卫生发展高官会议负责战略管理，就东

---

① Mely Caballero-Anthony, "Non-traditional Security and Infectious Diseases in ASEAN: Going beyond the Rhetoric of Securitization to Deeper Institutionalization", *The Pacific Review*, Vol. 21, No. 4, 2008, p. 517.

② 世界卫生组织：《2007 年世界卫生报告——构建安全未来：21 世纪全球公共卫生安全》，人民卫生出版社 2007 年版，第 52 页。

盟卫生发展议程的实施提供指导，以确保所有目标的实现。① 卫生发展高官会议至少每年举行一次，同时可召开特别会议或额外会议，讨论紧急事项。东盟卫生部长会议是地区卫生政策的主要决策机构，它通过制定东盟地区卫生政策和通过卫生发展高官会议提交的草案和报告。卫生部长会议每两年举行一次，如有必要，将组织特别会议，讨论紧急事项。它的功能体现在，一方面通过发表声明和行动计划提供政治承诺，制订卫生合作计划；另一方面通过向领导人会议提交有关卫生问题的建议和政策，将卫生议题纳入更高层次的政治讨论和决策过程，为实现卫生合作提供最高层次政治支持。此外，这两个机制都实行联合主席制。一般情况下，卫生发展高官会议早于卫生部长会议召开，就具体技术性内容展开讨论，并将会议形成的建议提交卫生部长会议讨论。随后，东盟和中日韩三国一致同意将"10 + 3"卫生部长会议和卫生高官会议机制常态化，作为地区共同应对卫生安全威胁的重要平台和关键支柱。②

2007 年 11 月 20 日，第十三届东盟首脑会议召开，会议中签署了东盟第一份具有普遍法律意义的文件——《东盟宪章》。其中，卫生健康问题被作为建设东盟社会文化共同体（ASCC）的重要支柱之一，并表明东盟意识到该地区的发展能力首先取决于该地区的集体健康能力，以及通过集体行动改善地区公共卫生状况的承诺。同时，东盟社会文化共同体蓝图建立了有关健康与发展的战略框架（2010—2015 年）以指导地区卫生治理的具体行动。这两份文件指出"东盟有必要改善获得适当和负担得起的卫生保健、医疗服务和药品的机会，并促进健康的生活方式"，并把传染病防控和食品安全作为区域优先议程，③ 为东盟地区建立一体化的卫生治理框架提供了潜力。

---

① ASEAN Health Minster Meeting（AHMM），*Working Together to Address Complex Health Challenges*，ASEAN，2020，https：// asean. org/asean-socio-cultural/asean-health-ministers-meeting-ahmm/overview-2/，2020 – 12 – 24.

② 《朱庆生副部长率团出席首届东盟与中日韩玉生部长会议》，中华人民共和国卫生部网站，2004 年 4 月，http：// www. moh. gov. cn/puwicfiles/business/htmlfiles/mohgjhzs/pg-zdt/200804/22030. html，最后浏览日期：2020 年 4 月 20 日。

③ Acuin J. Firestone et al. ，"Southeast Asia：An emerging focus for global health"，*The Lancet*，Vol. 377，No. 9765，2011，pp. 534 – 535.

表 2 - 1　　　　　东盟地区卫生治理中的卫生分组、
发展目标和优先事项

东盟的四个卫生分组	APHDA 中的卫生发展目标	卫生优先事项
促进健康的生活方式	·通过促进健康的生活方式实现东盟共同体最大限度的卫生潜力 ·保护所有年龄段人群的生命和健康	防控非传染性疾病
		减少烟草消耗和滥用酒精
		预防伤害
		促进职业健康
		促进心理健康
		提倡健康、积极向上的老龄化
		促进良好的营养和健康的饮食习惯
应对所有灾害和紧急威胁	·加强应对传染病、新发传染病和被忽视的热带病的卫生系统韧性 ·应对环境健康威胁、危害和灾害，确保为本区域的灾害健康管理做好有效准备	防控传染病、新发传染病和被忽视的热带病
		加强实验室能力
		对抗抗生素耐药性
		环境卫生和健康影响因素评估（HIA）
		灾害卫生管理
加强卫生系统和卫生服务的可及性	·东盟共同体对基本医疗护理、安全和高质的卫生产品（包括传统和补充医疗）有普适的可及性 ·根据可持续发展目标，实现与千年发展目标相关的卫生目标	传统医药
		和千年发展目标相关的健康（4，5，6）
		全民健康覆盖（UHC）
		移民健康
		药物研发
		人力资源发展
		卫生融资
确保食品安全	·提升安全的食物、饮用水和卫生设施的可及性	食品安全

资料来源：ASEAN, ASEAN Post-2015 Health Development Agenda for 2015 – 2020, https：//asean. org/wp-content/uploads/2017/02/APHDA-In-a-Nutshell. pdf, 2020 – 12 – 24。

　　2015 年，东盟共同体成立，并通过了愿景文件《东盟 2025：携手前行》。在《东盟共同体愿景 2025》《东盟社会文化共同体 2025

蓝图》等地区性纲领的指导下，东盟通过了《东盟后 2015 卫生发展议程（APHDA）》以加强地区卫生合作的制度化和网络化，其中包含了 2016—2020 年东盟地区卫生部门的共同目标、战略、优先事项和规划。该议程提出五点发展地区卫生机制的指导性原则：一是问责制。使用循证方法确定卫生优先事项，商定必须可衡量的共同目标和指标，并由所有缔约方承诺实施，包括加强卫生信息系统。二是领导力。在一个反应迅速的东盟卫生发展高官会议机制的支持下，加强东盟卫生部长会议机制的政策领导力。三是运行和资源的有效性。有效利用稀缺的卫生资源，灵活、透明、善治，最大限度地发挥协同作用、建立伙伴关系，避免与其他相关组织和利益攸关方发生重复。四是能力建设。通过实施共同责任原则，加强对东盟卫生合作的积极参与。五是东盟在全球卫生领域的定位，即通过在各种平台上为全球健康做出积极贡献，并加强与其他国家和发展伙伴合作来加强东盟的作用和形象。[①]

为了使东盟卫生发展议程有效运作，东盟建立了四个卫生分组（Health Clusters）。在工作方案的指引下，每个卫生组在确定和执行选定卫生优先问题的区域方案、项目和倡议方面发挥战略领导作用。[②] 四个卫生分组分别是促进健康的生活方式、应对所有灾害和紧急威胁、加强卫生系统和卫生服务的可及性以及确保食品安全，东盟关注这四个分组下的二十个卫生优先事项。同时，东盟还通过实施《东盟后 2015 卫生发展议程（APHDA）》，来促进《东盟社会文化共同体 2025 蓝图》中与健康有关的四十二项健康战略措施实现（见表 2-1）。

此外，东盟秘书处创建了一个由负责人、高级官员、技术官员和秘书组成的部门，专职负责地区公共卫生治理工作。这成为东盟地区卫生治理制度化进程中的重要里程碑，有助于协调地区卫生行动、聚合地区卫生资源和优化地区卫生结构。

---

① ASEAN, "ASEAN Post-2015 Health Development Agenda for 2015 – 2020", 2015, https：//asean. org/wp-content/uploads/2017/02/APHDA-In-a-Nutshell. pdf, 2020 – 12 – 24.

② ASEAN Health Minster Meeting（AHMM）, "Working Together to Address Complex Health Challenges", ASEAN, 2020, https：//asean. org/asean-socio-cultural/asean-health-ministers-meeting-ahmm/overview-2/, 2020 – 12 – 24.

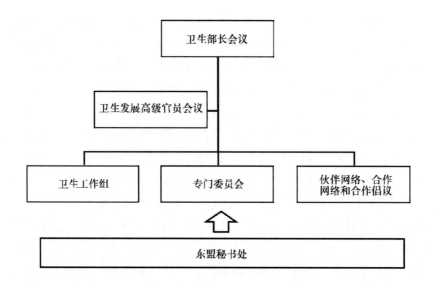

图 2 - 1　东盟的地区卫生治理体系

资料来源：笔者根据相关资料自制。

以卫生部长会议和卫生发展高级官员会议机制为核心，东盟地区逐渐形成了多层次、多部门和分工协作的治理体系。其中，卫生部长会议是决策机构，卫生发展高级官员会议是战略管理机构，而下设的卫生工作组和专门委员会则负责落实具体的卫生议题，伙伴网络、合作网络和合作倡议从不同层次为东盟地区卫生治理提供技术、资金和人力支持，并随着地区卫生治理能力和需求的变化而不断演化（见图 2 -1）。

第二，地区卫生治理"分工与协作"模式进一步深化，新发传染病防控体系基本建立。

东盟通过将地区内多种合作框架"互嵌"，降低提升卫生治理能力成本，实现卫生资源的有效配置。在"分工"方面，东盟在"非典"后初步建立的地区分工与协作框架基础上，进一步加入了工作组模式，并指派不同国家负责。例如东盟高致病性禽流感工作组（HPAI Task Force）机制中，东盟地区五个公共卫生能力较强的国家组成了创始成员国，每个国家分配负责一个领域，其中印度尼西亚负责统一疫苗接种和剔除程序，马来西亚负责起草疾病防控的行动计划以加强应对疾病的应急准备和在区域内建立无病区，菲律宾负责提高公众认识，新加坡负责建立信息共享系统，泰国负责增强区域疾病监测系统旨在快速检测出病毒样本。[1] 东盟传染病专家组（AEGCD）和亚太新发传染病技术咨询小组（TAG）为地区卫生计划的咨询、草拟和建议提供技术支持。

在"协作"方面，主要体现在新发传染病防控系统的初步建立和传染病防控机制间的协作。2007 年 11 月"地区新发传染病信息通报机制方案"通过，并于 2008 年 6 月正式建成了东盟—中日韩传染病信息通报网，标志着地区政府间传染病信息共享制度建成，为各国传染病防控合作的进一步发展提供了信息基础。针对传染性疾病，东盟计划通过东盟疾病监测网、东盟—中日韩传染病信息通报网、东盟—中日韩疾病监测网、东盟—中日韩流行病学网、东盟—中日韩非典联络网、东盟—中日韩卫生部长热线和拟议的区域兽医网及时交流信息和经验，努力建立一个地区传染病识别和控制预警系统。[2] 2009 年"甲流"暴发期间，东盟再次强调了 10 + 3 新发传染病项目（APT EID）、湄公河流域疾病监测网络（MBDS）等合作网络以及共享疫情信息的重要性，并承诺将加大抗病毒药物、医疗设备与个人防护设备的储备，建立地区药物储备库共享系统，将加强检测技术和疫苗方面的实验室合作，[3] 进一步将东盟地区新发传染病治理体系扩展为集防

---

[1]　ASEAN Secretariat, *ASEAN Response to Combat Avian Influenza*, Jakarta, April 1, 2006, https：//asean. org/? static_ post = asean-response-to-combat-avian-influenza-by-asean-secretariat-3, 2020 – 04 – 20.

[2]　ASEAN, *Joint Press Statement China-ASEAN Special Meeting on HPAI Control*, Beijing, March 2nd, 2004, https：//asean. org/joint-press-statement-china-asean-special-meeting-on-hpai-control-beijing-china/, 2020 – 04 – 20; ASEAN, *Co-Chairs'Statement 7th ASEAN Health Ministers and First ASEAN + 3 Health Ministers Meeting*, Penang, Malaysia, April 23, 2004, https：// asean. org/co-chairs-statement-7th-asean-health-ministers-meeting-22-april-2004-first-asean3-health-ministers-meeting-23-april-2004-penang-malaysia/, 2020 – 06 – 18.

[3]　ASEAN, *Joint Ministerial Statement of the ASEAN + 3 Health Ministers Special Meeting on Influenza A（H1N1）*, Bangkok, May 8, 2009, available at: http：//asean. org/jointministerial-statementoftheasean3healthministersspecialmeetingoninfluenzaah1n1bangkok8may20092/; 中华人民共和国国家卫生和计划生育委员会，东盟与中日韩（10 + 3）卫生部长应对甲型 H1N1 流感特别会议部长联合声明，2009 年 5 月 11 日，http：//www. nhfpc. gov. cn/mohwsyjbgs/s9989/200905/40490. shtml。

控、治疗和科研为一体的全方位治理体系。

在此过程中，东盟—中日韩新发传染病项目建立并进入实施第一阶段，成为东盟地区新发传染病防控机制化和体系化进程中重要的里程碑。该项目以 2003 年 6 月通过的《东盟—中日韩防控"非典"和其他传染病行动计划》为基础，逐步发展为一项综合行动计划和实施战略，旨在加强地区的疾病监测能力，为大流行病的暴发进行制度上的准备。① 东盟传染病专家组也将东盟防治新发传染病的行动框架纳入其中，尽可能利用该计划提升东盟传染病防治能力。在该计划第一阶段（2007 年 1 月—2009 年 12 月）的工作中，东盟—中日韩各国"通过标准化程序、区域协议和体制安排来制度化区域监测、报告和应对传染病暴发的机制"，并力求"通过动物卫生专家的参与促进公共和动物卫生区域网络之间的联系"。同时，该项目要求 10 + 3 各国按照《国际卫生条例（2005）》的要求，将疾病信息沟通常态化和机制化，并于 2008 年 6 月在印尼雅加达开通了东盟—中日韩传染病信息通报网。这是地区卫生合作机制化过程中的重要里程碑，它标志着地区以传染病联防联控为核心的公共卫生信息共享通报制度由临时性和应对突发性危机转化为常态化和机制化。此外，该计划还结合了东盟地区的传统特色和社会经济情况，计划"将传统医学（TM）以及补充和替代医学（CAM）纳入东盟—中日韩合作框架中"，② 提升地区卫生服务的可及性和可负担性。

在东盟和 10 + 3 合作框架下，东盟—中日韩新发传染病项目、湄公河流域疾病监测网络③和亚太新发疾病防控战略项目互相支持。一方面，东盟 10 + 3 新发传染病项目前两期实施重点和亚太新发疾病防

①　ASEAN, *Declaration of the 7th ASEAN Health Ministers Meeting*: *Health Without Frontiers*, *Penang*, *Malaysia*, April 22nd, 2004, https：// asean. org/declaration-of-the-7th-asean-health-ministers-meeting-health-without-frontiers-penang-malaysia/, 2020 – 05 – 12.

②　ASEAN, *Declaration of the 7th ASEAN Health Ministers Meeting*: *Health without Frontiers*, *Penang*, *Malaysia*, April 22nd, 2004, https：// asean. org/declaration-of-the-7th-asean-health-ministers-meeting-health-without-frontiers-penang-malaysia/, 2020 – 05 – 12.

③　ASEAN, *Joint Ministerial Statement of the ASEAN + 3 Health Ministers Special Meeting on Influenza A（H1N1）*, Bangkok, May 8, 2009, http：// asean. org/jointministerialstatement-oftheasean3healthministersspecialmeetingoninfluenzaah1n1bangkok8may20092/, 2020 – 05 – 12.

控战略第一阶段的五个目标直接相关,① 旨在加强地区的疾病监测能力，为大流行病暴发做好制度上的准备;② 另一方面，东盟正尝试通过 10 + 3 新发传染病项目和湄公河流域疾病监测网络在世卫组织结构之外进行卫生治理能力的建设。随着地区卫生合作的深化，该地区逐步形成了在东盟、10 + 3 框架、东亚峰会框架、亚太新发疾病防控战略框架以及亚太经合组织框架下开展的多边公共卫生合作模式和囊括融资、协调、治理三位一体的治理体系。

第三，地区卫生合作内容维度的扩展，实现地区卫生治理系统化。

在内容维度上，东盟地区卫生合作议程从最初的只关注传统传染病防控（主要是艾滋病、疟疾和结核病），扩展到对新发传染病防控、慢性病和全民健康覆盖等更广泛领域的关注。东盟从早期就开始注重对传统传染病（主要是被列为"世界三大传染病"的艾滋病、结核病和疟疾）的防控合作。20 世纪 80 年代末 90 年代初，艾滋病开始在世界范围内迅速传播，成为 20 世纪末期人类卫生安全的最大威胁。湄公河次区域是东盟地区艾滋病的"重灾区"，也是全球防治艾滋病行动的重点区域。东盟地区联防联控艾滋病的合作机制于 90 年代初建立，并不断发展，为全球有效控制艾滋病的蔓延做出了贡献。作为协调东盟抗击艾滋病行动的主体机制，东盟艾滋病特别小组（ATFOA）先后制定了四个防控艾滋病的区域方案：AWP Ⅰ（1995—2000）、AWP Ⅱ（2002—2005）、AWP Ⅲ（2006—2010）、AWP Ⅳ（2011—2015），并分别于 2001 年、2007 年和 2011 年东盟首脑峰会期间召开了三次有关艾滋病防控的特别会议。同时，防控艾滋病也在 2007 年被列入东盟社会文化共同体（ASCC）的蓝图中,③ 体现了东盟合作应对艾滋病威胁的最高政治承诺。东盟艾滋病特别小组由东盟各国卫生部人员和各国艾

---

① Sara E. Davies, *Containing Contagion*: *The Politics of Disease Outbreaks in Southeast Asia*, Baltimore Johns Aopkins Uirersity Press, 2019, p. 98.

② ASEAN, *Declaration of the 7th ASEAN Health Ministers Meeting*: *Health Without Frontiers*, Penang, April 22nd, 2004, https：//asean. org/declaration-of-the-7th-asean-health-ministers-meeting-health-without-frontiers-penang-malaysia/.

③ ASEAN Secretariat, *ASEAN Socio-Cultural Community Blueprint*, Jakarta：ASEAN, 2009, https：//www. asean. org/storage/2012/05/8. -March-2016-ASCC-Blueprint-2025. pdf, 2020 – 12 – 06.

滋病委员会专家组成，一年中召开一次会议，为东盟卫生部长会议提供有关防控艾滋病的政策建议。东盟防控艾滋病的第二三四阶段区域计划是通过国家、区域和国际各级的多部门合作而制定的，这个过程涉及来自政府、社区、非政府组织、商业部门以及联合国和其他国际机构等地区内外利益相关方共同参与。① 在已有区域合作防控艾滋病机制的基础上，东盟—中日韩艾滋病地区实验网络建立，制定了战略规划，开展了针对跨境流动人口的艾滋病防控活动，并与全球基金、世界卫生组织、联合国艾滋病规划署等国际机构开展了项目合作。美国也对东盟地区展开了双边援助以促进地区艾滋病防控工作，例如美国国际开发署每年用于越南防治艾滋病的费用约为 6700 万美元，是美国艾滋病防治援助的"重点国家"，② 柬埔寨和泰国也受到美国针对艾滋病防控工作的资金和技术援助。

在针对疟疾和结核病的防控工作中，地区外行动者参与较早，并发挥了重要作用。同时，随着地区疾病监测和报告机制的发展和全球性大流行传染病暴发的缓和，东盟作为地区"内部支持者"也逐步加强了防控地方病的制度建设。英国无国界卫生组织（HPA）在英国政府和中国政府的支持下，自 1993 年起就对缅北地区进行援助，通过提供营养和免疫接种、培训本土医务人员以及社区卫生知识普及，弥补了缅甸政府在该地区的治理空白。③ 而日本和韩国也通过官方发展援助和技术专家网络对东南亚疟疾和结核病防控工作进行技术援助和资金支持，并把东盟地区全民健康覆盖纳入卫生援助项目工作之中。④ 2009 年 10 月，东盟—中国联合推出"预防热带传染性疾病研究计划"，旨在热带传染病领域进行药物和疫苗的地区联合研发。

①　Alan Collins, "Norm Diffusion and ASEAN's Adoption And Adaption of Global HIV/AIDS Norms", *Internatsonal Relations of the Asia-Pacific*, Vol. 13, No. 3, 2013, p. 382.

②　Mark E. Manyin, *US-Vietnam Relations in 2013: Current Issue and Implications for US policy*, CRS Report for congress, Washington, D. C.: Congressional Research Office, July 26, 2013.

③　笔者对健康扶贫行动（原名无国界卫生组织，Health Poverty Action, HPA）张军先生的访谈内容，2020 年 11 月 9 日。

④　笔者对土居健士（DOI Kenichi）先生的访谈内容，2020 年 12 月 3 日。土居健士先生是东京大学全球卫生治理研究课题专家，曾在日本协力机构（JICA）任职多年，参与医疗保障筹资工作以及日本政府卫生对外援助工作。

随着地区传染病监测和报告机制的发展，针对东盟地区虫媒传播疾病报告持续增多的情况，2010 年 "东盟登革热日" 被设立，随后 2013 年亚太领导人疟疾联盟（Asia Pacific Leaders Malaria Alliance）成立，进一步提升了疟疾在卫生政治议程中的地位。根据世界卫生组织数据，2017 年世界平均疟疾病例指数为 59.12，除了非洲之外，世界大部分地区控制疟疾效果显著，[①] 东盟地区疟疾发病率远低于世界平均指数。除了缅甸北部等少数冲突地区，东盟大部分地区都有效控制了疟疾和结核病的蔓延。

在更广泛的健康领域上，东盟地区比较突出的是对全民健康覆盖（UHC）的重视和进展。全民健康覆盖是联合国千年发展目标的重要组成部分，它被定义为所有需要卫生服务的人都不会遭受因医疗服务导致过度经济困难的情况。[②] 全民健康覆盖是可持续发展和减贫的重要组成部分，也是减少社会不平等的关键要素，对民众的健康和福利有直接影响。全民健康覆盖要求卫生系统具有功能性和有效性，提供广泛可用的优质服务。[③] 改变全民健康覆盖在全球不平衡的态势，超过 30 亿人必须自付医疗服务。[④] 一方面，东盟对实现全民健康覆盖做出了政治承诺并制定了相应的政策法规。在地区层次，东盟卫生部长会议和领导人会议多次重申了全民健康覆盖的重要性，并把它设置在东盟地区卫生第三分组的优先目标中。2012 年第 11 届东盟卫生部长会议联合声明强调了包括建设全民健康覆盖在内的五个主要卫生主题。在 2019 年 8 月举行的第 14 届东盟卫生部长会议上，所有国家明确表示都致力于全民健康覆盖。在国家层次上，社会健康保险（SHI）被

①　Global Health Observatory, *Malaria Incidence Per 1,000 Population at Risk*, World Health Organization, February 20, 2019, https：//apps. who. int/gho/tableau-public/tpc-frame. jsp? id = 6, 2020 - 12 - 09.

②　WHO, *The World Health Report：Health Systems Financing：The Path to Universal Coverage*, Geneva：World Health Organization, 2010, https：//www. who. int/whr/2010/en/, 2020 - 12 - 26.

③　WHO, *Research for Universal Health Coverage：World Health Report 2013*, Geneva：World Health Organization, 2013, https：//www. who. int/publications/i/item/9789240690837, 2020 - 12 - 26.

④　WHO, *The World Health Report：Health Systems Financing：The Path to Universal Coverage*.

东盟视为实现全民健康覆盖的一种手段，取得了重大进展。① 泰国
2002 年《国家卫生安全法》强调了对普及医疗保健的政治承诺，其
主要通过税收来筹集全民健康覆盖所需资金，医疗保险涵盖了治疗
肾衰竭、艾滋病/和癌症等高成本疾病的治疗方法。截至 2012 年，
社会健康保险覆盖了泰国的全部人口。文莱将免费获得医疗服务作
为一项国家政策，而马来西亚的医疗保健系统由政府资助和私营部
门合作伙伴组成。② 新加坡通过全国性的 MediSave 医疗储蓄计划，
将居民部分收入存入储蓄账户中以用于将来的住院和医疗费用，再
配合 MediShield Life 和 MediFund 计划，补贴超出储蓄账户金额的部
分医疗费用。③ 印尼于 2014 年推出了国家健康保险计划，目前覆盖
约 84% 的人口。④ 越南政府于 2012 年批准了全民健康覆盖总体规
划，并制定了路线图，目前该计划覆盖越南 90% 的人口。⑤ 菲律宾
杜特尔特总统于 2019 年 2 月签署了《全民医疗保健法》，为未来所
有菲律宾人提供医疗保险服务奠定基础。相较来说，虽然缅甸、老
挝和柬埔寨承诺致力于全民健康覆盖和加强初级卫生保健，但是仍
进展较慢，其卫生保健支出占比远小于其他东盟国家。其中，老挝
只有 15% 左右的健康保险覆盖率，缅甸政府于 2012 年批准了
"2030 年实现全民健康覆盖的目标"，柬埔寨 2005 年通过了社会健
康保险总体规划。但是，2016 年柬埔寨和缅甸的公共卫生保健支出
分别仅占其卫生总支出的 21.8% 和 20.1%，⑥ 全民健康覆盖在东盟
欠发达国家的实现程度总体较差。

---

① Hoang Van Minh et al. , " Progress toward universal health coverage in ASEAN", *Global Health Action*, Vol. 7, Issue 1, 2014, pp. 3 – 4.

② Hoang Van Minh et al. , " Progress toward universal health coverage in ASEAN", *Global Health Action*, Vol. 7, Issue 1, 2014, pp. 3 –4.

③ Jadej Thammatacharee, "UHC gains momentum in ASEAN but challenges remain", *the Nation Thailand*, Janarary 24, 2020, https：//www. nationthailand. com/opinion/30380978, 2020 – 12 – 26.

④ Ramon Lorenzo, Luis R. Guinto et al. , " Universal health coverage in ' One ASEAN': are migrants included?" *Global Health Action*, Vol. 8, No. 25749. 24, 2015, pp. 725 – 749.

⑤ Jadej Thammatacharee, "UHC gains momentum in ASEAN but challenges remain", *the Nation Thailand*, Janarary 24, 2020, https：//www. nationthailand. com/opinion/30380978, 2020 – 12 – 26.

⑥ Jadej Thammatacharee, "UHC gains momentum in ASEAN but challenges remain", *the Nation Thailand*, Janarary 24, 2020, https：//www. nationthailand. com/opinion/30380978, 2020 – 12 – 26.

同时，地区卫生合作制度也逐步由单一传染病防控发展为防控多种卫生安全威胁的复合机制，合作制度涵盖范畴也由仅包括人类疾病到涵盖人畜共患病和生化健康威胁。同时，随着东盟地区卫生合作深化，东盟开始致力于整合多种安全威胁的应对机制，提出要"在卫生领域建立防控传染病和非传染病一体化机制"。[①] 马来西亚甚至还提出了建立区域疾病控制中心的想法。[②] 这标志着地区公共卫生安全合作开始从危机主导的应急性、临时性机制转入由正式的法律规范、文件所确立的规范化、系统化机制。在卫生培训方面，东盟—中日韩现场流行病学培训（10＋3 FETN）和区域快速遏制疾病演习，[③] 从技术和沟通协作层面加强了地区卫生能力建设。随后又提出"加强机制联系、建立伙伴关系、分享信息和协调地区性倡议"[④] 等多项深化制度性合作的举措，促进了地区卫生合作机制横向和纵向的多维度发展。总体来看，东盟逐步形成了集防控、治疗和科研为一体的治理体系。

第四，通过伙伴关系加强与外部利益相关方互动，构建以东盟为中心的卫生伙伴关系网络。

东盟通过"加强机制联系、建立伙伴关系、分享信息和协调地区性倡议"促进地区卫生合作机制发展。鉴于资金短缺是东南亚地区卫生治理的主要障碍之一，东盟通过卫生援助和伙伴关系网络发展了多个双边和多边筹资伙伴关系，[⑤] 东盟动物健康信托基金（AHTF）

---

① 中华人民共和国外交部：《落实中国—东盟面向和平与繁荣的战略伙伴关系联合宣言的行动计划》，2004 年 12 月 21 日，https：//www. fmprc. gov. cn/web/ziliao_ 674904/1179_ 674909/t175829. shtml，最后浏览日期：2020 年 12 月 25 日。

② Mely Caballero-Anthony, "Non-traditional security and infectious diseases in ASEAN：going beyond the rhetoric of securitization to deeper institutionalization", p. 515.

③ Mely Caballero-Anthony, "Non-traditional security and infectious diseases in ASEAN：going beyond the rhetoric of securitization to deeper institutionalization", *Pacific Review*, Vol. 21, No. 4, 2008, p. 516.

④ 中华人民共和国国家卫生健康委员会：《关于预防、控制和应对禽流感东亚峰会宣言》，2005 年 12 月 21 日，http：// www. nhc. gov. cn/zwgk/wtwj/201304/58a4e6620dd74d7b89315095b42973e7. shtml，最后浏览日期：2020 年 5 月 12 日。

⑤ ASEAN Secretariat, *ASEAN Response to Combat Avian Influenza*, Jakarta, April 1, 2006, https：//asean. org/？ static_ post = asean-response-to-combat-avian-influenza-by-asean-secretariat-3, 2020－04－20.

和禽流感区域基金（AIRF）不仅加深了东盟与外部伙伴的合作，也为地区卫生合作推进提供资金保障。

此外，东盟各国进一步加深了与美国国防部下属的疾病监测、应对、研发机构的伙伴关系。早在二战时期，美国海军医学研究所（NAMRU）就介入了东南亚地区的卫生治理。随后，为应对霍乱暴发和保护驻军美军士兵的安全，美军在二战后初期就在泰国曼谷建立了实验室，即现在的美国军方医学研究所（AFRIMS）。2005年1月，美国国会通过了旨在防范大流行性禽流感的第1815号决议，为国防部提供了扩大和加强其系统的机会。① 于是，美军卫生监测中心（AFHSC）下属的美国国防部全球新发传染病监测和应对系统（DoD-GEIS）针对《国际卫生条例（2005）》所要求的传染病监测和报告能力，在2005—2008年间实现了全球范围内明显的扩展，美国国防部新发传染病监测和应对网点于2009年之后实现了在东南亚地区的密集覆盖。② 美国海军医学研究所和海军医学研究所第二分院（NAMRU-2）作为美国国防部全球新发传染病监测和应对系统的重要分支，通过与东盟建立伙伴关系进一步加强了介入该地区卫生治理活动。反过来，东盟也通过与美军疾控系统建立伙伴关系，获得了技术和资金支持。

同时，东盟在内部还应该建立更多的跨部门联系，将经济、文化、劳工、卫生等议题都纳入互相联动的体系中考虑，包括高级别政策论坛、专家共同体、伙伴关系和跨部门行动等多层次、多领域的卫生治理网络应该被建立，③ 并建立了推进区域卫生议程讨论的四个分组，④ 以促使东盟内部卫生治理结构适应深度全球化时代日益复杂的

---

① Jeremy Sueker et al. , "Influenza and Respiratory Disease Surveillance: the US Military's Global Laboratory-based Network", *Influenza and Other Respiratory Viruses*, Vol. 4, No. 3, 2010, p. 155.

② Jeremy Sueker et al. , "Influenza and Respiratory Disease Surveillance: the US Military's Global Laboratory-based Network", *Influenza and Other Respiratory Viruses*, Vol. 4, No. 3, 2010, p. 155.

③ ASEAN, *Regional Action Plan on Healthy ASEAN Lifestyles*, August 16, 2012, https://asean. org/? static_ post = regional-action-plan-on- healthy-asean-lifestyles, 2020 - 12 - 02.

④ 东盟卫生治理议程设置的四个分组分别是：健康促进、疾病预防、卫生系统发展和食品安全。

卫生挑战。在 2018 年制定的《2015 年后东盟卫生发展议程》中，东盟提出了"健康、关怀和可持续的东盟共同体"愿景，跨部门信息共享、技术交流和政策制定被再次强调，① 虽然《东盟后 2015 卫生发展议程》和《东盟社会文化共同体 2025 蓝图》并没有法律约束力，但是在东盟的政治文化环境中，这样的政治承诺和声明无疑对东盟十国都施加了政治压力，以非法律的方式促进各国遵守。逐渐的，东盟地区卫生治理不再局限于单一部门或单一领域，实现了立体式发展。

随着地区卫生治理框架的不断发展，东盟还制定了一系列推动卫生议程制定的相关机制。2012 年，东盟提出了"东盟 2020 健康愿景"，并制定了《2020 年健康生活方式的区域行动计划》。该计划意识到东盟地区卫生问题是与其他社会文化问题互相联动的，因此，东盟地区公共卫生治理政策应充分考虑"东盟社会文化共同体支柱下其他问题（社会问题、教育问题、环境问题和灾害管理等）的共同解决"，并指出"卫生治理政策的制定应围绕东盟成员国实际需求，而不是国际上的普遍要求"，强调了东盟地区独特的环境和需求。另外，该计划还提出要建立管理卫生治理行动的区域性机制，以推动地区卫生政策制定，协调区域卫生治理行动，实现区域内外行动的协调和联动。

（三）规范适应：具有东盟地区特色的治理框架

除了对地区卫生合作制度的建设完善，东盟还根据地区实际需要和地区敏感性，灵活调整国际公共卫生治理规范在地区内的实施内容、实施方式和实施重点，在尊重"不干涉内政"和"协商一致"等重要地区原则的同时促进地区卫生合作，使地区卫生治理规范和地区卫生合作框架充分适应东盟地区的传统与现实，有效地实现了规范适应和规范改造，从而实现了深度制度化。

《国际卫生条例》作为全球公共卫生治理的基础性规范，最初于 1969 年由卫生大会通过，随后于 1973 年、1981 年、1995 年进行修订，目前使用的版本是 2005 年 5 月 23 日通过的《国际卫生条例（2005）》

---

① ASEAN, "ASEAN Post-2015 Health Development Agenda 2016 – 2020", Jakarta: ASEAN Secretariats, 2018.

（International Health Regulations, IHR 2005）。[①] 其实，自 1995 年就提出了修订《国际卫生条例》，但直至"非典"暴发，紧接着禽流感又在人畜之间传播，多次大面积传染病暴发的紧迫感才加快了《国际卫生条例》在 2005 年被世界卫生大会通过的速度。[②] 《国际卫生条例（2005）》要求世界各国和世界卫生组织增强自身检测、报告和应对紧急公共卫生事件的核心能力，从而构建全球性公共卫生防御体系。[③]

　　尽管东盟成员国的卫生系统能力和政治体系存在很大差异，并且面临不同的政治、社会和技术挑战，但以合作的方式追求能力建设目标是东盟地区对《国际卫生条例（2005）》的独特回应。东盟通过结合该地区的经济社会文化特征，对国际规范的重新解释、表述和实践，于 2005 年制定了适应本地区的疾病控制规范——《亚太地区新发疾病防治战略》（以下简称 APSED），并建立起一个联合世界卫生组织东南亚办公室与西太平洋办公室的区域公共卫生治理框架，[④] 支持东盟成员国奉行合作原则，采取集体行动来提升区域公共卫生治理能力，明确了在该区域分阶段提升不同核心能力的优先次序。该规范于 2007 年正式生效，与世界卫生组织总部强调国家和国际责任不同的是，APSED 被认为是一条"中间道路"，因为它明确了新发疾病带来的区域共同风险和区域合作的需求，有助于使《国际卫生条例（2005）》真正落地东盟，并减少国际规范与本地区传统原则之间潜在的规范性冲突。[⑤]

---

　　① 详见《世界卫生组织正式记录》1969 年第 176 期，WHA22. 46 号决议和附件 1；《世界卫生组织正式记录》1973 年第 209 期，WHA26. 55 号决议；《世界卫生组织正式记录》1973 年第 209 期，WHA26. 55 号决议；WHA34/1981/REC/1，WHA34. 13 号决议；《世界卫生组织正式记录》1974 年第 217 期，WHA27. 45 号决议和 EB67. R13 号决议、WHA48. 7 号决议和 WHA58. 3 号决议。

　　② Sara E. Davies, *Containing Contagion*: *The Politics of Disease Outbreaks in Southeast Asia*, Bultinore: Johns Hopkims Unirversiy Press, 2019, p. 15.

　　③ 《亚太地区新发疾病防治战略和国际卫生条例（2005）》，2010 年，世界卫生组织西太平洋区域办事处，资料号：WPR/RC61/9，第 11 页。

　　④ Clare Wenham, "Regionalizing Health Security: Thailand's Leadership Ambitions in Mainland Southeast Asian Disease Control", *Contemporary Southeast Asia*: *A Journal of International and Strategic Affairs*, Vol. 40, No. 1, 2018, p. 134.

　　⑤ Sara E. Davies, *Containing Contagion*: *The Politics of Disease Outbreaks in Southeast Asia*, Baltimaore: Johns Hopksns Univeitity Press, 2019, pp. 4 – 11.

APSED 的新颖之处在于，它设计的《国际卫生条例（2005）》遵约路径不仅根据区域的实际需要，还考虑到了地区内各国卫生系统能力的不同和政治环境的敏感性。该地区性规范充分考虑到地区政治文化，允许东盟国家自主决定何时参与外部评估，虽然这使东盟国家不一定能在世卫组织规定的时限内达到《国际卫生条例（2005）》规范的要求，但 APSED 通过自主、渐进分层的方法，保证所有东盟能通过持续互动以及围绕《国际卫生条例（2005）》在地区内的修订，产生一种普遍的区域义务感。[①] 另外，APSED 在建构之初就将东盟和中日韩纳入框架内，创造了一种集体治理方式，对地区卫生治理合作产生了积极影响。一方面，东盟和中日韩的加入为亚太地区新发疾病防治战略提供了政治承诺，为国际卫生治理规范融入东盟地区提供了制度保障；另一方面，此前东盟各国分散在世卫组织两个地区机构管辖下，引入东盟和中日韩有利于稀释两个管辖区之间潜在的分歧，促进共识达成。东盟秘书处作为行政中枢负责全面推进 APSED，这不仅能促进成员国、世卫组织和捐助方间的沟通，使各方更好地了解如何处理公共卫生突发事件以及所需资源，还能保证行政运作得到充分的技术支持。[②] 这种以东盟为中心的独特的政治技术伙伴关系极大地促进了东盟各国对国际公共卫生治理规范的遵守。

作为旨在引导亚太地区各国加强《国际卫生条例（2005）》核心能力建设、达到其核心能力要求的路线图，[③] APSED 已成为一个为各方合作提供指导的、统一的区域框架。它通过加强各国和本区域在管理新发疾病、防控疾病大流行的网络建设和能力建设，以期达到国际卫生条例核心能力要求所需的国家及地区能力。[④] 2010 年 4 月，《国际卫生条例（2005）》审查委员对全球应对"甲流"大流行的工作进

---

①　Sara E. Davies, *Containing Contagion*：*The Politics of Disease Outbreaks in Southeast Asia*，Baltimaore：Johns Hopksns Univeitity Press，2019，p. 106.

②　Sara E. Davies, *Containing Contagion*：*The Politics of Disease Outbreaks in Southeast Asia*，Baltimaore：Johns Hopksns Univeitity Press，2019，pp. 98 – 99.

③　《亚太地区新发疾病防治战略和国际卫生条例（2005）》，2010 年，世界卫生组织西太平洋区域办事处，资料号：WPR/RC61/9，第 11 页。

④　《亚太地区新发疾病防治战略和国际卫生条例（2005）》，2010 年，世界卫生组织西太平洋区域办事处，资料号：WPR/RC61/9，第 2 页。

行评估，审查表明《国际卫生条例（2005）》在全球应对"甲流"过程中发挥了核心作用，惊喜的是，在治理能力较低且内部发展不平衡的东盟地区也显现出良好的实施效果。[1] 通过对《国际卫生条例》的本土化适应并获得东盟 10 + 3 的政治支持，APSED 使东盟国家的疫情监测和报告行为发生了积极变化。表现出较强的对国际公共卫生规范的遵从性以及对疾病的监测和确认能力持续增强。[2] 这和东盟地区灵活根据地区实际情况对《国际卫生条例（2005）》进行了有效的本土化改造是密不可分的。本研究第三到五章将会对其进行详细阐述。

三　东盟利用"网络化"促进卫生治理利益相关方多层次协作

世界卫生组织松散的结构严重影响了其行动效率和公共卫生规范的执行力。东盟建立了以其为核心的包容性地区卫生合作网络和卫生伙伴关系，为不同层次、不同部门的卫生治理多利益相关方提供了沟通、政策探讨和联合执行的平台。这种包容性的地区卫生协作治理网络极大地推动了东盟地区卫生治理的发展。

第一，东盟建立了囊括政府、国际组织、非政府组织、社区组织、研发组织以及关键个体的多层次、多部门的利益相关方网络，不仅有助于地区卫生治理实际需求与卫生治理政策规范的对接，卫生治理计划与卫生治理实践的对接，还有助于知识共享渠道的建立和技术资源与专业知识的运用得到政治支持。例如，泰国定期召开国际卫生大会，并多次举办"国际卫生政策项目"（IHPP）。该项目由泰国卫生部号召，泰国高校和相关科研机构组织，并与伦敦卫生与热带医学院等域外科研机构密切合作，促进了东盟各国卫生官员与公共卫生专家以及机构的沟通交流和相互学习，有助于将知识

---

① WHO, "How Will the Global Response to the Pandemic H1N1 be Reviewed", April 12, 2010, https：// www. who. int/csr/disease/swineflu/frequently_ asked_ questions/review_ committee/en/, 2020 – 12 – 02.

② Emily H. Chan et al. , "Global Capacity for Emerging Infectious Disease Detection", *Proceedings of the National Academy of Sciences*, Vol. 107, No. 50, 2010, pp. 21701 – 21706.

生产转化为政治决策，① 也有助于地区多层次卫生协作治理政策的制定和实施。另外，公共卫生议题长期以来都是东盟人民论坛社会文化分组的核心议题之一，有助于政府部门与非政府组织以及市民社会组织保持对话，达成共识，促进多层次、跨部门的地区卫生协作治理发展。

东盟还建立起了以东盟艾滋病特别小组（ATFOA）为核心的亚太艾滋病区域网络联盟。东盟国家治理能力的不平衡和社会文化特色的多样性使联合国等国际组织在进行地区艾滋病防治工作时缺乏协调性，从而影响了国际防控艾滋病项目在东盟地区充分发挥作用。因此，东盟首先将东盟秘书处以及卫生部长和发展高官会议机制都纳入防治艾滋病行动的治理网络中，增强地区合作防控艾滋病的政治意义，有利于协调区域行动，增强行动有效性和区域性。② 在这个网络中，除了东盟秘书处、东盟 10 + 3 卫生部长会议机制和卫生高管机制之外，亚太艾滋病患者网络（APN +）、亚太艾滋病协会（ASAP）、亚洲减少伤害网络（AHRN）、亚太性工作者网络（APNSW）、亚洲艾滋病和流动人口协调行动（CARAM-Asia）、亚太艾滋病服务组织委员会（APCASO）、东盟艾滋病商业联盟（ASEAN-BCA）等民间社会团体和艾滋病患者代表也都充分参与到地区防控艾滋病的政策制定和行动之中，形成了具有包容性和实操性的多利益相关方共同体网络。而联合国艾滋病规划署作为全球艾滋病防控的规范倡导者，既是参与东盟地区艾滋病治理网络的利益相关方，也是东盟地区防控艾滋病行动的资金和专业知识提供方。在这个多层次、跨部门的多利益相关方网络之中，东盟具有主导权和中心性，既保证了国际防控艾滋病规范和计划能够在东盟地区有效实施，也有利于东盟保持自主性，将地区实际需求和政策行动进行对接。

在东盟抗击"登革热"的努力中，东盟通过将亚洲开发银行这类的地区性金融组织纳入多利益相关方治理网络中，弥补了国际组织

---

① WHO, Sustaining Capacity in Health Policy and Systems Research in Thailand, *Bulletin of the World Health Organization*, Vol. 87, 2009, pp. 72 – 74.

② Alan Collins, "Norm Diffusion and ASEAN's Adoption and Adaption of Global HIV/AIDS Norms", *International Relations of the Asia-Pacific*, Vol. 13, No. 3, 2013, p. 385.

和社会在该地区治理的空白。因为登革热属于"被忽视的热带传染病"，往往不会成为国际层面多边卫生合作的重点，也并未被世卫组织重视。但这在东盟地区是一个影响较大的疾病，因此东盟通过将亚洲开发银行纳入治理网络中，为东盟地区抗击"登革热"提供了资金支持。

此外，东盟建立了囊括地区内外研发机构的疫苗研发合作网络。疫苗作为传染病控制的有效手段，其研发能力对于一个国家和地区的公共卫生治理水平和可持续性有至关重要的影响。东盟地区通过与地区内外研发机构建立伙伴关系而编织了一个疫苗研发合作网络。其中，泰国、马来西亚和新加坡三国凭借着在地区内较强的经济发展水平和科研能力，成为这一网络的主导国家。[1] 该网络中的研发机构主要来自这三个国家，同时通过合作伙伴关系网络，与美国、澳大利亚、法国、韩国、瑞典、瑞士、比利时和奥地利等国建立了合作研发关系。同时，跨国公司在东盟地区疫苗研发合作网络中也占据重要地位。其中，英国制药公司葛兰素史克的比利时分公司是东盟疫苗研发网络的主要合作伙伴（见图 2 - 2）。

第二，鉴于资金短缺是东盟地区卫生治理的主要障碍之一，东盟将地区卫生治理"网络化"有助于促进援助资金和需求的有效对接。东盟通过卫生援助和伙伴关系发展了多个双边和多边筹资伙伴关系网络。[2] 例如，2006 年 1 月 17—18 日，东盟在 10 + 3 国际禽流感和流感承诺大会（International Pledging Conference on Avian and Human Influenza）上，建立了以东盟为核心的多边筹资伙伴关系网络，网络中主要的捐资者包括欧盟、世界银行、亚洲开发银行和美国疾控中心。通过厘清地区卫生援助需求的优先次序，协调地区卫生援助资金分配和供需对接，东盟地区多边筹资伙伴关系网络有助于东盟各国在多层次的卫生伙伴关系中保持卫生资金的充足稳定和持续性，也有利于卫

---

① Jaime C. Montoya et al., "A Look at the ASEAN-NDI: Building a Regional Health R&D Innovation Network", *Infectious Diseases of Poverty*, Vol. 3, No. 15, 2014, p. 6.

② ASEAN, "*ASEAN Response to Combat Avian Influenza*", Jakarta: ASEAN Secretariat, April 1, 2006, https://asean.org/? static_post = asean-response-to-combat-avian-influenza-by-asean-secretariat-3, 2020 - 12 - 02.

生资金的分配公平和可及性。美国医学协会基金对东盟在区域疾病控制行动中展现出的聚合协调能力和高度自主性表示认可，并在该地区成立了东盟动物健康信托基金，① 为地区人畜共患病的防控和研究提供资金保障。

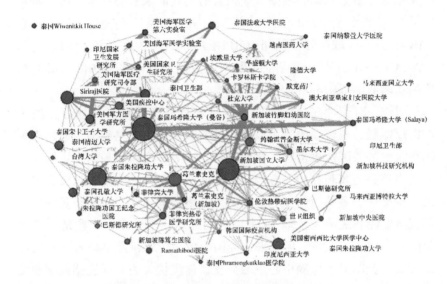

图 2 - 2　东盟地区疫苗研发合作网络

资料来源：Jaime C. Montoya et al.，"A Look at the ASEAN-NDI：Building A Regional Health R&D Innovation Network"，*Infectious Diseases of Poverty*，Vol. 3，No. 15，2014，p. 6。

第三，东盟地区卫生治理网络的建立不是"另起炉灶"，而是以现有机制和网络为基础，充分利用可用资源，减少东盟地区治理网络构建的成本，也根据地区实际需求优化了地区卫生治理资源配置和结构。例如，《亚太地区新发疾病防控战略》作为本土化后的地区传染病防控规范，充分利用该地区已有的湄公河流域监测网络、东盟—中日韩 10 + 3 合作网络和东盟伙伴关系网络，建立了一个囊括域内外多利益相关方的多层次松散网络。该网络依靠现有网络基础既避免了

① ASEAN，"*ASEAN Response to Combat Avian Influenza*"，Jakarta：ASEAN Secretariat，A-pril 1，2006，https：// asean. org/？ static _ post = asean-response-to-combat-avian-influenza-by-asean-secretariat-3，2020 - 12 - 02。

"另起炉灶"的风险，也与全球性传染病防控网络形成互补，改善了世卫组织治理体系下东盟地区的割裂，满足了东盟地区特定的卫生治理需求，有利于卫生治理能力的全面提升。

在应对"新冠肺炎"疫情的过程中，东盟以其现有的传染病防控和监测网络为基础，根据目前东盟的实际需求和新技术，进一步发展了东盟紧急行动中心（EOC Network）、风险沟通和评估中心（ARARC）、区域实验室网络（RPHL）和 10 + 3 现场流行病学培训（ASEAN + 3 FETN），并创立了利用大数据来预测疫情扩散情况的东盟生物离散虚拟中心（ABVC）。

同样，对于"二战"时期和战后一直在东盟地区长期存在的美军医疗体制，东盟在改变了以往对其的被动依赖的基础上，通过与美军在该地区的医疗机构建立伙伴关系，将美军疾病防控制度也纳入以东盟为核心的多利益相关方合作治理网络之中，形成了以东盟为主导的，多层次、多部门的多利益相关方网络治理模式。目前，美国国防部流感监测系统遍及全球 75 个国家的近 500 个地点，东盟地区有密集的站点覆盖。[1] 2008 年以来，美国国防部全球新发感染监测和反应系统成为美军卫生监测中心下的分支，逐步扩大为全球流感监测和反应倡议中一个重要组成部分，致力于向利益攸关方提供准确和及时的疫情监测结果，并通过美国疾控中心以及其他世卫组织合作机构将这些信息发送给全球流感监测网络（GISN，现改名为 GISRS）。由于该阶段东盟地区高致病性禽流感的频发，该组织也与东盟合作探讨东南亚（主要是泰国和柬埔寨）人畜共患病的关联机制。[2] 2013 年 6 月，亚洲海军医学研究中心成立，并在泰国曼谷和印尼雅加达分别建立了美国军方医学研究所（AFRIMS）和美国海军第二医学研究室（US

---

① Jeremy Sueker et al. , "Influenza and Respiratory Disease Surveillance: the US Military's Global Laboratory-based Network", *Influenza and Other Respiratory Viruses*, Vol. 4, No. 3, 2010, p. 155.

② Jeremy Sueker et al. , "Influenza and Respiratory Disease Surveillance: the US Military's Global Laboratory-based Network", *Influenza and Other Respiratory Viruses*, Vol. 4, No. 3, 2010, p. 159.

Naval Medical Research Unit No. 2），① 进一步深化了东盟国家与美军医疗机构的伙伴关系。②

第四，东盟地区卫生合作治理网络兼顾双边合作与多边合作方式，保证了网络中多利益相关方互动的灵活性和舒适度，也是东盟独特的政治文化在公共卫生治理领域的体现。一方面，东盟与美国、日本和中国等国家建立了多个双边合作机制。例如中国—东盟10＋1卫生合作是东盟双边卫生合作中的代表机制。在将中国—东盟卫生部长会议和卫生发展高官会议机制常态化的同时，建立了中国—东盟公共卫生基金，联通了传染病信息网，推出10＋1"预防热带传染性疾病研究计划"和人力资源开发合作项目，加强了中国和东盟各国检验检疫等边境管理部门间的合作，定期召开农业或卫生部长会议和高官会议，适时召开卫生和农业部长联席会议，互派专家组，联合举办技术培训班，以及提供资金、物资、技术援助，等等。美国也通过对艾滋病的防治援助、"预防禽流感国际伙伴关系"（IPAPI）和"全球卫生倡议"（GHI）等合作框架分别与东盟国家建立了双边卫生合作关系，而日本也通过官方发展援助（ODA）和日本协力机构（JICA）展开了对东盟地区的双边卫生治理援助和合作。

另一方面，以东盟为核心的公共卫生多边合作机制成了该地区卫生治理的主要框架。其中最具有代表性的就是东盟—中日韩10＋3合作框架、亚太经合组织以及亚太地区新发疾病防治战略。"10＋3"合作框架在地区卫生合作和危机应对的过程中发挥着日益重要的作用，在此框架下，东盟—中日韩卫生部长会议机制、卫生发展高官会议机制、新发传染病项目、现场流行病学培训网络、非典防治网络以

① 美国国防部在海外共有五个医学实验室：除了上述在泰国曼谷的美国军方医学研究所（Armed Forces Research Institute of the Medical Sciences，AFRIMS）和印尼雅加达的美国海军第二医学研究室（US Naval Medical Research Unit No. 2）之外，还有在秘鲁利马的美国海军军事研究所中心支队（US Naval Medical Research Center Detachment）、埃及开罗的美国海军第三军事研究室（US Naval Medical Research Unit No. 3）、肯尼亚内罗毕的美国海军军事研究室肯尼亚分室（US Naval Medical Research Unit-Kenya）。具体请参见 Jeremy Sueker et al. , "Influenza and Respiratory Disease Surveillance: the US Military's Global Laboratory-based Network", *Influenza and Other Respiratory Virnses*, Vol. 4, No. 3, 2010, p. 156.

② J. Stephen Morrison et al. , *A Greater Mekong Health Security Partnership: A Report of the CSIS Task Force on Health and Smart Power in Asia*, Washington, D. C. : CSIS, July 2013, p. 10.

及禽流感区域基金等合作机制建立并不断深化，推动了东盟地区卫生治理的发展。同时，亚太经合组织也在地区卫生合作中发挥着重要作用。2003 年底，亚太经济合作组织论坛建立卫生专责小组（HTF）并举行了特别会议。① 在认识到合作在应对传染病大流行上的重要性后，卫生专责小组于 2007 年改为亚太经合组织卫生工作组，并定期参加该组织的正式会议，将区域卫生议程制定机制常态化。② 此外，该组织还建立了亚太经合组织新兴传染病网络系统（APEX EINet）和亚太经合组织卫生工作小组等合作机制。而亚太新发疾病防控战略是由东盟主导的、与世卫组织西太平洋办公室和东南亚办公室合作建立的地区传染病合作防控框架，在协调地区疾病控制行动、提升地区核心能力建设和完善地区传染病监测检验系统中发挥了不可替代的作用。

四 新冠肺炎疫情下地区卫生协作治理机制完善与合作成效

"新冠肺炎"疫情在全球的大流行成了 2020 年影响最大的"黑天鹅事件"，对全球的经济、政治和社会都造成了不可估量的深远影响。截至 2020 年 11 月 13 日，全球"新冠肺炎"确诊人数已高达5200 多万人，其中已有 120 多万人死亡。③ 这次新发传染病的危急程度和影响范围空前，对比卫生治理水平相对较高的部分西方国家出现的治理失序，东盟第一时间合作应对，在短时间内控制住了疫情蔓延。根据世卫组织统计，东盟地区疫情的峰值主要集中在一月中下旬至二月中下旬，随后基本保持平稳。而欧洲和北美自三月以来疫情一直未得到有效控制，总确诊人数和总死亡人数远超其他地区。④ 现实

---

① APEC, "Health Working Group (Health Task Force)", Asia-Pacific Economic Cooperation, 2008, http：// www. apec. org/ Groups/SOM-Steering-Committee-on-Economic-and-TechnicalCooperation/Working-Groups/Health. aspx, 2020 - 02 - 23.

② Kelly Lee et al. , "Asian Contributions to Three Instruments of Global Health Governance", *Global Policy*, Vol. 3, No. 3, 2012, pp. 348 - 361.

③ WHO, "WHO Coronavirus Disease (COVID-19) Dashboard", 2020, https：// covid19. who. int/, 2020 - 11 - 13.

④ WHO, "Coronavirus disease (COVID-19)", May 7, 2020, https：// www. who. int/emergencies/diseases/novel-coronavirus-2019/situation-reports, 2020 - 11 - 13.

再一次证明，东盟地区兼具灵活性和稳定性的卫生合作破除了发展水平差异带来的治理困境，给国际卫生合作提供了值得借鉴和研究的新路径。

2019 年 12 月下旬，当中国报告了第一例不明原因的肺炎病例后，东盟—中日韩（10 + 3）地区卫生协作治理机制迅速启动，并针对此次疫情在现有制度基础上优化治理结构，实现了地区卫生协作治理机制的进一步深化与完善。

一方面，东盟地区延续了会议和声明的传统，高频率地召开一系列多层级、多部门的高级别会议，就共同威胁达成共有认知，为进一步完善地区卫生协作治理机制奠定共识基础。尽管东盟不是一个具有超国家管理功能的地区组织，但它具有很强的协调功能。① 以东盟为核心的东盟地区卫生合作通过一系列高级别会议提升了新冠肺炎议题的政治优先性，② 并就合作应对疫情和后疫情时代增强经济合作达成了政治共识，做出了集体政治承诺。同时，会议坚持对地区多元性的关注，讨论了不同国家在应对疫情方面的不同需求和能力差距，并指出这可以通过在国家或区域层面发展对话伙伴合作予以支持。这一系列会议和声明使东盟各国就"共同安全"达成共有认知，并做出集体政治承诺，为制度化建设提供思想基础和遵约保证，形成了地区卫生合作的社会化背景。

具体来说，2020 年 2 月 3 日东盟—中日韩（10 + 3）卫生发展高官特别会议召开，进一步就在区域合作框架下进行疫情信息分享和经验交流达成了共识。2 月 13 日，东盟峰会第一次大使级会议在印尼雅加达举行，主题为合作抗击新冠肺炎疫情的蔓延。2 月 15 日东盟发表"关于协同应对新冠肺炎问题的主席声明"，对中方抗击疫情的努力表示支持，强调东盟各国应齐心协力应对新冠肺炎疫情。③ 2 月

---

① 张洁：《中国与东南亚的公共卫生治理合作——以新冠疫情治理为例》，《东南亚研究》2020 年第 5 期。

② ASEAN, *ASEAN Senior Health Officials Enhance Regional Collective Actions against COVID-19 Pandemic*, Jakarta, March 13, 2020, https://asean. org/asean-senior-health-officials-enhance-regional-collective-actions-covid-19-pandemic/, 2020 – 11 – 13.

③ 中国驻东盟大使邓锡军：《特殊时刻，手足情深》，《人民日报》2020 年 2 月 20 日第 17 版。

20 日和 3 月 31 日，中国—东盟关于新冠肺炎问题特别外长会议和疫情防控会议分别召开，中国和东盟就携手应对疫情达成了重要共识，并做了政治承诺。会议还讨论了区域内不同国家在应对疫情方面的不同需求和能力差距，并指出这可以通过在国家或区域层面发展对话伙伴合作予以支持。① 3 月 20 日，中日韩新冠肺炎问题特别外长视频会议达成了探讨地区联防联控机制，有效防止疫情跨境传播的政治共识。3 月 30 日，东盟和韩国就已采取应对"新冠病毒"的措施交换了信息，并承诺将在全民健康覆盖和新兴传染病方面加强合作。4 月 7 日，东盟—中日韩（10＋3）新冠肺炎问题卫生部长会议举行。4 月 14 日，东盟—中日韩（10＋3）抗击新冠肺炎疫情领导人特别会议顺利举行，会议达成重要共识，发表了联合声明，指出"东盟＋3 应设立应对公共卫生突发事件的特别基金、考虑建立 10＋3 重要医疗物资储备、鼓励 10＋3 各方相互支持公共卫生人力资源开发和能力建设，以及发挥东盟公共卫生应急行动中心网络（PHEOC）和东盟生物离散虚拟中心（ABVC）等机制作用"。这次会议进一步强化了地区国家合作意识，提振了合作信心，明确了合作方向，② 是东盟地区卫生协作治理机制深化完善过程中的重要节点。

4 月 23 日，第 21 届东盟—中国联合合作委员会会议召开，东盟与中国重申了建立更紧密合作和进一步加强战略伙伴关系的承诺，并强调有必要通过现有框架加强东盟与中国的合作，以减轻大流行及其影响，以确保区域供应链，特别是诸如食品、商品、药品和医疗用品等基本商品的供应链稳定。③ 5 月 29 日，中国与东盟发表《中国—东盟经贸部长关于抗击新冠肺炎疫情加强自贸合作的联合声明》，强调双方加强合作、坚定信心，消除疫情对全球和区域贸易投资的影响，

---

① ASEAN, *ASEAN Senior Health Officials Enhance Regional Collective Actions Against COVID-19 Pandemic*, Jakarta, March 13, 2020, https://asean. org/asean-senior-health-officials-enhance-regional-collective-actions-covid-19-pandemic/, 2020 – 11 – 13.

② 中华人民共和国中央人民政府：《外交部：东盟与中日韩（10＋3）抗击新冠肺炎疫情领导人特别会议取得重要成果》，2020 年 4 月 16 日，http://www.gov.cn/xinwen/2020-04/16/content_ 5502885. htm。

③ ASEAN, *ASESN-China Reaffirm Commitment to Forge Closer Cooperation*, Jakarta, April 24, 2020, https://asean. org/asean-china-reaffirm-commitment-forge-closer-cooperation/, 2020 – 11 – 13.

承诺携手应对疫情，保持市场开放，取消不必要的贸易限制措施，并开展各层次和各领域的抗疫合作。[①] 6 月 4 日东盟—中日韩抗击新冠肺炎疫情经贸部长特别会议举行，重申了加强地区合作，协调一致抗击疫情和推动后疫情时代经济增长的共识。[②] 9 月，第三次澜湄合作领导人会议和东亚外长系列会议再次重申了这些共识。以东盟为核心的东盟地区卫生合作通过一系列高级别会议提升了新冠肺炎议题的政治优先性，并就合作应对疫情和后疫情时代增强经济合作达成了政治共识，做出了集体政治承诺。这一系列会议和声明使东盟各国就共同安全达成共有认知，并做出集体政治承诺，为地区卫生协作治理机制的不断完善提供思想基础和遵约保证，形成了地区合作治理的社会化背景（见表 2 - 2）。

表 2 - 2　　　　　　抗击新冠肺炎疫情的地区会议和声明

时间	会议名称
2 月 3 日	东盟—中日韩（10 + 3）卫生发展高官特别会议
2 月 13 日	东盟峰会第一次大使级会议
2 月 15 日	《东盟关于协同应对新冠肺炎问题的主席声明》
2 月 20 日	中国—东盟关于新冠肺炎问题特别外长会议 澜湄合作第五次外长会议
3 月 20 日	中日韩新冠肺炎问题特别外长视频会议
3 月 31 日	中国—东盟疫情防控会议
4 月 7 日	东盟—中日韩（10 + 3）新冠肺炎问题卫生部长会议

---

① 中华人民共和国商务部：《中国和东盟经贸部长发表联合声明决心共同抗击新冠肺炎疫情、加强自贸合作》，2020 年 6 月 1 日，http://www.mofcom.gov.cn/article/jiguanzx/202006/20200602969353.shtml，最后浏览日期：2020 年 5 月 12 日。

② 《东盟与中日韩抗击新冠肺炎疫情领导人特别会议联合声明》，新华网，2020 年 4 月 15 日，http://www.xinhuanet.com/2020-04/15/c_1125856102.htm，最后浏览日期：2020 年 5 月 12 日。

续表

时间	会议名称
4 月 14 日	东盟—中日韩（10＋3）抗击新冠肺炎疫情领导人特别会议
4 月 23 日	第 21 届东盟—中国联合合作委员会会议
5 月 1 日	东盟—美国卫生部长加强"新冠"应对合作的特别会议
5 月 29 日	《东盟—中国经贸部长关于抗击新冠肺炎疫情加强自贸合作的联合声明》
6 月 4 日	东盟—中日韩抗击新冠肺炎疫情经贸部长特别会议
7 月 29 日	东盟—澳大利亚关于"新冠"的卫生专家会议
8 月 24 日	澜湄合作第三次领导人会议
9 月 9—12 日	东亚外长系列会议
10 月 14 日	东盟灾害管理、卫生和社会福利发展部门机构代表高级别圆桌会议
11 月 12—15 日	第 37 届东盟领导人会议及系列会议*
12 月 9 日	第九届伊洛瓦底江—湄南河—湄公河经济合作战略框架峰会

说明：＊包括第 37 届东盟峰会；东盟与中国领导人会议；东盟与日本领导人会议；东盟与韩国领导人会议；东盟与印度领导人会议；东盟与美国领导人会议；东盟与澳大利亚领导人会议；东盟与联合国领导人会议；东盟与新西兰建立对话伙伴关系 45 周年纪念峰会；第 23 届东盟与中日韩领导人会议；第 15 届东亚峰会；《区域全面经济伙伴关系协定》（RCEP）领导人会议；湄公河流域国家与日本领导人会议；湄公河流域国家与韩国领导人会议；第十次老挝、柬埔寨、越南和缅甸领导人会议；柬埔寨、老挝和越南三国发展三角领导人会议。

资料来源：笔者根据相关资料收集整理。

　　另一方面，作为东盟地区卫生合作路径中的核心步骤，深化区域公共卫生协作治理制度在此次应对"新冠肺炎"疫情的过程中发挥了重要作用。与此前不同的是，此次"制度化"建设与"安全化"的有机结合更加紧密，实现了"两条腿走路"的态势。

　　世界卫生组织宣布新冠肺炎疫情大流行之前，以东盟为核心的地区卫生协作治理网络就已经开始运作，控制疫情传播。[1] 2020 年 1 月疫情刚在中国暴发，马来西亚就在东盟秘书处的支持下，在与加拿大

---

[1]　Mely Caballero-Anthony, "ASEAN's Multilateral Path Through the Pandemic", *Current History*, Vol. 119, Issue 818, 2020, p. 224.

合作建立的东盟应急行动中心（ASEAN EOC）网络的基础上，牵头成立了东盟突发公共卫生事件应急行动中心网络（PHEOC），每天分享最新疫情信息。该网络也由东盟各国疾病预防和控制相关工作人员组成，在东盟已有的卫生部"热线"网的基础上，建立了东盟热线中心（ASEAN Hotline/Call Center），不间断地向东盟 10 + 3 卫生发展高级官员和东盟 10 + 3 现场流行病学培训网络提供疫情信息，以帮助这些已有的地区公共卫生合作机制迅速启动预防、检测和响应措施。① 该网络成了此次疫情中协调东盟成员国预防、检测和应对健康威胁的重要平台，为东盟—中日韩提供了沟通渠道。

东盟生物离散虚拟中心利用大数据分析跟踪"新冠病毒"的传播，通过风险评估为东盟突发公共卫生事件紧急行动中心网络提供技术支持。同样的，由菲律宾牵头的东盟生物离散虚拟中心也是与加拿大合作的全球伙伴计划的一部分。通过与加拿大蓝点公司（BlueDot）在传染病防控的算法和数据分析上保持长期合作，东盟生物离散虚拟中心利用大数据和可视化分析工具，实现了对国家风险评估、准备和响应计划的补充。2020 年 1 月 24 日，东盟生物离散虚拟中心发布了新型冠状病毒病在东盟地区传播的第一份风险评估报告。该报告根据预期的飞行数据，模拟出"新冠"病毒在东盟地区的潜在传播风险概况，并强调了在国际入境/出境点采取缓解措施以防病毒入境的必要性。随后的东盟地区"新冠"风险评估报告统计了东盟国家的病例和死亡情况，并提供了重点应对措施参考。5 月，东盟生物离散虚拟中心发布了东盟针对"新冠肺炎"疫情治理的区域行动时间线，并将世卫组织颁布的国际旅行个人健康防护规范、疫情防控期间应对压力措施、特殊工作场所健康防护规范等"新冠肺炎"疫情个人规范和流程向东盟大众普及。截至 2020 年 12 月 25 日，东盟生物离散虚拟中心共发布 135 份风险报告，② 为东盟地区防治"新冠肺炎"疫情提供了重要技术参考。

---

① ASEAN, *ASEAN Health Sector Response to 2019 Novel Coronavirus Threat*, Jakarta, January 30, 2020, https：//asean.org/asean-health-sector-responds-2019-novel-coronavirus-threat/, 2020 – 11 – 13.

② 具体报告内容请参见 ASEAN, Risk Assessment Report, ASEAN BioDiaspora Virtual Centre (ABVC) for Big Data Analytics and Vizualisation, 2020, https：//asean.org/? static_ post = updates-asean-health-sector-efforts-combat-novel-coronavirus-covid-19, 2020 – 12 – 25.

　　另外，泰国也于 2020 年 1 月牵头成立了区域实验室网络，就"新冠病毒"实验能力准备情况进行了交流，并部署实施应对措施，包括实验室设施、实验基础以及打击社交媒体上有关疫情的虚假信息，[①] 因为虚假信息可能会降低民众对政府的信任和增加风险沟通的成本。区域公共卫生实验室网络也是基于美国 2014 年倡导的全球卫生安全议程（GHSA）提供的平台而建立的，充分体现了东盟地区运用全球卫生资源，建立多层次、多利益相关方网络的特点。事实上，东盟以往应对传染病的实践都是以其独特和务实的网络为基础，形成了包括东盟 10 + 3 新发传染病计划（10 + 3 EID）、东盟 10 + 3 流行病学培训网络（ASEAN + 3 FETN）、东盟—中日韩实验室伙伴关系、东盟人道主义救援协调中心（AHA Center）、东盟区域动物卫生信息网（ARAHIS）和东盟动物卫生和人畜共患病协调中心（ACCAHZ）等在内的包含多部门、多种健康威胁的治理网络。

　　同时，泰国还在东盟风险评估和风险传播中心向成员国传播关于预防和控制疫情措施的信息，东盟 10 + 3 流行病学培训网络则负责疾病监测和报告发布。作为中国—东盟有关新冠肺炎问题特别外长会议达成的合作成果之一，中国—东盟卫生应急合作网络机制仅在两个月后就实施落地，于 4 月 17 日与意大利专家召开了视频会议，就疫情防控举措等进行深入交流，并就下一步加强技术沟通交换意见。[②] 5 月 19 日，东盟突发公共卫生事件应急行动中心网络召集东盟成员国卫生官员和东盟—中日韩流行病学培训网络（ASEAN + 3 FETN）联络人进行了视频会议，从遏制、缓解和恢复三个方面介绍了东盟各国在应对"新冠肺炎"疫情大流行的主要政策，并就下一阶段可能遇到的挑战进行了讨论，会中还充分考虑到了地区内各国治理能力的不平衡，着重探讨了如何帮助

---

　　① ASEAN, *ASEAN Health Sector Response to 2019 Novel Coronavirus Threat*, Jakarta, January 30, 2020, https：// asean. org/asean-health-sector-responds-2019-novel-coronavirus-threat/, 2020 – 11 – 13.

　　② 中华人民共和国中央人民政府：《国际合作司：中国—东盟卫生应急合作网络与意大利新冠肺炎疫情专家视频会议召开》，2020 年 4 月 20 日，http：// www. nhc. gov. cn/gjhzs/s3582/202004/7e93c6cc3e9743bfb98fa2235a2f3253. shtml，最后浏览日期：2020 年 4 月 20 日。

地区内治理能力较差的国家实现有效治理（见表 2 - 3）。①

表 2 - 3　东盟应对新发传染病的公共卫生合作机制（2003—2020）

时间	合作机制
2003—2009	东盟卫生部长会议机制（AHMM） 东盟卫生发展高官会议机制（SOMHD） 10 + 3 新发传染病项目（ASEAN + 3 EID，2004 - 2008） 东盟高致病性禽流感工作组（HPAI Task Force） 东盟动物卫生合作（ASEAN Cooperation on Animal Health） 东盟艾滋病毒/艾滋病工作计划（AWP Ⅲ） 东盟—日本储备抗病毒药物和个人防护装备以应对潜在流感大流行的项目（ASEAN-Japan Project for Stockpile of Antivirals and PPE against Potential Pandemic Influenza，2006 - 2013） 控制和根除高致病性禽流感区域框架（Regional Framework for Control and Eradication of HPAI，2006 - 2008） 东盟对国家多部门大流行病防备和应对工作的评估（ASEAN Assessment of National Multi-Sectoral Pandemic Preparedness and Response，2007 - 2010） 逐步消除高致病性禽流感区域战略（Regional Strategy for Progressive Eradication of HPAI，2008 - 2010） 10 + 3 实验室伙伴关系（ASEAN + 3 Partnership Laboratories，APL） 东盟秘书处和世卫组织的谅解备忘录（MOU between ASEAN Secretariat and WHO）
2010—2020	东盟灾害管理和应急反应协定中的"一个东盟，一个反应"框架（AADMER） 卫生设施的灾害安全（Disaster Safety of Health Facilities in the AADMER Work Programme，2010—2015） 10 + 3 现场流行病学培训网络（ASEAN + 3 FETN） 东盟风险沟通资源中心（ASEAN Risk Communication Resource Centre） 东盟 10 + 3 卫生部长会议机制（APT AHMM） 东盟 10 + 3 卫生发展高官会议机制（APT SOMHD） 东盟突发公共卫生事件协调理事会工作组（ACCWG） 东盟风险沟通和评估中心（ARARC） 东盟应对所有灾害和突发威胁的公共卫生实验室网络（Public Health Laboratories Network under the ASEAN Health Cluster 2 on Responding to All Hazards and Emerging Threats） GHSA 平台下的区域公共卫生实验室网络（RPHL） 东盟突发公共卫生事件应急行动中心网络（PHEOC） 东盟生物离散虚拟中心（ABVC）

资料来源：笔者在现有资料基础上添加整理而得，现有资料请参见 Riyanti Djalante et al.，"COVID-19 and the ASEAN Responses：Comparison and Analysis through Policy Science"，*Progress in Disaster Science*，Vol. 8，No. 100129，2020，p. 2.

---

① ASEAN，*ASEAN Health Experts Share Government Policies in Tackling COVID-19 Pandemic*，Kuala Lumpur，May 19，2020，https：//asean. org/asean-health-experts-share-government-policies-tackling-covid-19-pandemic/，2020 - 11 - 13.

东盟地区卫生协作治理机制的进一步完善有效协调了区域内各国的行动，促进了防疫措施的落实。先前，大多数东盟国家已经制订了国家大流行病防范计划。在此基础上，针对新冠肺炎疫情的国家防范工作主要通过旅行限制、边境关闭、社会距离指示、大规模试验等一系列措施落实了区域防治计划，① 实现了对疫情大规模蔓延的有效控制。根据英国牛津大学发布的"新冠肺炎疫情政府应对追踪指数"，东盟各国的防疫行动措施全面，政策落实情况良好，② 东盟地区卫生协作治理机制在应对疫情的过程中展现出了较好的成效。

表 2 – 4　　　　　　　　　应对新冠肺炎疫情的政府政策指数

国家	应对政策								
	关闭学校[a]	关闭工作场所[a]	取消公众集会[b]	关闭公共交通[a]	公共信息公开[c]	限制内部流动[d]	国际旅行控制[e]	检测系统[f]	跟踪系统[g]
文莱	2	0	2	0	1	0	3	2	1
柬埔寨	—	—	—	—	—	—	—	—	—
印度尼西亚	2	2	2	2	1	1	3	1	1
老挝	2	2	2	2	1	1	3	1	—
马来西亚	2	2	2	0	2	2	3	1	2
缅甸	2	2	2	2	1	2	3	2	1
菲律宾	2	2	2	1	1	2	3	2	2
新加坡	2	2	2	0	1	0	3	3	2

① Mely Caballero-Anthony, "ASEAN's Multilateral Path Through the Pandemic", *Current History*, Vol. 119, Issue 818, 2020, pp. 224 – 225.

② Riyanti Djalante et al., "COVID-19 and the ASEAN Responses: Comparison and Analysis through Policy Science", *Progress in Disaster Science*, Vol. 8, 2020, pp. 2 – 10.

续表

国家	应对政策								
	关闭学校[a]	关闭工作场所[a]	取消公众集会[b]	关闭公共交通[a]	公共信息公开[c]	限制内部流动[d]	国际旅行控制[e]	检测系统[f]	跟踪系统[g]
泰国	2	2	2	2	1	2	3	1	2
越南	2	2	2	2	1	2	3	2	2

　　说明：各项指标的评估数据代表：a：0－无措施、1－建议关闭、2－要求关闭；b：0－无措施、1－建议取消、2－要求取消；c：0－无信息公开、1－有信息公开；d：0－无措施、1－建议限制、3－严格限制；e：0－无措施、1－筛查、2－高风险地区隔离、3－禁止高风险地区；f：0－无检测政策、1－只检测有症状和符合条件的人员；g：0－没有接触者的追踪、1－有限的接触者追踪（不是所有案例都执行）、2－全面的接触者追踪。

　　资料来源：Nine of the Indicators of Government Policies Recorded on Ordinal Scale, Oxford COVID-19 Government Response Tracker, www. covidtracker. bsg. ox. ac. uk, from Riyanti Djalante et al., "COVID-19 and the ASEAN Responses：Comparison and Analysis through Policy Science", p. 9。

　　在这次危机中，东盟表现出了促进国家间合作以及维持以规则为基础的区域秩序的能力和中心性。[①] 东盟通过包容性的框架将各国聚合在一起，求同存异，同时鼓励各国遵守行为规范和倡议，这种开放和包容合作框架是推动多利益相关方共同应对公共卫生安全挑战的关键。现实再一次证明，东盟兼具灵活性和自主性的卫生协作治理机制破除了发展水平差异给地区卫生合作带来的困境，为地区和国际卫生合作提供了值得借鉴和研究的新路径。

小　　结

　　本章梳理了东盟的地区卫生合作发展进程，并将其划分为"东

---

　　① Mely Caballero-Anthony, "ASEAN's Multilateral Path through the Pandemic", *Current History*, Vol. 19, Issue 818, 2020, p. 227.

盟成立前依附型的地区卫生合作""东盟本土性的地区卫生合作开端""东盟协作型的地区卫生合作发展"三个阶段。从依附于殖民地治理系统和美军卫生治理体系，到初步建立起本土卫生合作治理机制，再到发展起来针对本地区卫生治理需求、符合本地区卫生治理能力的协作治理制度框架，东盟的地区卫生合作取得了巨大进步。

　　长期以来，东盟十国在世卫组织的碎片化组织结构下被分散在两个不同的区域办事处管辖下，难以形成有效合作。域外大国对该地区卫生治理活动的持续深度参与也没能促成广泛的地区卫生合作。而东盟却在国家同质性低、区域一体化程度不高以及各国卫生治理能力普遍偏弱的不利条件下成功推进了地区卫生合作。东盟的地区卫生合作萌芽于 1980 年，然而在随后长达二十多年的时间中，地区卫生治理合作与机制并没有较大程度的发展，以东盟为核心的卫生部长会议机制也并未发挥明显作用。东盟各国的卫生治理仍体现出明显的"各自为阵"特征，并在"非典"疫情初期加剧为"互相敌对"和"相互拆台"。在"非典"和"禽流感"疫情接连到来给东盟各国以沉重打击之后，东盟地区卫生协作治理机制发展也进入了快车道。到如今短短十余年时间，东盟已发展为全球卫生治理的突出行动者，并在多次卫生安全威胁来临时顺利转"危"为"机"。东盟不仅有效应对了卫生安全威胁，还实现了地区卫生协作治理机制的快速发展，并逐步形成了以东盟社会文化共同体为基本框架的地区卫生协作治理机制，东盟各国的卫生治理能力也明显提升。此外，东盟的地区卫生合作还将中、日、韩三国也纳入其中，成了东亚地区合作"小马拉大车"的典范。

　　如今东盟的地区卫生合作呈现出多层次、跨部门特征，东盟秘书处、东盟 10＋3 各国政府、世卫组织、技术专家共同体、市民社会、非政府组织等多利益相关方均被纳入这个治理网络中。在这个过程中，东盟始终以一种渐进、灵活、舒适的方式聚合与协调东盟地区的各个利益相关方。一方面，东盟能够聚合东盟国家回应地区合作的需求，对地区公共卫生问题进行集体协作治理。另一方面，在不干涉内政的前提下，东盟又能够协调区域内部差异，照顾地区特色，灵活且舒适地促进各国就具体议题达成共识，有针对性地提出实施标准和实施步骤。在保证稳定和舒适的前提下，以东盟为核心的地区卫生合作逐步扩展合作范围和扩大讨论领域，并朝着制度化方向发展。虽然东盟这种渐进、舒适、灵活的方式在促进卫生治理一体化进程中显效比较慢，但却保证了地区公共卫生合作的稳定性和持续性。东盟在这个过程中，扮演了驱动者、召集人以及信息枢纽，充分体现了东盟的中心性。①

纵观当今全球卫生治理，诸如世界卫生组织之类的全球卫生治理组织尽管在治理规范和能力建设领域进行了协调一致的努力。但由于其缺少对于地区特殊性和敏感性的考虑，全球卫生治理在地区内的实施并不算成功。在建立信任、信心和真正提高治理能力建设方面，囊括域内外利益相关方的地区卫生合作似乎能在很大程度上弥补全球卫生治理框架在全球和国家之间遗留的空白，以解决卫生治理能力较弱国家"高不成，低不就"的问题。地区卫生协作治理网络为各国提供了实现共同期望和鼓励行为改变的机会，不同层次和部门的行为体在网络中通过合作、协调、治理等行为互动，共同改变着地区卫生治理结构，推动着地区卫生治理的发展。

因此，对该地区卫生合作发展历程的梳理再一次突出了本书的研究问题，即为什么东盟能够推进地区卫生合作。

---

① See Seng Tan, "Rethinking 'ASEAN Centrality' in the Regional Governance of East Asia", *The Singapore Ecomomic Review*, Vol. 62, No. 3, 2017, pp. 725 – 726.

第 三 章

东盟的地区共同卫生安全利益认知

东盟各国对共同卫生安全利益的认知是地区卫生合作得以形成的关键前提。那么，为什么东盟各国能形成对地区共同卫生安全利益的共有认知？这种利益认知是如何在东盟参与国际卫生规范本土化的实践进程中形成的呢？了解东盟国家何时何地开始将自己的卫生利益、责任与地区联系起来，并承诺通过集体行动来实现，对于塑造地区卫生合作行为、构建协作治理制度至关重要。因此，本章将通过阐述《国际卫生条例》的起源、修订和实施带来的全球卫生安全观念转变，以及《亚太地区新发疾病防治战略》（以下简称 APSED）① 的形成过程及其带来的制度性后果，来阐述东盟如何通过参与国际卫生规范本土化的实践来推动地区对共同卫生安全利益的认知。这对于从"内部支持者"的角度理解东盟卫生合作的发展规律具有重要意义。

第一节　全球卫生安全观的形成与扩散

作为全球公共卫生治理的基础性规范，《国际卫生条例》为各国提供了以疾病控制为核心的公共卫生治理方法和标准。尤其是 2005年修订的《国际卫生条例》为全球公共卫生治理提供了一套以集体

---

① 尽管从表面上看，APSED 囊括整个亚太地区，也提倡建立亚太卫生合作制度以应对共同的卫生安全威胁。但东盟成了讨论、推动和实施 APSED 的主要场域，东盟的地区卫生协作治理制度完整地反映了 APSED 的核心内容，是其实体化的体现。另外，APSED 还是东盟各国在进行地区卫生治理合作实践过程中的主要参考和遵照的规范。因此，笔者将此作为研究案例，探寻规范本土化对地区卫生合作发展的影响。

治理为核心的新规范，而全球卫生安全观则成了促进新条例修订的重要因素，也影响着东盟地区对共同卫生安全利益的认知。

一　公共卫生和安全议题的相对分离时期

国际社会很早就认识到传染病并没有国界，各国必须建立合作的规章与标准，以控制疾病的蔓延。[①]然而，在长达一百多年的早期公共卫生合作和卫生外交中，公共卫生议题主要被作为一个单纯的医学技术性问题来讨论。

早期的国际卫生合作规范主要是关于霍乱的防控。在 1830 年至 1847 年暴发"霍乱"期间，欧洲各自为战、难以协调甚至以邻为壑的隔离措施并未有效阻止霍乱的传播。因此，1851 年第一届国际卫生大会（International Sanitary Conference, ISC）召开以应对在欧洲不断暴发的霍乱，标志着以传染病联合防控为核心的国际卫生治理的开端。然而，虽然霍乱首次把各国聚集在一起共同应对传染病威胁，但在病源问题上代表们产生了严重分歧，这更加剧了外交上对适宜的控制和隔离措施的争论。因此，前六次国际卫生大会并没有达成任何可以接受的协议，直到 1892 年第七届国际卫生大会才通过第一部《国际卫生公约》（*International Sanitary Convention*），[②] 并就范围很窄的几个问题签署了协议，例如《海港检疫（1892）》《陆地检疫和疾病报告（1893）》《麦加朝圣者管理办法（1894）》《鼠疫（1897）》，[③] 这四部公约在 1903 年被编入新的《国际公共卫生公约》。

1902 年，美洲共和国国际卫生署（International Sanitary Office of the American Republics）成立，其后该组织发展为泛美卫生局（Pan American Sanitary Bureau）和泛美卫生组织（Pan American Health Organization）。1907 年，国际公共卫生办公室（Office International d'Hygiène publique, OIHP）在巴黎成立，成了世界上第一个非区域性

---

① ［瑞士］艾伦·罗斯坎、［美］伊洛娜·基克布施：《全球卫生谈判与导航：全球卫生外交案例研究》，郭岩译，北京大学医学出版社 2014 年版，第 35 页。

② Lawrence Gostin and Rebecca Katz, "The International Health Regulations: The Governing Framework for Global Health Security", *Milbank Quarterly*, Vol. 94, 2016, p. 266.

③ ［瑞士］艾伦·罗斯坎、［美］伊洛娜·基克布施：《全球卫生谈判与导航：全球卫生外交案例研究》，郭岩译，北京大学医学出版社 2014 年版，第 35—36 页。

的国际卫生组织，以监督国际卫生协议的实施。① 而 1919 年国际联盟卫生办公室设立后，试图把国际卫生署和国际公共卫生办公室合并，却被美国所阻挠而未能实现。② 随后国际联盟的常设卫生组织（LNHO）成立，因此在世界卫生组织成立之前，三个国际卫生治理机构互不隶属，主要履行四方面的职责：检疫协调，主持有关国际卫生条约的缔结、修订和实施工作，充当非正式的有关国际卫生争端的调停者和监测员，③ 并在传染病统计和信息分享方面建立了一定的合作机制。

表 3 - 1　　　　1851—1946 年间的历次国际卫生大会

年份	地点	会议
1851	巴黎	第一届国际卫生大会（International Sanitary Conference，ISC）
1859	巴黎	第二届国际卫生大会（International Sanitary Conference，ISC）
1866	君士坦丁堡	第三届国际卫生大会（International Sanitary Conference，ISC）
1847	维也纳	第四届国际卫生大会（International Sanitary Conference，ISC）
1881	华盛顿	第五届国际卫生大会（International Sanitary Conference，ISC）
1885	罗马	第六届国际卫生大会（International Sanitary Conference，ISC）
1892	威尼斯	第七届国际卫生大会（International Sanitary Conference，ISC）
1893	德累斯顿	第八届国际卫生大会（International Sanitary Conference，ISC）
1894	巴黎	第九届国际卫生大会（International Sanitary Conference，ISC）
1897	威尼斯	第十届国际卫生大会（International Sanitary Conference，ISC）
1903	巴黎	第十一届国际卫生大会（International Sanitary Conference，ISC）

① WHO, "Records of the Office International d'Hygiène Publique (OIHP)", *Archives of the Office International d'Hygiène Publique* (*OIHP*), *1907 - 1946*, ARC001, https://www.who.int/archives/fonds_ collections/bytitle/fonds_ 1/en/, 2020 - 10 - 30.

② ［瑞士］艾伦·罗斯坎、［美］伊洛娜·基克布施：《全球卫生谈判与导航：全球卫生外交案例研究》，郭岩译，北京大学医学出版社 2014 年版，第 36 页。

③ 张彩霞、吴玉娟：《传染病防控的国际合作机制演进与国际卫生法的实践》，《广东广播电视大学学报》2010 年第 6 期。

续表

年份	地点	会议
1911—1912	巴黎	第十二届国际卫生大会（International Sanitary Conference，ISC）
1926	巴黎	第十三届国际卫生大会（International Sanitary Conference，ISC）
1938	巴黎	第十四届国际卫生大会（International Sanitary Conference，ISC）

资料来源：笔者根据相关资料整理，相关资料请参考 Norman Howard-Jones，"The Scientific Background of International Sanitary Conferences（1851 - 1938）"，Geneva：World Health Organization，1975，pp. 12 - 93。

1926 年，第十三届国际卫生大会召开，来自 60 多个国家和地区的代表参加了会议，通过了新的《国际卫生公约》（*International Sanitary Convention*），对国际疫情通报工作的对象、范围和机制进行了调整，并奠定了国际疫情通报制度的基本框架，成为现行的全球疫病通报制度的原点，它的不断发展，对于推进世界各国和国际社会的疫病应急管理体系与能力现代化具有重大意义。[①] 1926 年 4 月 1 日正式创刊发行法英双语的《流行病学周报》，由国际公共卫生办公室负责提供信息，国联研究小组负责每周五编发一期，最初主要报告《国际卫生公约》指定的鼠疫、霍乱、黄热病、斑疹伤寒和天花的流行病学数据，其后逐步把脑膜炎、登革热、疟疾等新发和复发的疾病和遏制策略纳入报告范围，并配有长篇的分析文章。后因战争影响无法正常接收到国际公共卫生办公室提供的公报，1942 年 12 月 30 日《流行病学周报》发布了战时最后一期之后暂停刊行。而国际公共卫生办公室直至二战期间仍在坚持流行病学的共享工作，为战后全球卫生治理框架的全面建立奠定了基础。在 1892—1946 年这段时期，共举行了 14 次国际卫生大会，并形成了 12 个卫生规范（见表 3 - 1）。[②]

第二次世界大战结束后，全球卫生治理进入了以永久性国际卫生

① 张勇安：《国际卫生大会与国际疫情通报制度的缘起》，求是网，http：//www. qstheory. cn/llwx/2020-03/30/c_ 1125785929. htm，最后浏览日期：2020 年 11 月 20 日。

② David P. Fidler，"From International Sanitary Conventions to Global Health Security：the New International Health Regulations"，*Chinese Journal of International Law*，Vol. 4，No. 2，2005，p. 332.

组织建立为目标的快速发展阶段。因此，经联合国经济及社会理事会决定，64 个国家的代表于 1946 年 7 月召开国际卫生会议，并签署了《世界卫生组织组织法》。1948 年 4 月该组织法经 26 个国家批准而生效，世界卫生组织（WHO）正式成立，国际公共卫生办公室（OIHP）、国际联盟的常设卫生组织和联合国善后救济总署（UNR-RA）都被整合进这一新机构，结束了第二次世界大战前多个与卫生相关的国际组织并存的局面。

1951 年经过对《国际公共卫生公约》的重新命名和谈判，世界卫生组织成员国通过了《国际公共卫生条例》（International Sanitary Regulations），仍主要关注边境和疾病控制问题，以应对霍乱、鼠疫、天花、黄热病、斑疹伤寒和回归热六种疾病。[1] 1969 年该条例正式更名为《国际卫生条例》（International Health Regulations），并将回归热和斑疹伤寒从法定疾病名单中删除，更新为霍乱、鼠疫、天花和黄热病四种疾病，为国际疫情监测和遏制工作提供基础国际法律框架，成为全球公共卫生治理的基础性规范。随后，《国际卫生条例》于 1973 年和 1981 年进行了修订。其中，1973 年改变了对霍乱的做法，1981 年当天花成功被根除后，《国际卫生条例》将天花从法定疾病中删除，[2] 但条例的核心内容变化并不大。在这段时期内，公共卫生治理还未扩展到全球公共卫生的层面，也没有和"安全"挂钩，而世界卫生组织也主要偏向于一个技术化和专业化的国际组织，很少涉及全球和地区安全问题。[3]

---

[1]　International Health Conference, "Summary Report on Proceedings, Minutes and Final Acts of the International Health Conference Held in New York from 19 June to 22 July 1946", *Official Records of the World Health Organization*, No. 2, 1948, https：// apps. who. int/iris/handle/10665/85573.

[2]　关于《国际卫生条例》的修订详见《世界卫生组织正式记录》1969 年第 176 期，WHA22. 46 号决议和附件 1；《世界卫生组织正式记录》1973 年第 209 期，WHA26. 55 号决议；《世界卫生组织正式记录》1973 年第 209 期，WHA26. 55 号决议；WHA34/1981/REC/1，WHA34. 13 号决议；《世界卫生组织正式记录》1974 年第 217 期，WHA27. 45 和 EB67. R13 号、WHA48. 7 号决议和 WHA58. 3 号决议。

[3]　Anne-Marie Slaughter, *A New World Order*, Princeton：Princeton University Press, 2004, p. 22.

表 3 - 2 《国际卫生条例（2005）》之前的国际卫生协议和条例

时间	国际卫生协议和条例
1851 年	《国际卫生公约》草案（International Sanitary Convention）
1892 年	《国际卫生公约》（International Sanitary Convention）
1924 年	《泛美卫生法典》（The Pan American Sanitary Code）
1926 年	《国际卫生公约》（International Sanitary Convention）
1933 年	《国际航空卫生公约》（International Sanitary Convention for Aerial Navigation）
1934 年	《免予健康证书的国际协议》（International Agreement for dispensing with Bills of Health）
1934 年	《免予健康证书领事签证的国际协议》（International Agreement for dispensing with Consular Visas on Bills of Health）
1938 年	修正 1926 年 6 月 21 日《国际卫生公约》的公约（Convention modifying the International Sanitary Convention of 21 June 1926）
1944 年	1944 年《国际卫生公约》（International Sanitary Convention, 1944, modifying the International Sanitary Convention of 21 June）
1944 年	1944 年《国际航空卫生公约》（International Sanitary Convention for Aerial Navigation, 1944, modifying the International Sanitary Convention of 12 April 1933）
1946 年	延长 1944 年《国际卫生公约》的议定书（Protocol of 23 April 1946 to prolong the International Sanitary Convention）
1946 年	延长 1944 年《国际航空卫生公约》的议定书（Protocol of 23 April 1946 to prolong the International Sanitary Convention for Aerial Navigation）
1951 年	《国际公共卫生条例》（International Sanitary Regulations）
1955 年	1951 年《国际公共卫生条例》补充条例（The Additional Regulations of International Sanitary Regulations）
1956 年	1956 年《国际公共卫生条例》补充条例（The Additional Regulations of International Sanitary Regulations）
1960 年	1960 年《国际公共卫生条例》补充条例（The Additional Regulations of International Sanitary Regulations）

续表

时间	国际卫生协议和条例
1963 年	1963 年《国际公共卫生条例》补充条例（The Additional Regulations of International Sanitary Regulations）
1965 年	1965 年《国际公共卫生条例》补充条例（The Additional Regulations of International Sanitary Regulations）
1969 年	《国际卫生条例》（International Health Regulations）
1973 年	《国际卫生条例》修订版（The amendments of International Health Regulations）
1981 年	《国际卫生条例》修订版（The amendments of International Health Regulations）

资料来源：世界卫生大会：修订《国际卫生条例》，WHA58.3，世界卫生组织，2005年，第37—38页，https：//apps. who. int/iris/handle/10665/24965，部分为个人整理添加。

二 《国际卫生条例》修订与公共卫生治理安全化开端

在全球化的背景下，公共卫生危机不再单单是一个医学问题，而逐渐演变成一个全球范围内的集体安全问题，正如美国兰德公司卫生安全专家罗斯·安东尼所阐述的，"全球化背景下，某些疾病的蔓延将造成社会恐慌及巨大的经济损失和人员伤亡，从而对国家安全和国际安全构成严重威胁"。[1]

20 世纪 80—90 年代，艾滋病（HIV/AIDS）出现并在全球迅速传播，霍乱等传统传染病再次出现，1995 年刚果人民共和国（当时的扎伊尔）发生了自 1976 年以来最大规模的埃博拉疫情。在此背景下，世界卫生组织会员国却普遍未遵守《国际卫生条例》治理规范，因此，《国际卫生条例》内容的适宜性面临诸多质疑，实施也日益艰难，[2] 国家要么不报告，要么报告不及时，无法让邻国及时做出反应。疾病囊括范围狭窄、依赖国家官方报告以及缺乏正式的国际协调机制来遏制疾病传播的局限性让世界卫生组织意识到《国际卫生条例》已经不足以应对新发传染病的威胁，从而亟须重新修订。

---

① 晋继勇：《公共卫生安全：一种全球公共产品的框架》，《医学与社会》2008 年第 9 期。

② ［瑞士］艾伦·罗斯坎、［美］伊洛娜·基克布施：《全球卫生谈判与导航：全球卫生外交案例研究》，郭岩译，北京大学医学出版社 2014 年版，第 36 页。

1994 年，世界卫生组织 1990—1995 年期间卫生状况和趋势中期评估报告，并确定了世界卫生组织应扩大和加强其全球流行病学监测工具，以协助各国政府发展其自身的流行病学能力。① 1995 年 1 月，世卫组织总干事中岛宏（Hiroshi Nakajima）向执行委员会第九十五届会议提交了一项题为"传染病防控：新发和复发传染病"（Communicable Disease Prevention and Control：New, Emerging, and Re-Emerging Infectious Diseases）的临时议程。②为了更好地推进对新发和复发传染病的防控，世卫组织部分成员国选出技术专家草拟即将到来的世界卫生大会议程和决议草案，而在随后 1995 年世界卫生大会上，各会员国达成了一个政治共识，即修改过时、无效的《国际卫生条例》，确保人类的疾病暴发预警和应对能力。此次世界大会上通过了 WHA 48.7 号决议和 WHA 48.13 号决议，其中，WHA 48.7 号决议指出，"传染病由于病原体本身、变化着的物质和社会环境对它们传播起到的促进作用以及诊断和治疗能力等对公共卫生造成的威胁在不断变化，敦促会员国、联合国系统组织、非政府组织和其他有关团体以及总干事对《国际卫生条例》进行更新和修订"，③ 以制定新的报告和监测模式。而 WHA 48.13 号决议针对新发和复发传染病的预防和控制做了规定。④

然而在接下来的八年里，关于《国际卫生条例》的修订却进入了漫长的磋商阶段，一直未能有实质性进展突破。尽管《国际卫生条例》的修订过程漫长且存在争议，但所有成员国对于是否应该达成一份新协议以解决当下全球卫生治理需求是几乎没有争议的，相反，谈判参加者真正争论的是关于如何使该制度既有效又能在政治上

---

① WHO, *Health Situation and Trend Assessment：Orientation Document for Programme Review*, Executive Board of the World Health Organization, Ninety-fifth Session, 1994, EB/INF. DOC/. 3.

② WHO, *Communicable Disease Prevention and Control：New, Emerging, and Re-Emerging Infectious Diseases*, Report by the Director-General, Executive Board of the World Health Organization, Ninety-fifth Session, EB95/61, January 12, 1995.

③ "Revision and Updating of the International Health Regulations", World Health Assembly 48. 7, May 12, 1995, https：//apps. who. int/iris/handle/10665/178403, 2020 – 11 – 30.

④ "Communicable Disease Prevention and Control：New, Emerging, and Re-Emerging Infectious Diseases", Resolution WHA48. 13, Forty-eighth World Health Assembly, May 12, 1995, https：//apps. who. int/iris/handle/10665/178421, 2020 – 11 – 30.

被接受。① 在该阶段内，主要达成了以下成果：2001 年世界卫生大会通过了有关全球卫生安全中流行病预警和应对的 WHA 54.14 号决议，以解决公共卫生突发事件的发现和应对问题；2002 年又通过了 WHA 55.16 号决议，以解决关于自然、意外或故意使用生物、化学或放射性物质的公共卫生应对问题。虽然这些决议都强调了修订《国际卫生条例》的重要性，但是依然没有产生任何实质性的成果。

与此同时，对艾滋病的安全化也于 20 世纪 90 年代中期开始。1995 年联合国艾滋病规划署（UNAIDS）成立后一直致力于宣传艾滋病是一种"安全威胁"观念，但起初这种将艾滋病安全化的努力并未成功。1999 年 12 月，当美国驻联合国大使理查德·霍尔布鲁克（Richard Holbrooke）向时任联合国秘书长科菲·安南提议召开安理会会议讨论艾滋病问题时，安南的反应是"我们无法那样做，因为艾滋病不是一个安全问题"。② 自 90 年代末开始，联合国艾滋病规划署通过联合各国高层政治家、跨国倡导者和学者，成功将艾滋病确立为一种"安全威胁"。同时，时任美国总统的克林顿也于 1999 年将艾滋病称作"对美国国家安全的一种威胁"，这是美国首次将一种卫生疾病称作国家安全威胁，美国的这一表态直接加速了艾滋病的安全化过程，并导致了艾滋病安全化的成功启动。接下来的布什政府也认同艾滋病是一个安全问题的观念，2002 年时任国务卿鲍威尔指出"艾滋病远远超出健康问题的范畴，它是个安全问题"。③ 2003 年美国兰德公司报告《新型与重现的传染病的全球威胁：重建美国国家安全与公共卫生政策的关系》指出，传染病已取代来自敌对国直接的军事威胁而成为国际社会及各国政府面对的严峻挑战。④

同时，联合国系统也接受了疾病是一种安全威胁的认知，并加入

---

① ［瑞士］艾伦·罗斯坎、［美］伊洛娜·基克布施：《全球卫生谈判与导航：全球卫生外交案例研究》，第 43 页。

② 潘亚玲：《国际规范的生命周期与安全化理论：以艾滋病被安全化为国际威胁为例》，《欧洲研究》2007 年第 4 期。

③ 潘亚玲：《国际规范的生命周期与安全化理论：以艾滋病被安全化为国际威胁为例》，《欧洲研究》2007 年第 4 期。

④ 晋继勇：《全球公共卫生问题安全化：以世界卫生组织规范变迁为例》，《国际论坛》2008 年第 2 期。

认知扩散的进程中。2000 年 1 月联合国安理会有关艾滋病的会议上指出"艾滋病正导致社会经济危机，它反过来又威胁政治稳定"。[①] 同年 7 月，在美国的推动下，安理会通过第 1308 号决议，指出艾滋病是一个安全问题和相对长期的安全威胁，需要各国协同努力和共同应对，[②] 启动了公共卫生安全化的议程。另外，全球基金（The Global Fund to Fight AIDS, Tuberculosis and Malaria）成立，为全球共同应对传染病安全威胁提供支持。此外，世界卫生组织从 2002 年开始参与《生物武器公约》审议大会，开始涉及更广泛的公共卫生安全领域。

2003 年"非典"[③] 疫情暴发并迅速在全球 29 个国家和地区传播，一度引起世界恐慌，并引发一系列经济、社会问题，加速了公共卫生议题"安全化"，并促使公共卫生安全观念向全球迅速扩散。各疫情国以"非典"（以及大多数其他传染病）未列入《国际卫生条例》为理由拒绝报告或合作，严重影响了世界卫生组织在世界范围内指导防控疫情蔓延。"非典"的大暴发不仅证明了新发传染病潜在的国际危害，更凸显了透明度和全球合作是在源头控制突发公共卫生事件的关键要素。世界卫生组织意识到除非拥有要求国家合作的权力，否则它监测疾病暴发和发布旅行警告的权力无法有效阻止疾病暴发。世卫组织此前主管传染病事务的助理总干事大卫·海曼（David Heymann）和传染病监督和应急部门主任古耐尔·罗迪尔医生（Guenael Rodier）指出，"单个国家监测和应对能力不足可能会危及整个世界的公共卫生安全，只要还有一个国家能力薄弱，就需要针对疾病暴发报警和应对的国际机制"。[④]

---

① 联合国安理会：《艾滋病对非洲的和平与安全的影响》，2000 年 1 月第 4087 次会议，资料号：S/PV. 4087。

② 联合国安理会：《联合国安全理事会第 1308（2000）号决议》，2000 年 7 月 17 日，资料号：S/RES/1308（2000）。

③ 严重急性呼吸道综合征（Severe Acute Respiratory Syndrome, SARS，又称"非典型性肺炎"，是一种由严重急性呼吸道综合征冠状病毒（SARS-CoV）引发的突发性传染病，主要通过近距离空气飞沫和密切接触在人际传播。

④ David L. Heymann and Guénaël R. Rodier, "Global Surveillance, National Surveillance, and SARS", *Emerging Infectious Diseases*, Vol. 10, No. 2, 2004, pp. 173 – 175.

　　因此，"非典"成为促使卫生安全观念深入人心的转折点，也成了推动《国际卫生条例》进入实质性修订阶段的"引爆点"。[1]因为"非典"的暴发和蔓延巩固了卫生、安全和外交政策之间迅速发展的合作关系，"全球卫生安全"观念也开始迅速在全球各地区扩散。与之伴随的是，各国也试图通过谈判方式巩固疾病集体监测和控制的全球系统，卫生问题成为当代外交和安全政策关注的一个关键问题，卫生外交再度兴起。[2]正如联合国前秘书长潘基文指出，"全球卫生治理触及所有外交政策的核心功能——实现安全、创造经济财富、支持低收入国家发展和保护人类尊严"。[3]因此，全球卫生治理得到了包括经济进步、人权和国际发展等各种集体价值观的支持，同时，政府和非政府利益攸关方也开始认识到外交政策如何以及为何需要对卫生部门进行政治支持。[4]这体现出了公共卫生治理的安全属性日益凸显，成为支持全球卫生安全新规范和新制度出现的社会动力。

　　世界卫生组织于 2003 年 5 月 28 日通过了 WHA 56.28 号决议，再次呼吁修订《国际卫生条例》，并成立了一个政府间工作小组（IGWG）以启动修订程序。[5]该小组由来自世界卫生组织的 151 个成员国、25 个代表联合国的机构、欧盟和非盟以及非政府组织的代表组成。以世界卫生组织秘书处技术专家 2003 年草拟的《国际卫生条例（2005）》第一稿作为谈判起点，2004 年初该初稿被发送给各个成员国征求意见，并召开了两轮区域磋商，政府间工作小组内部也成立了新的分组，以处理信息来源、范围、使用意向、军队以及确定国

---

① Sara E. Davies, *Containing Contagion: The Politics of Disease Outbreaks in Southeast Asia*, Johns Hopkins University Press, 2019, p. 63.

② David Fidler, "The Role of International Law in the Control of Emerging Infectious Diseases", *Bulletin de L'Institut Pasteur*, Vol. 95, 1997, p. 59.

③ Colin McInnes et al., *The Transformation of Global Health Governance*, Basingstoke: Palgrave Macmillan, 2014.

④ United Nation, *Global Health and Foreign Policy: Strategic Opportunities and Challenges*, UN General Assembly Document A/64/36, September 23, 2009.

⑤ World Health Assembly 56.28, May 28, 2003.

际关注的突发公共卫生事件的决策演算文件等问题。①但由于初稿主要由技术专家撰写，虽然其中包含了国际社会支持的很多科学和公共卫生原则，在某种程度上有利于谈判，但是这样却忽视了不同国家的政治需要和要求，② 给初期谈判造成了较大的困难。一方面，技术专家在谈判中很难迅速做出决策，其立场底线也不能及时更新。另一方面，那些派出外交官和军控专家谈判的国家对谈判的基调和内容有明显的影响。另外，还存在一系列有争议的核心议题，因此小组成员就非国家报告、主权、卫生措施、生化及放射事件纳入疾病的问题、评估潜在的国际关注的突发公共卫生事件（PHEIC）的决策工具、执行成本和筹资、旅游限制和移民、应急委员会和入境口岸等存在问题的主要议题进行了反复讨论和磋商。

2004 年 1 月，世界卫生组织向会员国分发了《国际卫生条例》修订草案，随后于 2004 年 3 月至 7 月期间召开了一系列区域和亚区域协商会，以提供对此草案的反馈意见。其中，东盟国家参与了三次区域和亚区域协商会，包括 2004 年 4 月 13—14 日的东南亚区域关于修订《国际卫生条例》的第一次协商会、2004 年 4 月 28—30 日西太平洋区域关于修订《国际卫生条例》的协商会以及 2004 年 6 月 29日至 7 月 1 日东南亚区域关于修订《国际卫生条例》的第二次协商会。③

2004 年 11 月，政府间工作小组第一届会议举行，一个由各官员和各区域集团协调员组成的主席团建立。主席团在接下来的三次谈判会议上组成将有所变化，并将在确定会议的结构方面发挥非常有益的作用。④ 值得注意的是，区域协调员将在整个谈判过程中持续担任主

① ［瑞士］艾伦·罗斯坎、［美］伊洛娜·基克布施：《全球卫生谈判与导航：全球卫生外交案例研究》，第 37 页。

② ［瑞士］艾伦·罗斯坎、［美］伊洛娜·基克布施：《全球卫生谈判与导航：全球卫生外交案例研究》，第 38 页。

③ 《区域协商会总结报告：政府间修订〈国际卫生条例〉工作小组临时议程项目 2》，2004 年，世界卫生组织，资料号：A/IHR/IGWG/2。

④ Mary Whelan, *Negotiating the International Health Regulations*, Global Health Programme Working Paper, Sponsored by the Graduate Institute of International and Development Studies, Geneva, Aug. 4, 2008, p. 7.

席团成员，事实也证明，区域协调员和意见交换平台在《国际卫生条例》的修订谈判过程中发挥了关键作用。[1] 在参与修订《国际卫生条例》的政府间工作小组中，共有 20 个亚洲国家。[2] 东盟十个国家均出席了此次会议，东盟国家参会代表总人数为 31 人，其中印尼参会代表人数最多，为 9 人，新加坡、文莱分别派出 5 人、4 人，马来西亚、泰国和菲律宾均各派出 3 人、3 人、3 人，而柬埔寨、老挝、缅甸和越南仅各派出 1 名代表参会，[3] 此次会议就缔约国主权与世卫组织秘书处作用之间的平衡，如何界定和确定是否存在"国际关注的突发公共卫生事件"，确定突发公共卫生事件的实体不受政治干预、人权、核心能力建设等问题展开了讨论。[4]

然而这时，更复杂的情况发生了。当"非典"暴发引起全球关注时，高致病性"禽流感"（H5N1）[5] 疫情又卷土重来，在亚洲、欧洲和非洲等地肆虐。"禽流感"疫情暴发之初，由于修订的《国际卫生条例》尚未通过，世卫组织没有正式要求各疫情国及时、透明报告和核实该疾病，因此，国际社会表达了对中国、泰国和越南报告疫情速度的担忧。[6] 鉴于这种情况，世界卫生组织迅速提出"虽然目前

① Mary Whelan, *Negotiating the International Health Regulations*, Global Health Programme Working Paper, Sponsored by the Graduate Institute of International and Development Studies, Geneva, Aug. 4, 2008, p. 7.

② 参与《国际卫生条例》修订谈判政府间工作小组的亚洲国家为：孟加拉国、文莱、柬埔寨、中国、印度、印度尼西亚、日本、老挝、马来西亚、马尔代夫、蒙古国、缅甸、尼泊尔、菲律宾、韩国、新加坡、斯里兰卡、泰国、东帝汶、越南。相关资料请参见 WHO, List of participants, 2004, Documents：A/IHR/IGWG/DIV/3_ Rev. 1；WHO, Provisional List of Participants, 2005, Documents：A/IHR/IGWG/2/DIV/3；WHO, List of Participants, 2005, Documents：A/IHR/IGWG//2/DIV/3_ Rev. 2。

③ WHO, List of Participants, 2004, Documents：A/IHR/IGWG/DIV/3_ Rev. 1.

④ Mary Whelan, *Negotiating the International Health Regulations*, Global Health Programme Working Paper, Sponsored by the Graduate Institue of International and Pevelopment Studies, Reneva, Aug. 4, 2008, pp. 9 – 10.

⑤ 禽流感是一种由禽鸟中特定的高致病性流感病毒菌株引起的人畜共患新发传染病，H5 型和 H7 型最具有传染性，致死率也更高。

⑥ Sophal Ear, "Cambodia's Patient Zero：Global and National Responses to Highly Pathogenic Avian Influenza", in Ian Scoones ed., *Avian Influenza：Science, Policy and Politics*, London：Earthscan, 2010, pp. 65 – 92；Paul Forster, "On a Wing and a Prayer：Avian Influenza in Indonesia", in Ian Scoones ed., *Avian Influenza：Science, Policy and Politics*, London：Earthscan, 2010, pp. 131 – 168.

缺乏对及时、透明报告行为的正式要求，使得国际社会应对突发性新发复发传染病的力度会在很大程度上被阻碍，但这不应成为阻碍实践中合作的因素"。① 于是，世界卫生组织与联合国粮农组织（FAO）以及世界动物卫生组织（OIE）一道，于2004年1月发表了一项联合声明，呼吁开展合作并提供资金，以协助各国政府遏制疫情。②

　　随后，第二次政府间工作小组会议于2005年2月召开。就东盟地区而言，八个国家代表出席了此次会议，就《国际卫生条例》的修改进行进一步谈判。此次出席的东盟国家代表共计23人，其中印尼派出5名代表，新加坡、马来西亚各派出4名代表，菲律宾派出3名代表，文莱、柬埔寨、缅甸均派出2名代表，泰国派出1名代表，而老挝和越南未派代表参加。③ 2005年3月，秘书长就联合国改革提出了自己的建议。这篇题为《更大的自由：实现人人享有发展、安全和人权》（*In Larger Freedom: Towards Development, Security and Human Rights*）的文案呼吁会员国在2005年5月即将举办的世界卫生大会上就修订《国际卫生条例》达成一致意见。2005年5月12—14日凌晨，召开了第三次政府间工作小组会议，全体东盟国家均派出代表出席会议。其中，印尼和马来西亚各派出6名代表，缅甸派出5名代表，菲律宾、新加坡和文莱各派出4名代表，柬埔寨和泰国各派出2名代表，老挝和越南各派出1名代表。此次会议主要致力于解决前两次会议中三类悬而未决的议题，其中第一类与治疗非自然发生的疾病有关，第二类与附加措施有关，第三类与生效和保留的最后条款有关（见表3-3）。④

---

① Sara E. Davies, *Containing Contagion: The Politics of Disease Outbreaks in Southeast Asia*, Baltimore: Johns Hopkins university Press, 2019, p. 64.

② Food and Agriculture Organization and World Health Organization (FAO/WHO), "Unprecedented Spread of Avian Influenza Requires Broad Collaboration, FAO/OIE/WHO Call for International Assistance", January 27, 2004, http://www. who. int/mediacentre/news/releases/2004/pr7/en/.

③ WHO, Provisional List of Participants, 2005, Documents: A/IHR/IGWG/2/DIV/3, https://apps. who. int/gb/ghs/c/c-igwg2. html, 2020 - 05 - 18.

④ Mary Whelan, *Negotiating the International Health Regulations*, Global health Programme Working Paper, Sponsored by the Gradnate Institute of International and Development Studies, Greneva, Aug. 4, 2008, p. 15.

表 3 - 3　　　　　东盟国家参与《国际卫生条例》政府间
工作小组会议的代表人数

国家	2004 年 11 月（人）	2005 年 2 月（人）	2005 年 5 月（人）
文莱	4	2	4
柬埔寨	1	2	2
印度尼西亚	9	5	6
老挝	1	—	1
马来西亚	3	4	6
缅甸	1	2	5
菲律宾	3	3	4
新加坡	5	4	4
泰国	3	1	2
越南	1	—	1

资料来源：笔者根据相关资料整理。资料请参见 WHO, List of participants, 2004, Documents：A/IHR/IGWG/DIV/3_ Rev. 1；WHO, Provisional List of Participants, 2005, Documents：A/IHR/IGWG/2/DIV/3；WHO, List of Participants, 2005, Documents：A/IHR/IGWG/2/DIV/3 _ Rev. 2。

三次政府间工作小组会议极大推动了《国际卫生条例》的谈判，发展中国家和地区组织在《国际卫生条例》的修订谈判中，基于本国和本地区的公共卫生需求和能力提出意见和建议，成了谈判进程中重要的参与者。① 在推动谈判和敦促各国协作应对"禽流感"的实践进程中，全球卫生安全观念也进一步扩散。

三　《国际卫生条例（2005）》和全球卫生安全观扩散

传染病的全球化与防治传染病的国际合作凸显了全球公共卫生治理的必要性以及对《国际卫生条例》机制成效的倚重性。最终，在

① ［瑞士］艾伦·罗斯坎、［瑞士］伊洛娜·基克布施：《全球卫生谈判与导航：全球卫生外交案例研究》，第37—38 页。

经历了近十年的讨论和谈判之后，世界卫生大会于 2005 年 5 月 23 日一致批准了 WHA 58.3 号决议，通过了新修订的《国际卫生条例》（IHR 2005）。该条例于 2007 年 6 月开始生效，它建立了一套新的规范，要求所有国家发展内部监测和疫情应对能力，并对国内暴发的疾病有报告义务。[①]

虽然《国际卫生条例（2005）》依然认可国家主权至上原则，但也开始强调传染病对国家安全的直接威胁，以及这种安全威胁对国家政治经济利益的负外部性影响。[②] 因此，《国际卫生条例（2005）》提出了一条通过集体方式来确保全球卫生安全的途径。[③] 国家同意通过评估自身表现和建设八项核心能力来分担预防、监测和应对疾病暴发的责任，并允许非国家行为体通知世卫组织以增加疫情信息的及时性和透明度，以及通过合作来进行必要应对，包括监测和响应标准实验室流程、治疗、立法和风险沟通等。[④] 它标志着在抵抗传染病以及其他突发公共卫生事件，尤其是有可能跨越国界的公共卫生事件方面，全球向以协调与合作为核心的集体行动转变。[⑤] 条例不仅为增加透明度、开展合作和治理而建立网络，同时也要求所有成员国发展核心能力，以便更好地保护本国公民和其他国家的公民不受疾病传播和其他健康危害的影响，为国际社会提供了一个"（试图）通过集体方式确保全球卫生安全的国际法律工具"。[⑥]

[①] WHO, *International Health Regulations* (2005)：*Areas of Work for Implementation*, World Health Organization Document WHO/CDS/EPR/IHR/2007.1, June 2007, pp. 15 – 16.

[②] 魏庆坡：《国际卫生条例遵守的内在逻辑、现实困境与改革路径》，《环球法律评论》2020 年第 6 期。

[③] Ailan Li and Takeshi Kasai, "The Asia Pacific Strategy for Emerging Diseases：A Strategy for Regional Health Security", *Western Pacific Surveillance and Response Journal*, Vol. 2, No. 1, 2011, p. 7.

[④] Bruce J. Plotkin and Max. C. Hardiman, "Infectious Disease Surveillance and the International Health Regulations", in N. M. M'ikanatha eds., *Infectious Disease Surveillance*, 2nd ed., Oxford：John Wiley & Sons, 2013.

[⑤] ［瑞士］艾伦·罗斯坎、［瑞士］伊洛娜·基克布施：《全球卫生谈判与导航：全球卫生外交案例研究》，第 35 页。

[⑥] Ailan Li and Kasai Takeshi, "The Asia Pacific Strategy for Emerging Diseases：A Strategy for Regional Health Security", *Western Pacific Surveillance and Response Journal*, Vol. 2, No. 1, 2011, p. 7.

　　与 1969 年最初的版本相比，《国际卫生条例（2005）》主要在疾病控制方法、疾病控制范围、疾病控制措施、疾病控制沟通方式和能力要求五方面发生了变化（见表 3 - 4）。《国际卫生条例（2005）》要求世界各国和世界卫生组织增强自身检测、报告和应对紧急公共卫生事件的核心能力，从而构建全球性公共卫生集体防御体系。[①] 在国家间协调合作基础上，《国际卫生条例（2005）》全面强化国家在控制传染病方面的国际义务，要求会员国构建完善的传染病监测和预警防控体系，进而提升国际社会在传染病监测和防控方面的水平[②]，包括由事后防范到提前预防的转变、扩大通报义务范围、严格采用统一国际标准进行疫情判断，以及对世界卫生组织从非政府组织获取信息的核实必须予以回复。同时，世界卫生组织总干事有权宣布国际关注的突发公共卫生事件，并有权发布直接面向会员国和非国家实体关于疫情防控措施的临时建议。[③] 随着《国际卫生条例（2005）》2007 年生效，世界卫生组织在推进共同卫生安全观和全球卫生集体治理之路上迈出了重要一步。[④]

　　准备、监测和应对公共卫生安全威胁的国家核心能力（National Core Capacities）是全球卫生安全的基石，[⑤]《国际卫生条例（2005）》附件一规定了国家监测和应对卫生安全威胁的核心能力要求。为了指导缔约国发展公共卫生治理的核心能力，世界卫生组织于 2010 年发布了《国际卫生条例核心能力监测框架》（*the IHR Core Capacity Monitoring Framework*），并在后来加以更新。《国际卫生条例（2005）》监测框架和随之产生的监测工具确定了八项核心能力建设目标（见

---

　　① 《亚太地区新发疾病防治战略和国际卫生条例（2005）》，2010 年，世界卫生组织西太平洋区域办事处，资料号：WPR/RC61/9，第 11 页。

　　② Barbara Von Tigerstrom，"The Revised International Health Regulations and Restraint of National Health Measures"，*Health Law Journal*，Vol. 13，2005，pp. 38 - 39. 转引自魏庆坡《国际卫生条例遵守的内在逻辑、现实困境与改革路径》，第 177 页。

　　③ 魏庆坡：《国际卫生条例遵守的内在逻辑、现实困境与改革路径》，《环球法律评论》2020 年第 6 期，第 177—178 页。

　　④ ［瑞士］艾伦·罗斯坎、［美］伊洛娜·基克布施：《全球卫生谈判与导航：全球卫生外交案例研究》，第 43 页。

　　⑤ Lawrence Gostin and Rebecca Katz，"The International Health Regulations: The Governing Framework for Global Health Security"，*The Milbank Quarterly*，Vol. 94，Issue 2，2016，p. 276.

表3-4 《国际卫生条例（1969）》与《国际卫生
条例（2005）》的不同点

	《国际卫生条例（1969）》	《国际卫生条例（2005）》
疾病控制方法	边界控制	边界控制 + 源头控制
疾病控制范围	列出的部分传染性疾病	所有公共健康威胁
疾病控制措施	预先设置的措施	有针对性和适应性的应对
疾病控制沟通方式	各国临时指定合适的当局	通过指定的国家联络点通报世界卫生组织或由世界卫生组织通报
疾病控制能力要求	入境口岸的公共卫生和传染控制措施	在国家和社区层面第一时间发现、评估、报告和应对公共卫生威胁的能力

资料来源：WHO, *International Health Regulations*（2005）: *Areas of Work for Implementation*, World Health Organization Document WHO/CDS/EPR/IHR/2007.1, June 2007, p. 11；[瑞士] 艾伦·罗斯坎、[瑞士] 伊洛娜·基克布施：《全球卫生谈判与导航：全球卫生外交案例研究》，第37页。

表3-5）。世卫组织希望缔约国可以通过监测工具，针对核心能力建设情况进行年度自我评估，以实现世卫组织对执行《国际卫生条例（2005）》进度的了解。根据规定，全体缔约国应不晚于2012年向世卫组织提交完成核心能力建设的正式报告；如缔约国申请延期，下一次完成报告提交时间分别为2014年和2016年；倘若届时缔约国仍未完成核心能力建设，应提交一份详细的实施计划阐明未完成原因。[1]

《国际卫生条例（2005）》秉承集体卫生安全逻辑，采取"安全化"方式规避潜在的政治分歧，[2] 以促进全球卫生安全观和集体治理理念的形成和扩散。在全球卫生安全观念的促进下，世界卫生安全国际会议于2005年发表了《罗马宣言》，各国一致达成了加强禽流感

---

① Lawrence Gostin and Rebecca Katz, "The International Health Regulations: The Governing Framework for Global Health Security", *The Milbank Quarterly*, Vol. 94, Issue 2, 2016, p. 277.

② Fidler David, "From International Sanitary Conventions to Global Health Security: The New International Health Regulations", *Chinese Journal of International Law*, Vol. 4, 2005, pp. 325 – 392.

控制的合作规范。2007 年 3 月 29 日《投资卫生，构建安全未来：关于改善国际卫生安全必要性的国际辩论会》报告再次重申了公共卫生问题对全球安全的威胁，[①] 并强调了采取集体行动合作应对的必要性。

表 3 - 5　　《国际卫生条例（2005）》的八项核心能力建设目标

发现、评估、报告和应对的核心能力
实验室
人力资源
监测
准备
应对
风险沟通
国家归口单位
国家立法、政策和财政支持

资料来源：Lawrence Gostin and Rebecca Katz, "the International Health Regulations：The Governing Framework for Global Health Security", *The Milbank Quarterly*, Vol. 94, Issue 2, 2016, pp. 264 - 313。

四　《国际卫生条例（2005）》的局限性

《国际卫生条例（2005）》借助"安全化"框架逻辑理念，从共同安全的集体角度推进国际公共卫生合作。但国家主权与国际卫生利益的内在张力、国际公共卫生紧急事件机制规范性和透明度的缺失使其遵守面临诸多现实困境与挑战，从而产生了结构性的机制失灵。

首先，《国际卫生条例（2005）》和与之紧密相关的全球卫生安全框架仍然以国家为中心，事实上是构建了一个"会员国 + "的安

---

① 《投资卫生，构建安全未来：关于改善国际卫生安全必要性的国际辩论会》，世界卫生组织网站，http：// www. who. int/mediacentre/ news/ releases/ 2007/ pr11/zh/index. html，最后浏览日期：2020 年 10 月 30 日。

全网。这种体系合作在本质上仍属于单元层次合作，依然需要仰仗会员国的支持与配合，因此"政治化"是国际公共卫生合作的底色。[1]同时，《国际卫生条例（2005）》是一项相对薄弱的国际规范，其报告机制过度依赖国家的自我报告，没有对国家遵约情况进行严格的外部审查和相应的问责。根据《世界卫生组织组织法》第 22 条，条例是所有世界卫生大会成员国都应自动承认和被所有成员国通过的文书，但条例本身并不被视为能够对各国施加法律义务的具有约束力的国际法。[2] 各国有权通过向世界卫生大会提交文件和解释，选择"不履行条例中规定的义务"。[3] 这使与其他定期外部审查和问责的国际规范相比，各国对《国际卫生条例（2005）》不那么重视。[4] 同时，对《国际卫生条例（2005）》的遵约主要由世卫组织内部进行，外部机构和社会组织没有权力进行外部审查，也不能参与到对遵约情况的正式报告和评估进程中，[5] 更没有来自民间社会的影子报告或其他监督机制。另外，世卫组织秘书处也无权就个别国家的遵约情况进行独立评价和报告。《国际卫生条例（2005）》的报告机制过度依赖国家的自我报告，世卫组织或民间社会没有替代的影子报告或监督机制，无法从遵约的积累效应中获得合法性，而缺乏对透明报告的问责机制则更弱化了各国对《国际卫生条例（2005）》的遵守情况。虽然世卫组织秘书处为了协助会员国履行《国际卫生条例（2005）》所规定的义务而发布了一些技术指导文件，并对会员国的进展进行年度调查。

---

① 魏庆坡：《国际卫生条例遵守的内在逻辑、现实困境与改革路径》，第 179 页。

② Bruce J. Plotkin, "Human Rights and Other Provisions in the Revised International Health Regulations (2005)", *Public Health*, Vol. 121, 2007, pp. 840 – 845.

③ David P. Fidler, *International Law and Infectious Diseases*, Oxford: Oxford University Press, 1999, pp. 59 – 60.

④ Chiara Giorgetti, "International Health Emergencies in Failed and Failing States", *Georgetown Journal of International Law*, Vol. 44, 2012, p. 1374. 例如，与《国际人权条例》进行比较，联合国人权理事会每五年对国家的表现定期监督。除定期审议外，附属于每项条约的人权条约机构（有十多个条约机构）定期审查缔约国对个别条约的遵守情况。民间社会团体也可以进行外部审查，并提供有关国家表现的影子报告。人权事务高级专员办公室还定期报告各国遵守国际人权法的情况。

⑤ Lawrence O. Gostin and Rebecca Katz, "The International Health Regulations: The Governing Framework for Global Health Security", *The Milbank Quarterly*, Vol. 94, Issue 2, 2016, pp. 264 – 313.

然而调查结果显示，许多国家不太可能在规定期限前完成《国际卫生条例（2005）》规定的义务，至少35%的国家将要求能力建设达标日期至少延长两年。[1] 然而，2012年第一次延期之后，2014年也仅有64个缔约国报告已完成核心能力要求，还有48个缔约国甚至没有向世界卫生组织做出回应。[2] 两次延期之后，甚至到了2019年，仍有一部分国家未达到核心能力建设目标。[3]

其次，世卫组织自身结构的局限性约束了《国际卫生条例（2005）》的有效执行。它并没有改变世卫组织分散的权力结构，[4] 各国仍可以不向世卫组织总部直接报告，而选择向世卫组织区域办公室报告疾病信息，再由区域办公室将信息传递到世界卫生组织总部。然而，世卫组织区域办公室与总部相比，对会员国在政治上的关切更加敏感，这可能会导致区域办公室过于谨慎地报告疾病信息而影响全球应对效率。因为区域办公室谨慎报告疫情严重程度，有助于确保区域办公室与区域内国家保持持续的报告关系。[5] 例如，2014年埃博拉疫情暴发期间，世卫组织非洲办公室一再要求世卫组织总部与受影响国家进行谨慎接触，[6] 影响了世卫组织对埃博拉疫情的应对效率。国际社会广泛批评世界卫生组织应对埃博拉疫情不够迅速、缺乏能力，并指出其应当对埃博拉疫情泛滥、死亡病例大量增多负有责任。[7] 当

---

① The Center for Trade policy & Law of Carleton University, "65th World Health Assembly", *Health Diplomacy Monitor*, Vol. 3, Issue 4, 2012, p. 13.

② Lawrence Gostin and Rebecca Katz, "The International Health Regulations: The Governing Framework for Global Health Security", *The Milbank Quarterly*, Vol. 94, Issue 2, 2016, p. 276.

③ Global Heath Observatory, *Health Emergencies*, 2019, https://www.who.int/data/gho/data/major-themes/health-emergencies/GHO/health-emergencies, 2020 - 12 - 31.

④ Devi Sridhar and Lawrence O. Gostin, "Reforming the World Health Organization", Georgetown Law Faculty Publications and Other Works, 2011, https://scholarship.law.georgetown.edu/facpub/623, 2020 - 11 - 23.

⑤ Sara E. Davies, *Containing Contagion: The Politics of Disease Outbreaks in Southeast Asia*, Issue 2, 2016, p. 31.

⑥ Somini Sengupta, "Effort on Ebola Hurt WHO Chief", *New York Times*, January 6, 2015, https://www.nytimes.com/2015/01/07/world/leader-of-world-health-organization-defends-ebola-response.html, 2020 - 11 - 23.

⑦ 《世卫组织被批应对不力导致埃博拉疫情蔓延》，环球网，2015年5月13日，https://world.huanqiu.com/article/9CaKrnJKWRx，最后浏览日期：2020年11月5日。

然，在这个问题上，世卫组织也一直在努力的试图改革，加强全球——区域联系，增强与国家联络点的沟通。在此次新冠肺炎疫情后，有学者建议世卫组织改革应当将其核心任务重新聚焦于全球传染病控制领域，[①] 以更有效地协调全球防控传染病。

最后，《国际卫生条例（2005）》忽略了各国实际卫生需求和能力存在差异。虽然国家卫生治理核心能力建设有利于提升对卫生安全威胁的防控水平，但是发展中国家缺乏足够的资源和能力，国家卫生治理核心能力建设也并非其国内最紧迫的卫生治理内容。因此，这种将各国同质化的方法不利于《国际卫生条例（2005）》在地区和国家层次的扩散和内化。另外，《国际卫生条例（2005）》的实施过程没有明确的指标和支持资源。尽管从它生效之日起，公共卫生人力资源培训就被列为优先事项，但实现《国际卫生条例（2005）》核心能力所需的投资在很大程度上取决于各国自己。虽然有些能力——例如国家计划、风险传达战略、改革立法和政策以满足其报告和入境口岸要求——不需要大笔支出，但即使是"低成本"能力也需要行为上的改变、优先次序的重组和长期的政治支持。[②] 再加上缺乏问责机制和外部评估监督机制，一些富裕国家也不对增强国家核心能力建设投入大量资源，这在很大程度上再次削弱了该规范对能力欠缺国家进行能力建设的激励，增加了遵守《国际卫生条例（2005）》的成本。[③] 例如，在甲流（H1N1）和埃博拉（Ebola）暴发期间，尽管世卫组织劝告大家不要对报告疫情的国家实施旅行和贸易制裁，但一些国家仍然这么做了。在新冠肺炎疫情初期，美国等国家也对中国实行了严格的旅行和贸易限制。也就是说，尽管世卫组织一直告诫各国，提前报告可以直接受益，但过往的实践却证明"提前报告可能招致重大的政治和财政惩罚"。[④] 这会弱化疫情国透明报

---

① 晋继勇：《世卫组织改革需要成员国赋能》，光明网，2020 年 8 月 25 日，https：//m. gmw. cn/baijia/2020-08/25/1301494162. html。

② Sara E. Davies, *Containing Contagion：The Politics of Disease Outbreaks in Southeast Asia*, p. 33.

③ Philippe Calain and Caroline Abu SaDa, "Coincident Polio and Ebola Crises Expose Similar Fault Lines in the Current Global Health Regime", *Conflict and Health*, Vol. 9, 2015, pp. 29 – 36.

④ Adam Kamradt-Scott, "WHO's to Blame? The World Health Organization and the 2014 Ebola Outbreak in West Africa", *Third World Quarterly*, Vol. 37, No. 3, 2016, p. 411.

告疫情信息的积极性，尤其是对于经济欠发达国家，在没有报告奖励或支持资源的情况下，各国可能会出于经济因素考虑而试图隐瞒疫情。这体现出了能力和规范遵从性之间的关系，规范的改变不仅会被对立的话语或政治抵制破坏，而且还会被国家无法按照预期的方式行事破坏。传统的规范扩散理论中提到的"规范倡导者"和其他"规范领导者"的说服可能不是一个使国际卫生治理规范有效扩散并内化的方法，比国际层面的规范倡导更重要的，是解决影响规范扩散和实施的政治障碍以及建立国际团结意识。

第二节　东盟对地区共同卫生安全
利益认知的塑造

东盟地区对共同卫生安全利益的认知是在参与《亚太新发疾病防控战略》（Asia Pacific Strategy for Emerging Diseases，以下简称ASPED）讨论、制定和实施的过程中逐步形成的。APSED 旨在为地区提供以传染病防治为核心的公共卫生治理指导，引导地区内各国加强《国际卫生条例（2005）》核心能力建设，以早日实现国际规范要求的核心能力。[1] 对于东盟地区来说，是否落实《国际卫生条例（2005）》的规范要求主要取决于区域利益，即实现传染病防控国际规范所要求的核心能力建设目标是否对地区传染病防控有帮助，是否为解决地区最紧迫的传染病防控问题提供方法。[2] APSED 根据地区实际需要，灵活调整国际卫生治理规范在地区内的实施内容、实施方式和实施重点。在尊重"不干涉内政"和"协商一致"等传统地区规范的同时促进卫生合作，使地区卫生治理规范和地区卫生合作框架充分适应地区实际情况，从而得以推进地区内各国公共卫生治理能力的整体提升。

---

[1] 《亚太地区新发疾病防治战略和国际卫生条例（2005）》，2010 年，世界卫生组织西太平洋区域办事处，资料号：WPR/RC61/9，第 11 页。

[2] Sara E. Davies, *Containing Contagion：The Politics of Disease Outbreaks in Southeast Asia*, Baltimore：Johns Hopkings University Press, 2019, p. 109.

尽管从表面上看，APSED 囊括整个亚太地区，也提倡建立亚太卫生合作制度以应对共同的卫生安全威胁。但东盟作为亚洲最成功的组织，[①] 成了讨论、推动和实施这些规范的重要场合，东盟地区卫生协作治理制度也成为该规范所提倡建立机制中最重要组成部分。另外，APSED 还是东盟各国在进行地区卫生治理合作实践过程中主要参考和遵照规范。

基于阿查亚教授的"规范本土化"理论，可以将东盟参与制定与实施 APSED 的实践过程视为规范本土化。因为 APSED 是结合地区能力特点与实际需求，对《国际卫生条例（2005）》中集体治理规范和国家核心能力建设规范的积极建构过程。同时，东盟在 APSED 的形成、发展和实施中扮演着不可或缺的角色，并与其持续互动。因此，APSED 成为观察规范本土化如何通过塑造地区共同卫生安全利益认知和协作治理的集体身份，来影响地区卫生协作治理机制的最佳案例。

一　《国际卫生条例（2005）》在东盟地区扩散的困境

《国际卫生条例（2005）》在东盟地区扩散面临的两个主要困境，为东盟将其本土化提供了背景和需求。

第一，世界卫生组织的治理边界与东盟地理、政治边界之间的割裂。世卫组织各会员国分成六个区域，每个区域设立了一个区域办事处。其中，世卫组织西太平洋区由 37 个国家组成，[②] 东南亚区由 11 个国家组成。[③] 然而，东盟国家虽然在地理上相连，却被分散在世卫组织的两个区域体制下，其中印度尼西亚、缅甸和泰国被分

---

① ［加］阿米塔·阿查亚：《重新思考世界政治中的权力、制度与观念》，第 208 页。
② 世界卫生组织西太平洋区成员国：美属萨摩亚、法属新喀里多尼亚、澳大利亚、新西兰、文莱、新属纽埃、柬埔寨、美属北马里亚纳联邦群岛、中国、帕劳群岛、库克群岛、巴布亚新几内亚、斐济、菲律宾、法属波利尼西亚、英属皮特凯恩群岛、美属关岛、韩国、中国香港、萨摩亚、日本、新加坡、基里巴斯、所罗门群岛、老挝、新属托克劳、中国澳门、汤加、马来西亚、图瓦卢、马绍尔群岛、瓦努阿图、密克罗尼西亚联邦、越南、蒙古、法属瓦利斯群岛和富图纳群岛、瑙鲁。
③ 世界卫生组织东南亚区成员国：孟加拉国、不丹、朝鲜、印度、印度尼西亚、马尔代夫、缅甸、尼泊尔、斯里兰卡、泰国和东帝汶。

配在东南亚区，而其余成员国被分配在西太平洋区，产生了地理、政治和世卫治理体系之间的割裂。同时，世卫组织体系下不同的地区办公室有不同人员构成特点和行事风格。具体来说，东南亚区工作人员构成多来自本区域内国家，做事相对传统，速度较慢，更倾向于根据技术、政治和融资领域将不同关键利益相关方进行专门的双边讨论，技术力量配备也相对较弱。西太平洋区工作人员构成更多元化，西方国家资源更多，更倾向于将成员国、技术专家、捐资机构等多利益相关方聚在一起进行多边讨论。① 由于人员结构和领导风格不太相同，世卫组织西太平洋区经常抱怨东南亚区工作效率低，合作相对困难。

第二，《国际卫生条例（2005）》将各国同质化，阻碍了其在多元化的东盟地区扩散和内化。《国际卫生条例（2005）》是全球公共卫生治理的基础性规范，是国际传染病防控规范的最主要来源。该条例要求世界各国和世界卫生组织增强自身检测、报告和应对紧急公共卫生事件的核心能力，从而构建全球性公共卫生防御体系。② 同时，世卫组织可以通过八个核心能力的执行情况来判断一个国家应对传染病疫情的能力。《国际卫生条例（2005）》要求"各缔约国根据本条例的具体规定，在不迟于本条例在该缔约国生效后五年内，尽快发展、加强和保持其发现、评估、通报和报告事件的能力"。在《国际卫生条例（2005）》中，世界各国进行能力建设的目标和衡量能力建设的标准是统一的，对于如何在多元的政治环境和国家制度中落实其规范未有明确规定。也就是说，传染病防控国际规范是将全球各国和各地区进行了同质化处理，没有涉及国家之间和国家内部能力的不平衡问题。

然而，《国际卫生条例（2005）》的扩散不仅受到国际层面的规范倡导者和跨国倡议网络的影响，更取决于各国卫生系统、政治体制

---

① 该观点由笔者根据世界卫生组织西太平洋区副区主任韩铁如教授的访谈总结而得，访谈时间：2020 年 12 月 16 日，访谈地点：中国北京。

② 《亚太地区新发疾病防治战略和国际卫生条例（2005）》，2010 年，世界卫生组织西太平洋区域办事处，资料号：WPR/RC61/9，第 11 页。

和区域背景①等本土因素。国际传染病防控规范要求国家在 48 小时内对域内传染病暴发做出评估，② 这不仅需要各国在国内卫生体制中建立地方和中央之间的快速有效的沟通路径，还需要快速的疾病诊断能力（包括地点和实验室之间的标本转移流程），以及政策程序（立法或监管），使国际卫生条例协调中心能够及时向世卫组织总部报告传染病疫情信息。

东盟地区内各国卫生治理能力差距大，卫生治理系统迥异，政治文化多元，对于较落后的国家，实现《国际卫生条例（2005）》的规范要求比较困难。一项关于地区内各国实施《国际卫生条例（2005）》的能力的调查报告显示，大多数国家和地区在 2005 年不具备所要求的国家级和地方级的所有核心能力："各能力领域的发展水平在国家和地区间存在差异，虽然本区域大多数国家和地区具备针对某些传染病的监测和反应系统，但这些系统通常不能起到早期预警系统的作用。许多国家和地区支持监测和暴发调查的实验室能力以及国家实验室网络仍未达到最佳状态。这些能力差距和能力发展水平的明显差别，是本区域需要应对的挑战。"③ 鉴于地区的多样性和不平衡性，需要采取区域战略的办法来加强国家和区域能力，以满足《国际卫生条例（2005）》对监测和反应核心能力的"最低要求"，是各国和地区为国家、区域和全球卫生安全做出贡献的最基本的首要步骤。④

二　东盟将传染病塑造为地区共同的卫生安全威胁

全球化带来人口、货物和资本的快速流动，也加快了传染病在全

---

① International Working Group on Financial Preparedness, *From Panic and Neglect to Investing in Health Security: Financing Pandemic Preparedness at a National Level*, Washington, D. C.: World Bank, 2017, p. 69.

② 《修订〈国际卫生条例〉》，2005 年，世界卫生组织，资料号：WHA48.3，第 43 页。

③ 《亚太新发疾病防控战略：包括国际卫生条例（2005）和禽流感》，2006 年，世界卫生组织西太平洋区域办事处，资料号：WPR/RC57/5，第 4 页。

④ Regional Committee for the Western Pacific, *Asia-pacific Strategy for Emerging Diseases*, Manila: WHO Regional Office for the Western Pacific, Fifty-sixth Session, WPR/RC56/7, 2005, p. 3.

球的蔓延速度，传统的"国家卫生"和"国际卫生"观念已经不适应变化中的公共卫生治理情况。① 在全球化的背景下，几乎没有一种传染病风险是在一国范围内的，传染病的无国界性和全球性要求各国"各自为政"的防控方式也要转向以合作为主的方式。亚太地区居住着50%以上的世界人口，因此，真正的全球公共卫生安全在很大程度上取决于该区域如何成功地建立、加强和维持管理新发疾病和紧急公共卫生事件的国家和区域系统和能力。② "非典"③ 和"禽流感"④的经历带来了地区对疾病监测和应对能力以及相关机制的需求，虽然所有国家都承认并接受《国际卫生条例》，但是大多数国家都没有在法律框架和制度体系进行遵约行动。⑤

根据世界卫生组织公布的数据，全球超过95%的"非典"病例都集中在东亚地区，东盟十个国家中有六个都有病例报告，其中，新加坡病例总数位列全球第五，越南和新加坡病例的本土传播比例较高。截至2003年7月5日，"非典"已造成全球774人死亡和超过8096起病例（见表3-6）。⑥

---

① Regional Committee for the Western Pacific, *Asia-pacific Strategy for Emerging Diseases*, Manila: WHO Regional Office for the Western Pacific, Fifty-sixth Session, WPR/RC56/7, 2005, p. 4.

② Ailan Li and Takeshi Kasai, "The Asia Pacific Strategy for Emerging Diseases: A Strategy for Regional Health Security", *Journal of Western Pacific Surveillance and Response*, Vol. 2, No. 1, 2011, p. 7.

③ 严重急性呼吸道综合征（Severe Acute Respiratory Syndrome, SARS），又称"非典型性肺炎"，是一种由严重急性呼吸道综合征冠状病毒（SARS-CoV）引发的突发性传染病，主要通过近距离空气飞沫和密切接触在人际传播。继首个病例2002年11月在广东省出现后，SARS疫情迅速在全球29个国家和地区传播，一度引起世界恐慌，并引发一系列经济社会问题。2003年7月5日，世界卫生组织宣布SARS已经被控制住。截至当时，全球共有超过8096起病例和774起死亡病例。

④ 禽流感是一种由禽鸟中特定的高致病性流感病毒菌株引起的人畜共患新发传染病，H5型和H7型最具有传染性，致死率也更高。

⑤ WHO, *Strengthening Health Security by Implementing the International Health Regulations (2005): States Parties to The International Health Regulations (2005)*, World Health Organization, http://www.who.int/ihr/legal_ issues/states_ parties/en/index. html, 2020-12-28.

⑥ ［菲律宾］梅里·卡巴莱诺－安东尼编著：《非传统安全研究导论》，余潇枫、高英等译，浙江大学出版社2019年版，第202页。

表 3 – 6　　世界卫生组织 SARS 病例统计（2002 年 11 月 1 日—
2003 年 7 月 31 日）

国家/地区	确诊总数（人）	中位年龄（范围）	死亡人数（人）	病死率（%）	输入性病例（%）
澳大利亚	6	15（1—45）	0	0	100
加拿大	251	49（1—98）	43	17	2
中国	5327	不详	349	7	不详
中国香港特别行政区	1755	40（0—100）	299	17	不详
中国澳门特别行政区	1	28	0	0	100
中国台湾	346	42（0—93）	37	11	6
法国	7	49（26—61）	1	14	100
德国	9	44（4—73）	0	0	100
印度	3	25（24—30）	0	0	100
印度尼西亚 *	2	56（47—65）	0	0	100
意大利	4	30.5（25—54）	0	0	100
科威特	1	50	0	0	100
马来西亚 *	5	30（26—84）	2	40	100
蒙古	9	32（17—63）	0	0	89
新西兰	1	67	0	0	100
菲律宾 *	14	41（29—73）	2	14	50
爱尔兰共和国	1	56	0	0	100
韩国	3	40（20—80）	0	0	100
罗马尼亚	1	52	0	0	100
俄罗斯	1	25	0	0	不详
新加坡 *	238	35（1—90）	33	14	3
南非	1	62	1	100	100
西班牙	1	33	0	0	100
瑞典	5	43（33—55）	0	0	100
瑞士	1	35	0	0	100
泰国 *	9	42（2—79）	2	22	100

续表

国家/地区	确诊总数（人）	中位年龄（范围）	死亡人数（人）	病死率（%）	输入性病例（%）
英国	4	59（28—74）	0	0	100
美国	27	36（0—83）	0	0	100
越南*	63	43（20—76）	5	8	2
总计	8096		774	9.6	

资料来源：笔者根据世界卫生组织统计数据绘制，其中东亚国家用*特别标注。WHO, Summary of probable SARS cases with onset of illness from 1 November 2002 to 31 July 2003, December 2003, https：//www. who. int/csr/sars/country/table2004_ 04_ 21/en/ , 2020 – 06 – 17。

　　作为 21 世纪首个最具威胁的新发传染病危机，"非典"疫情对整个东盟地区产生了重大的经济、社会和政治影响，[①] 根据亚洲开发银行（ADB）统计，"非典"给东盟地区造成了约 180 亿美元的损失。[②] 与此同时，面对全球化带来的人员流动大幅度增加和对新发疾病的知识储备匮乏，东盟地区传统的卫生治理模式在应对"非典"时受到了严峻考验。更重要的是，"非典"在传播病毒的同时，也在人群中传递着恐惧、不安全感和不信任感，极大地影响了地区稳定。东盟国家一度采取了隔离封锁、歧视背叛等策略，例如东盟所有国家都对中国人员采取了入境限制措施；缅甸政府甚至还一度停止从中缅之间最大的边境口岸进口物资；而新加坡卫生部一度关闭了该国唯一的蔬菜和水果批发中心巴西班让，使马来西亚出口到新加坡的水果和蔬菜悉数回流，对马来西亚从业者带来了很大的冲击；部分国家禁止新加坡国民入境；新加坡卫生部违背相互间协议，对菲律宾发出了旅游警告；等等。[③] 这些国家间"各自为政"的行为再一次撕裂了本就暗含历史地缘矛盾的地区关系。

---

　　① 有关"非典"对东盟的影响，详细请参见贺圣达、李晨阳《非典型肺炎对东盟的影响》，《学术探索》2003 年第 10 期，第 33—34 页。

　　② Asian Development Bank, *Asian Development Outlook 2003 Update*, Hong Kong, China：Oxford University Press for the Asian Development Bank, 2003, p. 75.

　　③ 贺圣达、李晨阳：《非典型肺炎对东盟的影响》，《学术探索》2003 年第 10 期。

　　然而在那个时候，传染病在大多数东盟国家仍被认定为医学问题，这很难使政府采取及时和必要的手段来应对。① 因此，东盟通过召开一系列高级别会议，来强调"非典"给地区带来的严重威胁以及合作应对共同卫生安全威胁的必要性。东盟成员国和中日韩先后发表了《东盟卫生部长关于"非典"的特别会议联合声明》《中国与东盟国家领导人关于"非典"的特别会议联合声明》《东盟国家领导人关于"非典"的特别会议联合宣言》《东盟—中日韩预防和控制"非典"和其他传染病行动计划》《防治"非典"传播的出境检验检疫行动计划》《东盟—中日韩劳工部长会议联合声明》《建立无"非典"地区的东盟—中日韩卫生部长特别会议联合声明》《东盟—中日韩高级劳工官员关于"非典"的联合声明》等一系列政治声明和传染病防控计划，反复强调传染病给地区安全和发展带来的重大威胁和改变区域在疫情监测和集体应对方面劣势的必要性。

　　……"非典"在全球的病例不断增加，它已经威胁到本地区人民的福祉和生活，威胁到本地区的经济发展……"非典"的蔓延已成为东盟地区一个急需解决的重大问题，除非采取严格措施，否则即使是一个传染病病例也可能导致严重爆发而威胁到整个区域的安全……"非典"是影响地区安全重大威胁，社会各界应提高专业和公众意识，确保地区各国的卫生保健系统做好充分准备，遏制这一威胁……控制"非典"需要更多的人力和财政资源以及跨部门的合作，因此，各国卫生部需要10＋3各国政府首脑的支持和承诺，为地区卫生治理提供充足的资源……我们也呼吁东盟以外的其他国家在根除"非典"和其他传染病方面表现出同样的决心和政治承诺……②

　　——《东盟—中日韩关于"非典"的卫生部长特别会议》
2003 年 4 月 26 日

---

① 涂晓艳：《传染病与安全研究的现状与思考》，《国际政治研究》2013 年第 4 期。

② Joint Statement ASEAN ＋ 3 Ministers of Health Special Meeting On SARS, Kuala Lumpur, Malaysia, 26 April, 2003, https：//asean. org/storage/2020/01/2003_ 04_ Joint-Statement-of-Special-A-3-Meeting-on-SARS_ Kuala-Lumpur. pdf, 2020 － 04 － 15.

    ……非典给人民的生命健康带来的日益扩大的威胁，给本地区国家的经济和社会，包括国际交往与合作带来严重的负面影响。认识到有必要在本地区和边界其他地方采取集体努力来有效应对这一致命病毒带来的挑战，强调应该通过强有力的领导、政治意愿、跨部门合作以及国家和区域层面的伙伴关系来应对疫情……①

    ——《中国与东盟国家领导人特别会议联合声明》2003 年 4 月 29 日

    刚从"非典"中走出来随后又陷入了"禽流感"疫情中，东盟地区仍是疫情的"重灾区"。禽流感病例于 2003 年在越南和中国发现，并在越南河内一家医院内出现了聚集性病例。2004 年初，"禽流感"病例主要集中在中国、越南和泰国，2004 年 6 月，印度尼西亚、柬埔寨和老挝开始出现病例，疫情呈进一步扩大的趋势。直到 2006 年底，印度尼西亚仍是"禽流感"病例最多的国家。虽然"禽流感"在全球的确诊病例和死亡病例数都不及"非典"，但是东盟地区仍然是疫情的重灾区，病例数量远高于其他地区，死亡率均高于 50%，远高于"非典"的死亡率。其中，部分东盟国家的禽流感患病死亡率甚至高达 100%（见表 3-7）。新发传染病已对低收入国家造成了不小的影响，② 而社会中越贫穷的人受到的影响越大，③ 大流行病甚至可能会破坏例如新加坡之类高收入国家的互联互通程度。④

    此次疫情不仅暴露了国际公共卫生治理和东盟国家卫生体系的诸多问题，还再一次强化了东盟地区对公共卫生协作治理的需求。东盟国家从"非典"和"禽流感"疫情连续暴发的痛苦经历中得到的教

---

    ① 《中华人民共和国与东盟国家领导人特别会议联合声明》，中华人民共和国外交部网站，2003 年 4 月 29 日，https://www.fmprc.gov.cn/web/gjhdq_676201/gjhdqzz_681964/lhg_682518/zywj_682530/t24702.shtml，最后浏览日期：2020 年 4 月 21 日。

    ② WHO, *Global Burden of Disease*: *2004 Update*, Geneva: World Health Organization, 2008.

    ③ *Christopher J. L. Murray* et al., "Estimation of Potential Global Pandemic Influenza Mortality on the Basis of Vital Registry data from the 1918 – 20 Pandemic: a Quantitative Analysis", *Lancet*, Vol. 368, No. 9554, 2006, pp. 2211 – 2218.

    ④ Erik Bloom et al., *Potential Economic Impact of An Avian Flu Pandemic on Asia*, Manila: Asian Development Bank, November 2005, pp. 5 – 7.

表3－7　世界卫生组织对全球禽流感（H5N1）病例和死亡病例的统计（2003—2011）

国家	2003		2004		2005		2006		2007		2008		2009		2010		2011		总计	
	病例	死亡	病例	死亡	病例	死亡	病例	死亡	病例	死亡	病例	死亡	病例	死亡	病例	死亡	病例	死亡	病例	死亡
阿塞拜疆	0	0	0	0	0	0	8	5	0	0	0	0	0	0	0	0	0	0	8	5
孟加拉国	0	0	0	0	0	0	0	0	0	0	1	0	0	0	0	0	2	0	3	0
柬埔寨*	0	0	0	0	4	4	2	2	1	1	1	0	1	0	1	1	8	8	18	16
中国	1	1	0	0	8	5	13	8	5	3	4	4	7	4	2	1	0	0	40	26
吉布提	0	0	0	0	0	0	1	0	0	0	0	0	0	0	0	0	0	0	1	0
埃及	0	0	0	0	0	0	18	10	25	9	8	4	39	4	29	13	32	12	151	52
印度尼西亚*	0	0	0	0	20	13	55	45	42	37	25	20	21	19	9	7	7	5	179	146
伊拉克	0	0	0	0	0	0	3	2	0	0	0	0	0	0	0	0	0	0	3	2
老挝*	0	0	0	0	0	0	0	0	2	2	0	0	0	0	0	0	0	0	2	2
缅甸*	0	0	0	0	0	0	0	0	1	0	0	0	0	0	0	0	0	0	1	0
尼日利亚	0	0	0	0	0	0	0	0	1	1	0	0	0	0	0	0	0	0	1	1

续表

国家	2003		2004		2005		2006		2007		2008		2009		2010		2011		总计	
	病例	死亡	病例	死亡	病例	死亡	病例	死亡	病例	死亡	病例	死亡	病例	死亡	病例	死亡	病例	死亡	病例	死亡
巴基斯坦	0	0	0	0	0	0	0	0	3	1	0	0	0	0	0	0	0	0	3	1
泰国*	0	0	17	12	5	2	3	3	0	0	0	0	0	0	0	0	0	0	25	17
土耳其	0	0	0	0	0	0	12	4	0	0	0	0	0	0	0	0	0	0	12	4
越南*	3	3	29	20	61	19	0	0	8	5	6	5	5	5	7	2	0	0	119	59
总计	4	4	46	32	98	43	115	79	88	59	45	33	73	32	48	24	49	25	566	331

资料来源：笔者根据世界卫生组织统计表整理①，其中东盟国家笔者用＊特别标注。

① WHO：Cumulative Number of Confirmed Human Cases for Avian Influenza A（H5N1）Reported to WHO, 2003 – 2011, August 19, 2011, https://www.who.int/influenza/human_animal_interface/EN_GIP_20110819CumulativeNumberH5N1casesN.pdf? ua = 1.

训是，公共卫生安全威胁不仅来自疫情及其带来的经济社会影响本身，更来自邻国无法控制的疫情蔓延。公共卫生威胁具有跨国性和非排他性必然要求公共卫生治理的合作性和集体性。[1]

然而在"禽流感"暴发初期，由于《国际卫生条例》的修订还在谈判中，并没有一个要求各国透明、及时报告疫情的国际规范，[2]再加上出于保护国内家禽产业、旅游业等因素考虑，[3]因此东盟各疫情国不愿意邀请国际专家到疫情地进行援助和技术指导。于是，世界卫生组织联合国粮农组织和世界动物卫生组织呼吁国际社会开展合作并提供资金，以协助各国政府遏制"禽流感"疫情。[4]此时，东盟又通过召开一系列高级别会议，强调地区面临的共同卫生安全威胁和提升地区传染病防控能力的急迫需求。

2004年1月，"当前禽流感形势部长级会议"在泰国举行并发表联合声明，旨在就"严格监控疫情、建立更有效的疫情应对体系、提高防疫研究和开发能力、分享相关的信息和技术、增加公众对疫情相关情况和防疫知识的了解等方面"达成了广泛的共识。[5]同年3月，中国—东盟防治禽流感特别会议也强调合作应对疫情的必要性。11月，东盟—中日韩卫生部长发表《禽流感防治联合声明》，指出地区内各国有及时透明报告疫情的义务，同时，东盟秘书处也表示针对地区传染病防控的国际援助应该遵循其成员国的关注和需求。[6]作为受"禽流感"疫情影响最严重的地区，东盟地区迫切地需要建立相应的规范和制度来提高地区以传染病防治为核心的公共卫生治理能力

①　Sara E. Davies, *Containing Contagion：The Politics of Disease Outbreaks in Southeast Asia*, Baltimore：Johns Hopkins University Press, 2019, p. 173.

②　Kelley Lee and David P. Fidler, "Avian and Pandemic Influenza：Progress and Problems with Global Health Governance", *Global Public Health*, Vol. 2, No. 3, 2007, p. 220.

③　Ian Scoones ed., *Avian Influenza：Science, Policy and Politics*, London：Earthscan, pp. 131 – 206.

④　Food and Agriculture Organization and World Health Organization (FAO/WHO), Unprecedented Spread of Avian Influenza Requires Broad Collaboration, FAO/OIE/WHO Call for International Assistance, January 27, 2004, http：// www. who. int/mediacentre/news/releases/2004/pr7/en/, 2020 – 11 – 07.

⑤　《防治禽流感国际会议在泰国举行》，《人民日报》2004年1月29日第7版。

⑥　Sara E. Davies, *Containing Contagion：The Politics of Disease Outbreaks in Southeast Asia*, University Press, Baltimore：Johns Hopking 2019, p. 64.

和促进地区公共卫生合作。

> 这一疾病已超越国界，对公众健康构成了威胁，中国和东盟需要开展合作，预防与控制禽流感，将损失降到最低程度。中国—东盟应当通过强有力的领导、政治意愿、跨部门合作以及国家和区域层面的伙伴关系来应对疫情……①
> ——《中国—东盟防治禽流感特别会议联合声明》2004 年 3 月 2 日
> ……促进全球和区域合作，提供应对这一公共卫生威胁所需的资源，特别是为资源不足的发展中国家。②
> ——《禽流感防治联合声明》2004 年 11 月 26 日

三 东盟框定地区进行卫生协作治理的共同收益

(一) 东盟促成世界卫生组织西太区与东南亚区的双区域合作

在东盟内部针对提升传染病防控能力进行讨论的同时，世界卫生组织西太平洋区域办公室和东南亚区域办公室提出了"试图通过双区域合作来加强传染病监测和反应能力"的设想。③ 事实上，世卫组织地区办公室之间的合作和共同治理较为罕见。那么，为什么西太区和东南亚区愿意就传染病防控和国家能力建设进行合作呢？

2004 年，世卫组织西太区和东南亚区成员国在对《国际卫生条例》的修订草稿的讨论过程中，表达了对修订后《国际卫生条例》所涉及的卫生融资潜在的不平衡性的担忧。因为《国际卫生条例》修订草案中指出，捐助资金将更多用于新发传染病检测措施，但是又要维持对现有重大卫生威胁（包括传染病和非传染病）资源投入。

---

① 《中国—东盟防治禽流感特别会议联合新闻声明》，中华人民共和国外交部网站，2004 年 3 月 2 日，https://www.fmprc.gov.cn/web/ziliao_674904/1179_674909/t72661.shtml，最后浏览日期：2020 年 4 月 12 日。

② ASEAN Plus Three (APT) Joint Statement, Joint Ministerial Statement on Avian Influenza, Bangkok, Thailand, 2004, http://www.asean.org/wp-content/uploads/2012/06/22206.pdf, 2020 – 05 – 18.

③ WHO Regional Office for the Western Pacific, *The Asia Pacific Strategy for Emerging Diseases*, Manila : Regional Committee for the Western Pacific, 2005, p. 5.

然而，在同一个资金池下，对这两个领域的投资是此消彼长的，如何在实现要求的同时实现资金分配平衡，是一个非常困难的问题。[①] 因此，世卫组织西太区和东南亚区就此问题提出两条建议，第一，建立一个管理卫生融资的机制；第二，各国应着重满足区域利益和建立"最低限度"的能力。[②]

2004 年 9 月，在世卫组织西太平洋区域委员会第五十五届会议上，多国提出他们不具备执行修订后《国际卫生条例》的"最低"核心能力，希望世卫组织可以帮助各国加强传染病监测和应对能力。[③] 然而，世卫组织承认其目前也不具备足够的能力来从区域和国家层面支持修订后《国际卫生条例》的执行。随后，时任世卫组织西太平洋区主任的尾身茂博士（Dr. Shigeru Omi）和时任东南亚区主任的萨姆利·普连邦昌博士（Dr. Samlee Plianbangchang）提出了在区域传染病防控需求迫切的情况下，西太区和东南亚区应加强在实施《国际卫生条例》和应对传染病暴发两个领域的合作，并提出了建立一个加强传染病监测和应对的双区域规范和制度的设想。

世卫组织西太区通过了一项名为"与东南亚区加强合作——传染病监测和应对能力提升的双区域战略"的决议。该决议再次指出亚太地区面临共同的卫生安全威胁，但该地区传染病监测和应对能力差异大，且东盟十国在世卫体系中被割裂开，因此难以共同应对地区传染病暴发带来的安全威胁。同时，该决议提出四点建议：第一，加强各国能够发现、核实、报告和应对重大公共卫生紧急情况的国家监测和应对能力；第二，加强卫生和农业部门在禽流感等人畜共患疾病方面的合作和协调；第三，加强国家生物安全项目、流感监测和防范、及时和适当的信息共享；第四，制定加强传染病监测和应对能力的双

[①] Sara E. Davies et al., *Disease Diplomacy*, Baltimore: Johns Hopkins University Press, 2015, pp. 43 – 73.

[②] Ailan Li and Takeshi Kasai, "The Asia Pacific Strategy for Emerging Diseases: A Strategy for Regional Health Security", *Journal of Western Pacific Surveillance and Response*, Vol. 2, No. 1, 2011, pp. 6 – 9.

[③] Regional Committee for the Western Pacific, *Outbreak Response, Including Severe Acute Respiratory Syndrome (SARS), Influenza, and the Revision of the International Health Regulations*, WHO Regional Office for the Western Pacific Document WPR/RC55. R5, Sep. 17, 2004, p. 5.

区域战略。① 自此之后，这西太区和东南亚区两个区域办事处一直保持密切合作，制定区域共同应对新发传染病的策略。

在这份决议制定的过程中，东盟国家扮演了重要的推动者角色。印尼作为东盟内部重要的中等国家，在世界卫生组织的体系下隶属于东南亚区，但印尼想参与西太区的讨论，以增强和其他隶属于西太区的东盟国家之间的卫生政策讨论、制定和实践合作。而澳大利亚作为世卫组织西太区的成员，既是全球卫生治理实践中的引领者之一，又是亚太地区卫生治理中重要的资金和技术提供者。鉴于印尼和澳大利亚紧密的援助关系，澳大利亚极力在世卫组织西太区的议程设置中推动与东南亚区的合作。②

泰国作为全球卫生治理的重要行为体，在全球卫生议程和地区卫生议程设置方面具有重要影响力。③ 多数参与东盟地区卫生治理的机构都将办公室设在曼谷，④ 更有趣的是，这些办事处多位于泰国卫生部内，并基本已"融入泰国的政治架构"，⑤ 另外，当时世卫组织东南亚区主任由泰国人萨姆利·普连邦昌博士担任，且世卫组织西太区和东南亚区拥有大量泰国籍工作人员，影响着这两个组织的议程设置和项目执行。因此，泰国对推动世卫组织两个区域就传染病防控形成罕见的合作发挥了不可忽视的作用。

世卫组织西太区和东南亚区确认建立双区域合作框架符合东盟地区的利益，弥合了东盟十国在世卫治理边界和地理政治边界的分裂，

① Regional Committee for the Western Pacific, *Outbreak Response, Including Severe Acute Respiratory Syndrome（SARS）, Influenza, and the Revision of the International Health Regulations*, WHO Regional Office for the Western Pacific Document WPR/RC55. R5, Sep. 17, 2004.

② Sara E. Davies, *Containing Contagion: The Politics of Disease Outbreaks in Southeast Asia*, Baltimore Johns Hopkins University Press, 2019, p. 98.

③ 笔者对多位全球卫生治理研究学者和工作人员进行过访谈，各位专家都有提及泰国在全球卫生治理中的引领作用，这些学者包括但不限于：北京大学公共卫生学院教授郭岩、世界卫生组织西太平洋区前副区主任韩铁如教授、Health Poverty Action 区域负责人张军、泰国玛希隆大学访问学者刘晓君老师、东京大学全球卫生治理研究课题专家 DOI Kenichi 和美国明尼苏达大学 Jeremy Youde 教授等。

④ 例如洛克菲勒基金会、美国国际开发署的地区办公室、湄公河流域疾病监测网络以及世界银行等。

⑤ 张蕾：《国家能动性与公共卫生治理规范的本土化：以泰国参与东南亚公共卫生治理为例》，《东南亚研究》2020 年第 2 期。

东盟十国在世卫组织治理体系内实现了由割裂到统一。更重要的是，东盟国家在推动合作的过程中，也进一步深化了对地区公共安全威胁的认知，以及地区内各国对合作带来共同收益的认知。在《国际卫生条例（2005）》所倡导的全球卫生安全观的背景下，东盟地区开始形成地区共同卫生安全观念。

（二）APSED 的制定与地区共同利益的框定

2005 年 3 月，西太区和东南亚区召开专家咨询会探讨合作方案并建立了提交草案的时间表。同年 5 月，世界卫生大会通过了新修订的《国际卫生条例》。2005 年 6 月，"关于亚太新发疾病战略的外部技术协商会议"在菲律宾马尼拉召开，会议对文件草案进行了专业技术审查，并提出相应修改建议。随后，西太区和东南亚区委员会均就 APSED[①] 的草案展开了讨论。

在 APSED 的草案讨论过程中，《国际卫生条例（2005）》中的"自我报告机制"规范是核心争论点。《国际卫生条例（2005）》要求各国及时、透明地自主报告疫情，在某种程度上与东盟尊重"主权"和"不干涉"的地区规范相冲突，因此世界卫生组织试图对各国规范遵守程度的外部评估遭到不少东盟国家反对。[②] 正是东盟对此的"敏感性"回应，促使 APSED 在《国际卫生条例（2005）》的基础上进行了修正，从而与现有的地区政治文化规范更兼容。

另外，针对地区内各国缺乏实施《国际卫生条例（2005）》和进行有效传染病防控的"最低能力"这一情况，APSED 提出了通过"区域协作"帮助各国提升实施传染病防控国际规范所需的"监测、报告、核实、通报和应对能力"。虽然世卫组织总部自 20 世纪 90 年代中期以来就反复强调新发传染病对发达国家和发展中国家的卫生系统都是一种威胁，各国需要通过合作来对付这种威胁。但是 APSED一方面通过阐述该区域近期遭受"非典"和"禽流感"重创的经历，

①　需要强调的是，该文件中的"亚太"是指世卫组织治理体系下的亚太区域，包括世卫组织西太区和东南亚区，与通常在地缘和政治上所谈的"亚太"并非完全一致。这一点在该文件的"术语"部分被专门强调，详情请参见 WHO Regional Office for the Western Pacific and South East Asia, *Asia Pacific Strategy for Emerging Diseases*, 2005, p. 4。

②　Sara E. Davies, *Containing Contagion: The Politics of Disease Outbreaks in Southeast Asia*, Baltimore: Johns Hopkins University Press, 2019, pp. 33 – 34.

将共同威胁的认知具体化，更容易引起各国的共鸣；另一方面，它通过阐述东盟、东盟 10 + 1 和东盟 10 + 3 在合作抗击"非典"和"禽流感"的成功经验，指出该地区迫切需要加强国家间和国际合作改善公共卫生基础设施的薄弱环节，来凸显协作提高地区传染病监测和应对能力的共同利益所在：

> 西太平洋区和东南亚区各国拥有很大的共同边界地区，都经历了严重的传染病问题，尤其是东盟国家。不幸的是，亚太区域长期以来是传染病的"震中"，"非典"和"禽流感"的暴发凸显了新发传染病对健康和经济发展的重要影响，表明所有国家都必须做好准备，但地区内许多国家仍易受未来疾病爆发的影响，仍未做好及早发现和快速应对新出现疾病的充分准备。鉴于该区域易受新出现的疾病威胁、公共卫生日益全球化以及《国际卫生条例（2005）》要求的影响，为亚太区域制定这样一项传染病防控规范显然具有价值。针对《国际卫生条例（2005）》的准备工作是解决各国目前防控新发传染病水平差异的机会……因此各国必须认识到加强本土传染病防控能力的重要性，因为这对于早期发现和迅速应对疫情至关重要……加强双区域合作刻不容缓，几乎没有什么紧急公共卫生风险完全属于国家当局的职权范围……只要有一个国家能力不达标，整个地区都会处于传染病带来的危险之中，也无法满足《国际卫生条例》针对传染病防控的核心要求……因此，预防和应对新发传染病将需要更有效的国家间和区域间合作，合作对提高疾病防控的有效性具有关键作用……因此，地区内各国迫切需要在该战略的指导下开展更多的联合行动，以努力加强国家和区域能力，并加强迅速有效地发现、核实、通报和应对紧急传染病威胁的机制……根据区域的具体情况，在区域和次区域层面发展监测和应对、实验室、传染病控制和人畜共患病的协作网络……①

---

① WHO Regional Office for the Western Pacific and Southeast Asia, *Asia Pacific Strategy for Emerging Diseases*, 2005, pp. 1 – 41.

这个文本在语言表述中将"合作"与"能力提升"联系在一起，并暗示如果各国采取集体方式进行能力建设，将比各国单独行动更能吸引捐赠资金。事实上，东盟的确在 2004—2005 年防控"禽流感"疫情期间，通过合作治理的方式成功吸引了来自澳大利亚、日本和美国等多方资金对区域防控禽流感的投入。① 东盟通过区域协作增强对外部融资的吸引力的成功经验，对 APSED 倡导各国采用集体方式进行传染病防控能力建设具有先导意义。

与此同时，APSED 多次强调对该地区不同公共卫生系统和卫生治理能力差异的认识。2005 年 APSED 的文件中多次提到对不同公共卫生系统差异的认识，对传染病防控国际规范中各国卫生系统和能力的"同质化"前提进行了摒弃，并强调了能力欠缺国家同样具有地区传染病防控的义务，即"保护区域免受传染病健康威胁的有效性取决于区域内卫生能力最弱的国家"。② 因此，APSED 将自己定位为实现《国际卫生条例（2005）》中传染病防控规范的"重要基石"（Important Stepping Stone），旨在通过地区性规范为地区实施国际传染病防控规范提供路径，而在区域"协作治理"的这条路径中，以东盟为核心的区域传染病防治合作经验和模式成了重要参考和实践形式。

> APSED 的目标是通过在能力准备计划、预防、迅速发现、报告和应对新发传染病方面建立富有成效的伙伴关系，改善区域的健康保护，包括减少新发疾病威胁所需的短期、中期和长期能力目标。其中，新发传染病是一个广义的概念，包括所谓的新疾病、重新出现和重新被报告的已知疾病和已知大流行。从地区层面讨论传染病防控能力建设目标，解决了各国目前对新发传染病的准备水平上存在的重大差异，因此也解决了各国加强能力的需要。③

---

① Sara E. Davies, *Containing Contagion: The Politics of Disease Outbreaks in Southeast Asia*, Baltimore: Johns Hopkins University Press, 2019, p. 91.

② WHO Regional Office for the Western Pacific and Southeast Asia, *Asia Pacific Strategy for Emerging Diseases*, 2005, pp. 1 – 19.

③ WHO Regional Office for the Western Pacific and Southeast Asia, *Asia Pacific Strategy for Emerging Diseases*, pp. 1 – 2.

　　禽流感在亚洲肆虐之时，APSED 于 2005 年 9 月得以通过，以应对地区共同的卫生安全威胁，并敦促会员国将 APSED 作为一个框架，指导各国针对新发疾病和有效实施《国际卫生条例（2005）》的能力建设项目。[①] 该地区规范从以下三点强调了展开区域合作，应对新发疾病带来的共同卫生安全威胁的必要性：一是制定区域层次的新发疾病治理战略的必要性；二是就新发疾病展开跨国、跨区域和多部门合作的必要性；三是加强本土疾病监测和应对能力的必要性。[②] APSED 拟定于 2007 年生效，[③] 是亚太地区公共卫生治理发展与合作的重要里程碑。它将亚太各国，尤其是在世卫组织治理体系中被分散在两个区域办事处的东盟十国联合在一起，基于这些国家对以传染病为代表的公共卫生安全威胁的共同理解，强调了合作是生存的唯一途径，并试图通过加强卫生治理能力，来避免地区内主权国家在未来发生卫生危机时受到外界干涉。[④]

　　2005 年 APSED 的目标是通过加强各国和本区域在管理新发疾病、防控疾病大流行的网络建设和能力建设，以期达到国家核心能力要求，[⑤] 协助各国满足《国际卫生条例（2005）》关于新发传染病的要求，包括在重大公共卫生紧急情况下提供快速增援能力，并为资源贫乏国家提供公共卫生安全网络；最大限度地利用有限的国家、区域和全球技术资源和专门知识，减少重复；加强次区域、区域和全球预警和反应机制；最大化知识和信息交流；促进地区自力更生和信心。[⑥]

　　此外，针对当时地区普遍最关心的共同卫生威胁——禽流感，

---

　　① 《亚太新发疾病防控战略：包括国际卫生条例（2005）和禽流感》，2006 年，世界卫生组织西太平洋区域办事处，资料号：WPR/RC57/5，第 1 页。

　　② Regional Committee for the Western Pacific, *Asia-pacific Strategy for Emerging Diseases*, Manila：WHO Regional Office for the Western Pacific, Fifty-sixth Session, WPR/RC56/7, 2005, pp. 3 – 5.

　　③ 作为本土化后的国际公共卫生治理规范，《亚太新发疾病防控战略》的生效时间与《国际卫生条例（2005）》协调一致。

　　④ Sara E. Davies, *Containing Contagion：The Politics of Disease Outbreaks in Southeast Asia*, Baltimore：Johns Hopkins University Press, 2019, p. 173.

　　⑤ 《亚太地区新发疾病防治战略和国际卫生条例（2005）》，2010 年，世界卫生组织西太平洋区域办事处，资料号：WPR/RC61/9，第 2 页。

　　⑥ WHO Regional Office for the Western Pacific and Southeast Asia, *Asia Pacific Strategy for Emerging Diseases*, 2005, p. 23.

APSED 又提出五项具体目标来改善区域应对新发疾病的能力：降低新发疾病的风险、加强对新发疾病暴发的早期监测、加强对新发疾病的早期应对、加强对新发病的准备和发展亚太区域可持续的技术合作（见表3-8）。这五个目标同等重要，但各国可根据在实施过程中制定的优先事项进行调整，为国家适应和真正内化国际疾病防控规范的要求提供了足够的灵活性。

表 3 - 8　　　　　　　　　　　APSED 的目标和预期成果

目标	预期成果
降低新发疾病的风险	通过战略沟通和社区参与降低新发疾病的风险 降低从动物传播新发疾病的风险 降低保健服务感染的风险 降低实验室感染的风险 加强遏制抗菌素耐药性
加强对新发疾病暴发的早期监测	加强预警系统 协调和整合监测系统 建立和加强实验室的公共卫生职能 加强本土监测和风险评估能力 加强早期监测新发疾病的信息管理
加强对新发疾病的早期应对	建立应对新发疾病的系统 加强应对新发疾病的能力 加强应对新发疾病的信息管理 加强风险沟通
加强对新发疾病的准备	加强人力资源发展 加强应对公共卫生紧急事件的应对准备
发展亚太区域可持续的技术合作	发展和加强区域技术伙伴关系

资料来源：WHO Regional Office for the Western Pacific and south East Asia, *Asia Pacific Strategy for Emerging Diseases*, Manila：South-East Asia Regional Organization and Western Pacific Regional Organization for WHO, 2005, p. 10。

为了实现上述五个预期目标，首先要解决的是资金问题。APSED决定参考东盟在 2004 年至 2005 年通过区域协作治理"禽流感"来增强对外部资金吸引力的成功经验，将大流行防备作为发展传染病防控和应对能力的良机，对世卫组织总部、各卫生发展援助国和组织宣称将采取协作治理的集体路径进行大流行防备。① 于是，在该策略的推动下，APSED 成功吸引了来自美国、澳大利亚、日本、加拿大、联合国开发计划署（UNDP）等国家和组织的资金，东盟地区大流行性流感防备工作的外部融资也达到了历史最高水平。②

在资金保障的基础上，APSED 基于区域实际情况和能力，制定了成员国实现《国际卫生条例（2005）》八项核心能力建设目标的区域路径，确定了五个国家能力建设的优先事项，并将其作为 APSED 第一阶段工作计划的核心内容，并确保及时有效的国家监测和反应机制以实现区域疫情信息及时透明分享。这五个领域分别是监测和应对、实验室、人畜共患病、传染病防控和风险沟通，③ 根据设想，APSED 的实施期为五年（见表 3 - 9）。在国家一级审查和规划之后，将制订详细的国家和区域执行计划，其中将包括所有活动的时间表、里程碑和指标。④ 其中，根据该地区的卫生治理能力和需求，APSED 将第一阶段的工作重点定为促进政治合作。虽然部分卫生专家认为，促进政治合作对该地区各国遵约没有帮助，甚至是"退步"的表现，但正是这种"退后一步"，不立刻要求地区内各国进入强制性和技术性环节，保证了东盟各国的舒适度和自主权。

APSED 有七个指导原则，分别是：第一，重点在国家之间以及在次区域、区域和全球各级得到伙伴关系支持；第二，所采取的行动是可持续的，并以现有结构为基础；第三，这些行动是基于有效的知识和经验的结合；第四，探索适合地区的公共卫生政策和计划；第五，网络和伙伴关系是最有可能优化利用有限资源的机制，并通过实施 APSED 提供公平获得地区和全球公共产品的机会；第六，协商、合作和区域团结是成

---

① Sara E. Davies, *Containing Contagion：The Politics of Disease Outbreaks in Southeast Asia*, p. 91.

② Richard J. Coker et al., "Emerging Infectious Diseases in Southeast Asia：Regional Challenges to Control", *Lancet*, Vol. 377, No. 9765, 2011, pp. 599 - 609.

③ Ailan Li and Takeshi Kasai, "The Asia Pacific Strategy for Emerging Diseases：A Strategy for Regional Health Security", *Journal of Western Pacific Surveillance and Response*, Vol. 2, No. 1, 2011, p. 7.

④ WHO Regional Office for the Western Pacific and Southeast Asia, *Asia Pacific Strategy for Emerging Diseases*, 2005, p. 8.

功的关键；第七，实现区域在公共卫生治理领域的自力更生。①

　　作为指导地区内各国加强对威胁国家、区域和全球卫生安全的新发传染病进行有效的准备规划、预防、迅速发现、定性、遏制和控制所需核心能力的"路线图"和实现《国际卫生条例》要求的"重要基石"，APSED 为区域内外利益相关方提供了加强应对新发疾病能力的战略性文件，发展多层次合作网络的框架，实现《国际卫生条例（2005）》监测和应对核心能力建设目标的途径和实现区域和国家层面上公平、可持续卫生发展的倡议。

表 3 – 9 　　　　　　　　　　　APSED 的主要内容

愿景和目标	着重强调对管理新发传染病（emerging infectious disease）的迫切需求
具体目标	五个相互关联的目标：风险降级、早期探测、快速反应、有效准备、伙伴关系
重点领域	五个重点领域：监测和应对、实验室、人畜共患病、传染病防控、风险沟通
范围	新发传染病
时间	2006—2010 年
发展过程	"自上而下"的方法，通过各种评估和评价来支持执行，并借鉴"非典"和"禽流感"的经验教训
实施方式	循序渐进的方法，以确保具备"最低能力" 标准化方式，在实施过程中灵活性较低 更关注资源缺乏和能力欠缺的国家

　　资料来源：笔者根据相关资料整理，资料请参见 WHO Regional Office for the Western Pacific and South East Asia, *Asia Pacific Strategy for Emerging Diseases*, 2005；WHO South East Regional Committee, *The Asia Pacific Strategy for Emerging Diseases*, WHO South East Regional Office Document SEA／RC58／8, 2005；Ailan Li and Takeshi Kasai, "The Asia Pacific Strategy for Emerging Diseases: A Strategy for Regional Health Security", *Journal of Western Pacific Surveillance and Response*, Vol. 2, No. 1, 2011, p. 8；《亚太新发疾病防控战略：包括国际卫生条例（2005）和禽流感》，2006 年，世界卫生组织西太平洋区域办事处，资料号：WPR／RC57／5。

---

　　① WHO Regional Office for the Western Pacific and Southeast Asia, *Asia Pacific Strategy for Emerging Diseases*, 2005, p. 21.

与世卫组织总部制定的国际疾病防控规范不同，它基于区域需求和利益，由该区域内部自身推动，并对该区域的本土规范和特性保持敏感。① 同时，该文件还特别强调东盟在其中的重要角色。2007 年，东盟秘书处开始作为行政管理中枢机构参与 APSED 的会议和议程设定。2008 年，东盟—中日韩卫生部长会议也以联合声明的形式对其进行公开的政治支持。② 在随后的东盟 + 3 卫生部长会议和卫生发展高官会议中，该战略作为地区疾病控制和国家能力建设的基本规范被成员国广泛接受，并制定了相应的机制加强遏制传染病的应急准备工作。

此外，它将《国际卫生条例（2005）》中"全球—国家"疾病防控能力建设体系扩展为"全球—区域—国家"三个层级，③ 并提倡从系统的视角全方位设计能力建设路径，囊括系统、组织和基础设施发展等方面。APSED 旨在为"各国在区域层次建立可持续的疾病防控能力和伙伴关系提供路径和指导"④。它找回了《国际卫生条例》"遗失"的区域层次，既有助于以区域层次增强全球—国家层次之间的联结性，也比以国家为单位的治理具有更高程度的开放性和舒适度。这体现在区域一方面能够填补全球治理失灵后的缺失，也可以作为国家治理失败时的缓冲，弥补了国家一元主义治理所带来的缺陷。⑤

---

① Sara E. Davies, *Containing Contagion：The Politics of Disease Outbreaks in Southeast Asia*, Baltimore：Johns Hopkins University Press, 2019, p. 162.

② ASEAN, *Joint Statement of the Third ASEAN Plus Three Health Ministers Meeting*, Manila：ASEAN Plus Three（APT）Health Ministers Meeting, October 10, 2008, http：//asean. org/joint-statement-of-the-third-asean-plus-three-health-ministers-meeting-manila/, 2020 – 12 – 29.

③ WHO Regional Office for the Western Pacific and South East Asia, *Asia Pacific Strategy for Emerging Diseases*, 2005, p. 6.

④ Jacob Kumaresan and Suvi Huikuri, *Strengthening Regional Cooperation, Coordination, and Response to Health Concerns in the ASEAN Region：Status, Challenges, and Ways Forward*, ERIA Discussion Paper Series, September 2015, p. 60.

⑤ 张云：《国际关系中的区域治理：理论建构与比较分析》，《中国社会科学》2019 年第 7 期。

四　地区共同卫生安全利益认知的形成

在东盟十国实现世卫组织治理体系内的"统一"，以及 APSED 被讨论和制定的过程中，东盟逐步强化了"非典"和"禽流感"期间建立起来的地区共同卫生安全认知，并将其发展为包含共同威胁、共同收益和共同责任三个维度的地区共同卫生安全利益认知。

首先，地区面临的共同卫生安全威胁被反复强调，指出遵循 APSED 进行地区卫生合作并建立协作机制的必要性。东盟通过召开一系列高级别会议，来强调"非典"和"禽流感"等新发传染病给地区带来的共同威胁，以及协作应对共同卫生安全威胁的必要性，促进地区内精英阶层就共同卫生安全认知达成共识，并进一步将这种认知扩散到地区不同层次的民众中，为地区卫生治理的共同利益和共同责任的建构奠定了基础。另外，针对地方病带来的卫生安全威胁，APSED 则强调了其相较于《国际卫生条例》更适合本地区的优势所在。一方面 APSED 不仅关注国际规范定义的大流行疾病，还关注地方病和地区急迫的公共卫生问题，有效回应了地区卫生治理的需求。另一方面，APSED 在国际规范所倡导的"全球—国家"治理路径中，加入集体协作治理的层次，[①] 以更符合地区现有治理能力状况的方式，弥合了《国际卫生条例》在地区层次的脱节。也就是说，APSED 从需求特征和能力现状出发，展现出它帮助地区有效应对共同卫生安全威胁的优势所在。

其次，通过将地区卫生治理的集体能力建设与国家能力建设相关联，APSED 强调了国家遵循其规范要求进行集体协作治理的共同责任。出于对未来共同卫生安全威胁的担忧，东盟与澳大利亚等国一起极力促成了世卫组织两个区域办公室的合作，并试图创建地区实现《国际卫生条例（2005）》的区域路径。APSED 提出，地区目前遵守和内化《国际卫生条例（2005）》只能通过集体协作治理加强国家卫生系统来实现，并反复强调"只有区域集体卫生治理能力强大了，

---

① WHO Western Pacific Regional Office, *Asia Pacific Strategy for Emerging Diseases*, 2010, p. 12.

各国的国家卫生治理能力才能强大"。[1] 同时，APSED 根据东盟以及 10＋3 地区卫生合作的经验，提出可持续、多部门的集体协作治理方法是促进本地区有效落实《国际卫生条例（2005）》核心能力要求的主要途径。

再次，地区集体能力提升带来的共同收益被 APSED 反复强调。APSED 强调自身是在结合区域紧迫公共卫生需求和实际公共卫生能力的基础上被讨论和制定的，因而比《国际卫生条例》更适合本地区。同时，APSED 多次在文件中声明自己与《国际卫生条例（2005）》并不冲突，而是在地区层次对国际规范的回应。[2] 这一方面体现在《国际卫生条例（2005）》所要求的监测和反应核心能力要素都在 APSED 文件中有体现，[3] 另一方面，APSED 还在《国际卫生条例（2005）》核心要素和标准的基础上，强调区域实施目标、重点行动和所需的资源，以适应区域的实际情况和需求。在这个过程中，地区面临的共同卫生安全威胁与合作防治新发传染病带来的共有收益被反复强调。从短期收益来看，APSED 的实施一方面将有助于地区有效应对"禽流感"等新发传染病所带来的共同卫生威胁，另一方面，它还有助于满足《国际卫生条例（2005）》所要求的监测和反应的核心能力。从长期收益来看，它通过建立发现、准备、应对新发传染病和其他突发公共卫生事件的中长期核心能力，帮助地区内国家从被动应对到提前防御，[4] 掌握应对卫生安全威胁的主动性。

最后，在 APSED 被反复讨论和制定以及实施的实践进程中，共同安全威胁和对共同利益和责任的共有认知被反复强化，通过累积效

---

① Ailan Li and Takeshi Kasai, "The Asia Pacific Strategy for Emerging Diseases: A Strategy for Regional Health Security", *Journal of Western Pacific Surveillance and Response*, Vol. 2, No. 1, 2011, pp. 6－9.

② WHO South East Regional Committee, *The Asia Pacific Strategy for Emerging Diseases*, WHO South East Regional Office Document SEA/RC58/8, 2005, p. 1.

③ 《亚太新发疾病防控战略：包括国际卫生条例（2005）和禽流感》，2006 年，世界卫生组织西太平洋区域办事处，资料号：WPR/RC57/5，第 4 页。

④ 《亚太新发疾病防控战略：包括国际卫生条例（2005）和禽流感》，2006 年，世界卫生组织西太平洋区域办事处，资料号：WPR/RC57/5，第 3 页。

应，促进了地区共同卫生安全利益观的形成。地区共同卫生安全利益观包括对地区共同卫生安全威胁的共有认知、对地区共同卫生安全利益的共有认知以及对地区卫生合作治理集体责任的认同。

第三节　本土化的地区卫生治理规范

尽管面临不同的政治、社会和技术挑战，但以协作的方式追求能力建设目标是东盟地区对《国际卫生条例（2005）》的独特回应。尽管东盟成员国的卫生系统能力和政治体系存在很大差异，但它们同意采取集体方式通报疫情事件，并在《国际卫生条例（2005）》通过后就致力于通过加强协调与合作，来提升公共卫生治理能力。

APSED 基于《国际卫生条例（2005）》的国家核心能力建设规范和集体治理规范，[①] 根据地区实际卫生需求和能力，划分了八项核心能力建设目标的先后次序和实施阶段，并根据地区实际情况拒绝了其中部分内容，为地区实现《国际卫生条例》的要求提供了一条独特的遵约路径。自《国际卫生条例》修订后，东盟地区一直致力于通过区域协作治理提升公共卫生核心能力，而 APSED 既成为规定东盟地区卫生协作治理行为"适当性"的规范，也为东盟地区卫生协作治理提供了支持。APSED 的本土化特性主要体现在以下几个方面。

第一，保证舒适度，采用"结构化能力建设"的方式增加自主性。

APSED 认可《国际卫生条例（2005）》所要求的国家核心能力建设的必要性，并认同其国家核心能力建设目标。但同时，APSED 对国家核心能力建设的评估方式进行了修改，采取"结构化能力建设"方式增加成员国自主性，保证实践进程的舒适度。

"东盟方式"的核心是非正式性、协商一致、舒适度和不干涉内

---

① WHO Regional Office for the Western Pacific and Southeast Asia, *Asia Pacific Strategy for Emerging Diseases*, Manila: South-East Asia Regional Organization and Western Pacific Regional Organization for WHO, 2005, p. 3.

政原则，①《国际卫生条例（2005）》要求各国及时、透明地自主报告疫情，在某种程度上与东盟"不干涉内政"原则相冲突，因此世卫组织试图对各国遵约情况做外部评估的计划遭到不少东盟国家反对。② 在东盟国家的积极倡导下，APSED 将监测评估方式划分为国家级和区域级，并在国家层级上实行"结构化的能力建设"方法。"结构化能力建设"方法允许各国根据自身卫生能力制订国家工作计划，并在其中明确时间基线和进度指标，这不仅使各国能根据自身情况确定需求和时机，以协调国家间的捐赠分配，也有利于监督 APSED 实施和把控国家核心能力建设的进度。③

在区域层次上，APSED 的战略指标将《国际卫生条例》核心能力建设指标和各国填写的"核心能力建设实施进度"相结合，在具体领域根据各国情况设定标准。而技术咨询小组（TAG）年度会议或类似会议也将通过审查上年度实施进度并就下一年度实施重点提出建议来履行监督职责。对于相关国家、技术专家及合作伙伴而言，技术咨询小组年度会议无疑是他们讨论 APSED 战略问题、与亚太地区同事分享宝贵经验的绝佳场合。加强区域级监测与评价活动有助于各国明确自己在监测与评价上的差距，也有助于增强各国自身的能力。APSED 允许地区内各国"自主决定"何时参与外部评估，虽然这使地区各国不一定能在世卫组织规定的时限内达到《国际卫生条例（2005）》的要求，但 APSED 通过自主、渐进分层的方法，保证所有国家能通过持续互动产生一种普遍的区域义务感（见图 3 - 1）。④

---

① ［加］阿米塔·阿查亚：《构建安全共同体：东盟与地区秩序》，王正毅、冯怀信译，上海人民出版社 2004 年版，第 87—98 页。

② Mely Caballero-Anthony, "Understanding ASEAN's Centrality: Bases and Prospects in an Evolving Regional Architecture", *Pacific Review*, Vol. 27, No. 4, 2014, pp. 563 - 584.

③ 《亚太地区新发疾病防治战略和国际卫生条例（2005）》，2010 年，世界卫生组织西太平洋区域办事处，资料号：WPR/RC61/9，第 36 页。

④ Sara E. Davies, *Containing Contagion*: *The Politics of Disease Outbreaks in Southeast Asia*, p. 106.

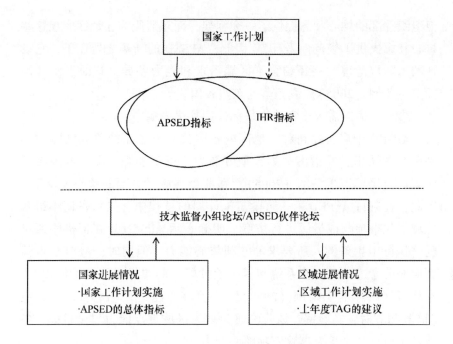

图 3 - 1　APSED 的监测评价规范体系

资料来源：世界卫生组织《亚太地区新发疾病防治战略和国际卫生条例（2005）》，马来西亚布城，2010 年，第 37 页。

APSED 强调不仅需要在国家层次，而且需要在区域层次落实《国际卫生条例》。这种注重区域层面的做法与世卫组织总部所采取的做法不一致。在世卫组织总部，强调的是国家一级和国际一级的责任。APSED 框架被认为是一条"中间道路"，明确了疾病暴发的区域风险，需要区域合作。成员国、东盟秘书处和世卫组织区域办公室之间的独特三方关系有助于使《国际卫生条例》在东盟地区真正内化，并减轻其中规范与本地区不干涉原则之间潜在的冲突。① 它使所有国家（甚至是最顽固的国家）达成共识，即在地区内落实《国际卫生条例》对个人和集体卫生安全至关重要。这是东盟国家如何看待不干涉原则在卫生安全领域适用性的一个重要问题。APSED 为实现世

———————

① Sara E. Davies, *Containing Contagion: The Politics of Disease Outbreaks in Southeast Asia*, p. 11.

卫组织总部的雄心壮志提供了一个框架，而东盟则为在地区实现这些雄心壮志提供了规范性语言。① 因此，APSED 的新颖之处在于，它设计的国际规范遵约路径结合了区域需求和能力差异，有助于使《国际卫生条例（2005）》真正落地东盟各国。

第二，根据需求框定治理目标，调整优先顺序。

APSED 中多次提到对"地区内各国公共卫生系统差异和能力不平衡"的认识，并指出"如果地方能力不得到加强，那么各国将无法满足《国际卫生条例（2005）》在监测和应对方面的核心要求"。② 因此，在制订 ASPED 第一阶段实施计划的过程中，技术咨询小组就区域优先事项与成员国进行协商，明确表示 APSED 旨在促进刚通过的《国际卫生条例》所要求的八项核心能力。但同时，APSED 也强调应充分考虑地区卫生系统和卫生治理能力的差异以及政治敏锐性，在认可《国际卫生条例（2005）》八项核心能力目标的基础上，将"监测和应对、实验室、风险沟通"列为区域重点能力建设目标，各成员国应优先考虑发展这三项核心能力。③

之所以将"监测和应对、实验室、风险沟通"列为区域核心能力建设的优先目标，是因为"强大的监测和应对系统除了可以有效防范疫情暴发带来的潜在的风险，还能对社会健康产生广泛影响，并为政府保护人民卫生安全决策提供信息支持"。④ APSED 下的报告和核查程序与《国际卫生条例》中的规范相同。其中，基于事件的监测机制（EBS）被认为是控制传染病暴发的主要手段，因为它们具有预警功能。⑤ 同时，实验室能力是进行有效而及时的疫情监测和应对

① Sara E. Davies, *Containing Contagion：The Politics of Disease Outbreaks in Southeast Asia*, p. 12.

② WHO Western Pacific Regional Office and South-East Asia Regional Office, *the Asia Pacific Strategy for Emerging Diseases*, New Delhi and Manila, September 22, 2005, pp. 3, 5, 18 – 19.

③ WHO Western Pacific Regional Office, *Securing Our Region's Health：Asia Pacific Strategy for Emerging Diseases*, Manila, 2010, p. 14.

④ WHO Western Pacific Regional Office, *Asia Pacific Strategy for Emerging Diseases*, Manila；South-East Asia Regional Organization and Western Pacific Regional Organization for WHO, 2010, p. 16.

⑤ Carlos Castillo-Salgado, "Trends and Directions of Global Public Health Surveillance", *Epidemiological Review*, Vol. 32, 2010, pp. 93 – 109.

的关键环节，实验室能力不足将直接影响到监测和应对的准确性和及时性。而传染病的"无国界"性决定了有效及时的监测和应对机制必须通过多方协作才能实现。此外，"非典"疫情初期东亚各国各自为政、互相拆台的经历让各国意识到沟通也是实现有效及时监测和应对的基础。因此，"风险沟通"成为位列第三的地区核心能力建设优先目标。

与此同时，东盟各国在"非典"和"禽流感"疫情防控期间的共同经历和防治经验让各国充分意识到，传染病防控和人畜共患病防控是区域最紧迫的公共卫生治理需求。因此，APSED 在采纳《国际卫生条例（2005）》核心能力建设的三个目标的基础上，又将当时区域最急迫的"传染病防控"和"人畜共患病防控"加入区域核心能力建设重点，组成了 APSED 的五个核心能力建设重点领域，实现了区域需求和国际规范核心目标的兼容和适应（见表 3－10）。

事实上，鉴于地区内各国对"非典"和"禽流感"疫情的共同经历认知，动物和人类卫生治理的整合一直是 APSED 的核心，它旨在与联合国粮农组织和世界动物卫生组织合作，在区域和国家一级建立动物和人类卫生部门之间的信息共享机制。同时，因为 APSED 被讨论和制定的过程伴随"禽流感"在区域内的多次暴发和蔓延，新发传染病成了 APSED 的核心治理目标，因此，APSED 在内涵上对《国际卫生条例（2005）》进行了修改，暂时将新发传染病提高到核心位置，而对于《国际卫生条例（2005）》中有关生物、化学和核等更广泛因素带来的公共卫生安全威胁没有做具体的讨论和规定，并把成立的文件名确立为"亚太地区新发疾病防治战略"。

APSED 优先事项是尽快实施针对禽流感和大流行性流感的紧急安排，[①] 这也再次反映了其对地区卫生需求的适应。同时，该规范还阐述了将疫情报告"常态化"的行动计划，旨在帮助各国建立和强

---

① WHO Western Pacific Regional Office and South-East Asia Regional Office, Reports of the Asia Pacific Technical Advisory Group (TAG) and bi-regional meeting for APSED, Manila and New Delhi, 2006, p. 20.

化疾病监测报告系统，为保障地区卫生安全提供支持。① APSED 关注的疾病主要参照《国际卫生条例》附件二中的疾病列表确立，因此，APSED 包含了全球关注的主要新发传染病，是对国际公共卫生治理规范的遵循。

表 3 - 10 　　　《国际卫生条例（2005）》与 APSED 核心
能力建设目标对比

IHR 2005	ASPED
监测和应对能力	监测和应对能力
实验室能力	实验室能力
风险沟通能力	风险沟通能力
国家立法	防控传染能力
政策和资金	人畜共患病防治能力
协调和国家联络点沟通	
准备	
人力资源	

资料来源：笔者根据《国际卫生条例（2005）》和《亚太地区新发疾病防治战略》相关文件整理而得。资料请参见 WHO Western Pacific Regional Office and South-East Asia Regional Office, The Asia Pacific Strategy for Emerging Diseases, Manila and New Delhi, 2005；WHO Western Pacific Regional Office and South-East Asia Regional Office, Asia Pacific Strategy for Emerging Diseases, Manila and New Delhi, 2010；世界卫生组织《国际卫生条例》，日内瓦，2005年；世界卫生组织《亚太地区新发疾病防治战略和国际卫生条例（2005）》，马来西亚布城，2010年。

但同时，APSED 还把本地区特有的，但不总是被列入全球卫生议程的疾病（例如登革热）纳入治理范畴，并指出这二者是相互依托的。② 这种对新发传染病的"重建"和扩大是由"南方"领导的，

---

① WHO Western Pacific Regional Office and South-East Asia Regional Office, Asia Pacific Strategy for Emerging Diseases, Manila and New Delhi, 2010, p. 16.

② WHO Regional Office for the Western Pacific and South East Asia, *Asia Pacific Strategy for Emerging Diseases*, Manila：South-East Asia Regional Organization and Western Pacific Regional Organization for WHO, 2005, p. 6.

对由"北方"制定的公共卫生治理规范范畴的一种扩展，是发展中国家能动性发挥的独特体现。① 更重要的是，将本地区的地方病纳入治理范畴，更契合地区卫生治理的实际需求，也更能够增强地区内各国对协作卫生治理的政治意愿。

第三，重新解释部分关键概念，与本土语境契合。

APSED 将"监测和应对、实验室、风险沟通"列为区域重点能力建设目标，但是对"风险沟通"进行了重新解释。APSED 指出本地区的"风险沟通"应主要集中在各国如何管理突发事件的公共交流上，并就"风险通报是公众应尽早了解并从官方渠道获得事实"达成了区域共识。② 虽然国际上最理想的风险沟通状态应该由一个沟通链管理，该沟通链不试图阻止非官方报告，官方渠道可以针对非正式信息迅速做出反应，以保证公众安心，并确保可以采取最科学准确的应对措施。③ 但在东盟特殊的政治和社会文化环境下，建立民众对政府的信任有助于促进疫情防控措施的落实。因此，风险沟通在东盟地区的政治环境中显得尤为重要。APSED 的能力建设讲习班常以《国际卫生条例（2005）》第九条的保密规定为例，鼓励国家通过官方渠道第一时间报告疫情，以防止非官方渠道的疫情信息在民众中产生"先入为主"的效应，而引发民众对政府的不信任。④ APSED 运用新加坡在"非典"期间的风险沟通经验作为地区各国风险沟通的样板，即每日官方报告、集中的信息和二十四小时病人跟踪系统。⑤然而，在那个时期，东盟部分国家仍然倾向于在突发事件的早期阶段

---

① Lorna Weir and Eric Mykhalovskiy, *Global Public Health Vigilance: Creating a World on Alert*, New York: Routledge, 2010, pp. 51 – 61.

② World Health Organization Regional Office for the Western Pacific, *Securing Regional Health though APSED: Building Sustainable Capacity for Managing Emerging Diseases and Public Health Events Progress Report 2012*, Manila : WHO Regional Office for the Western Pacific, 2012, https: //apps. who. int/iris/handle/10665/207695, 2020 – 12 – 23.

③ Peter O'Malley et al. , "Transparency during Public Health Emergencies: From Rhetoric to Reality", WHO: *Bulletin of the World Health Organization*, Vol. 87, No. 8, 2009, pp. 614 – 618.

④ 笔者对世界卫生组织西太平洋区工作人员访谈内容，该内容也类似地反映在相关学术研究文献中。相关文献请参见 Sara E. Davies, *Containing Contagion: The Politics of Disease Outbreaks in Southeast Asia*, p. 150。

⑤ Carolyn Bennett, "Lessons from SARS: Past Practice, Future Innovation", in Andrew F. Cooper eds. , *Innovation in Global Health Governance*, London: Routledge, 2009, p. 53.

控制信息，以防媒体报道。因此，APSED 的风险沟通能力建设主要集中于改变成员国对控制疫情信息的偏好。

第四，统一合作框架，弥合割裂的地区卫生治理边界。

《国际卫生条例（2005）》对国家评估和通报的能力做出了要求，要求国家"在 48 小时内评估所有紧急事件的报告，如结果表明属于应通报事件，则通过国家归口单位根据第七条和第九条第二款的要求立即通报世界卫生组织"。①

及时评估和通报的要求涉及央地行政部门、疾病监测部门以及技术和行政部门之间复杂的沟通。然而，东盟各国被分散在世卫组织的两个区加剧了沟通复杂性，实现《国际卫生条例（2005）》目标更困难了。因此，APSED 另辟蹊径，在世卫组织总部的国际—国家路径中走出了"中间道路"，即通过强调传染病带来的区域共同威胁来明确区域合作需求：

> 世界卫生组织西太平洋地区和东南亚地区②拥有大量的共同边界地区，并面临着常见的传染性疾病问题（例如非典和禽流感）……但是地区内许多国家仍易受疾病暴发的影响，多数国家仍未做好及早发现和快速应对新发传染病的充分准备……几乎没有什么紧急公共卫生风险仅仅属于国家或区域的职权范围，预防和应对新发传染病将需要更有效的国家间和区域间合作……因此加强双区域合作刻不容缓……区域和次区域层面的监测和应对、实验、控制和人畜共患病协作网络，将为提高合作效率发挥关键作用。③

---

① 《国际卫生条例（2005）》，2005 年，世界卫生组织，资料号：WHA58.3。

② 世界卫生组织区域划分下的"东南亚"地区和世界政治中所讨论的"东南亚"有所不同。在世界卫生组织的治理架构中，政治意义上通常所讨论的东南亚国家被分散在西太平洋地区办公室和东南亚地区办公室两个地区分管机构之下，例如柬埔寨、文莱、老挝、马来西亚、菲律宾、新加坡和越南属于西太平洋地区办公室，而印度尼西亚、缅甸、泰国和东帝汶属于东南亚地区办公室。

③ WHO Western Pacific Regional Office and South-East Asia Regional Office, The Asia Pacific Strategy for Emerging Diseases, Manila and New Delhi, 2005, pp. 4 – 5.

在反复强调区域应通过合作应对共同威胁的同时，APSED还强调了合作应对共同威胁的好处，即地区通过合作进行能力建设，将更能吸引捐助资金。① 因此，APSED将区域、次区域和国家三个层次结合，利用现有资源防治禽流感和大流行性流感，首先，建立双区域合作框架并进行联网；其次，促进次区域合作；最后，加强国家的传染病监测和应对能力建设。② 事实上，东盟正是试图通过提升大流行病的防备能力，来为发展疾病监测预警和反应系统提供资金。③

第五，融入非正式网络，建立政治技术伙伴关系。

APSED将东盟和中日韩纳入，一方面为国际卫生规范融入地区提供了制度保障，另一方面促进了政治共识达成，弥合了世卫组织在该地区的组织结构割裂。而东盟秘书处充当地区规范实施的行政中枢，不仅能促进成员国、世卫组织和捐助方之间的沟通，使各方更好地协调资源，还能保证行政运作得到充分技术支持。这种以东盟为中心的独特的政治—技术伙伴关系极大地促进了各国对国际卫生规范的遵守。

APSED的区域协调与管理模式分为执行和技术咨询两大层次。在执行层次上，世卫组织地区办公室与各国卫生部高层决策人员组成的伙伴论坛④共同具有执行功能，以确保各国做出政治上的承诺、参与政策的制定和为活动实施提供资助等。⑤ 以技术咨询小组为代表的"二轨"机构为伙伴论坛和世卫组织地区办公室提供技术建议、召集项目工作组、确定外部顾问、评定和修订计划。⑥ 技术咨询小组成员

①　Sara E. Davies, *Containing Contagion：The Politics of Disease Outbreaks in Southeast Asia*, p. 91.

②　WHO Western Pacific Regional Office and South-East Asia Regional Office, Reports of the Asia Pacific Technical Advisory Group (TAG) and bi-regional meeting for APSED, Manila and New Delhi, 2006, pp. 20, 7.

③　Sara E. Davies, *Containing Contagion：The Politics of Disease Outbreaks in Southeast Asia*, p. 93.

④　伙伴论坛是一种统称，卫生部长会议也属于伙伴论坛的一部分。

⑤　《亚太地区新发疾病防治战略和国际卫生条例（2005）》，2010年，世界卫生组织西太平洋区域办事处，资料号：WPR/RC61/9，第39页。

⑥　Sara E. Davies, *Containing Contagion：The Politics of Disease Outbreaks in Southeast Asia*, Baltimore：Johns Hopkins University Press, 2019, p. 92.

不固定，成员资格及工作范围也将定期审议，观察员包括联合国主要机构和地区内各国技术专家。① 针对一些特定问题，该机制还会成立有时限的特设技术工作组，举行非正式磋商或地区专题研讨会，成果向技术咨询小组会议报告（见图3-2）。

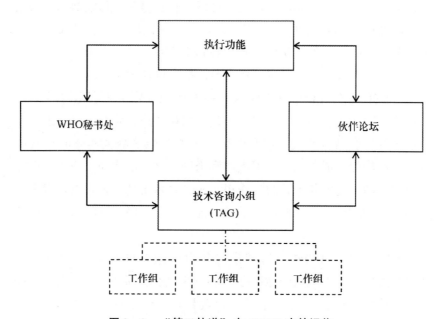

图3-2　"第二轨道"在 APSED 中的运作

资料来源：世界卫生组织：《亚太地区新发疾病防治战略和国际卫生条例（2005）》，马来西亚布城：世界卫生组织西太平洋区办事处，2010年，第41页。

同时，伙伴论坛也在 APSED 中扮演着举足轻重的角色，其主要由捐资方、多边机构、联合国代表机构、非政府组织、专业协会和次区域网络构成。技术咨询小组是秘书处和伙伴论坛的下设，同时为上述二者提供专业知识支持，上述二者具有执行功能。作为一个非正式网络，成员资格随时间而变化，观察员包括来自联合国主要机构和该地区的政府间技术伙伴，东盟秘书处从2007年开始出席伙伴论坛会议。

---

① WHO Western Pacific Regional Office and South-East Asia Regional Office, Reports of the Asia Pacific Technical Advisory Group（TAG）and bi-regional meeting for APSED, Manila and New Delhi, 2005, pp. 39 – 40.

在推动 APSED 建立的过程中，东盟地区卫生治理网络将世卫组织不同的地区办公室、东盟秘书处以及专家知识共同体都纳入一个灵活、松散的体系中，建立了独特的政治技术伙伴关系。在这个网络中，东盟为国际规范在地区的接受和实施提供政治支持，而世卫组织则为在地区实施规范提供技术支持。虽然这个框架松散、缺乏制度化，但是它的创立和延续正是在区域背景下对国际规范的适应性调整和回应，是东盟特色政治文化环境中提高公共卫生治理能力，促进地区卫生合作制度的渐进式变革。也就是说，APSED 提供的遵约路径中，既有来自东盟秘书处和 10 + 3 的政治支持，又有来自"二轨"的技术支持，还有跨区域、跨部门的伙伴论坛建构的多利益相关方协作治理网络，为《国际卫生条例（2005）》在地区实施提供独特的"东盟路径"。

小　结

本章考察了以共同威胁、共同收益和共同责任为核心的地区卫生安全共同利益观形成的原因和过程。在全球化的背景下，公共卫生危机不再单单是一个医学问题，而逐渐演变成一个全球范围内的集体安全问题，全球卫生安全观念也逐步深入人心，成为推动《国际卫生条例》进入实质性修订阶段的重要因素。2005 年修订的《国际卫生条例》秉承集体卫生安全逻辑，然而，国家主权与国际卫生利益的内在张力、国际公共卫生紧急事件机制规范性和透明度缺失使《国际卫生条例》遵守面临诸多现实困境与挑战，从而产生了结构性的机制失灵。同时，东盟十国在世卫组织治理体系下的割裂以及《国际卫生条例（2005）》对国家多元性的忽视，为东盟提供了规范本土化的需求。再加上东盟国家从"非典"和"禽流感"等传染病疫情的痛苦经历中得到的教训是，对本国卫生安全造成威胁的不仅是疫情本身，更是邻国无法控制的疫情蔓延。公共卫生安全威胁的跨国性和非排他性要求公共卫生治理和应对的集体性与协作性。因此，需要发展区域本土规范和行动框架来加强国家和区域能力，满足《国际卫生条例（2005）》对监测和反应核心能力的"最低要求"，共同应对卫生安全威胁。

在参与讨论和制定 APSED 以及推动世卫组织西太区和东南亚区合作的实践进程中，东盟逐步强化了"非典"和"禽流感"期间建立起来的地区共同卫生安全认知，将其发展为包含共同威胁、共同利益和共同责任三个维度的地区卫生安全共同利益观。首先，东盟通过召开一系列高级别会议，来强调"非典"和"禽流感"等新发传染病给地区带来的共同威胁，以及合作应对共同卫生安全威胁的必要性，促进地区内精英阶层就共同卫生安全认知达成共识，并进一步将这种认知扩散到地区不同层次的民众中，为地区卫生治理的共同利益和责任认知建构奠定基础。也就是说，清谈推动了包括合作、交流与信任的地区卫生治理合作的政治意愿塑造。其次，东盟与澳大利亚等国一起促成了世卫组织两个区域办事处的合作，并试图创建落实《国际卫生条例（2005）》的区域路径。其中，双区域合作不仅符合东盟的利益，也是基于东盟在"禽流感"疫情中的集体合作经验而建立的。最后，在 APSED 被各利益相关方反复讨论和最终制定的实践进程中，对地区共同卫生安全威胁的共有认知、对地区共同卫生安全利益的共有认知以及对地区卫生集体治理责任的认同被反复强化，通过累积效应，形成了地区卫生安全共同利益观。

APSED 一方面在地区语境下，界定了一个负责任的主权国家在后"非典"时代中的职能，即主权国家应该具备遏制疾病的能力，以避免外界干涉。另一方面，它在各国对"非典"和"禽流感"等疾病共有威胁认知的基础上，强调合作是生存唯一的途径。也就是说，它强调了公共卫生治理合作所带来的"非零和"结局，其对国家主权的变相维护，为推动合作和建立本土规范塑造政治意愿。于是，APSED 将《国际卫生条例（2005）》中"全球—国家"疾病防控能力建设体系扩展为"全球—区域—国家"三个层级，强调对不同国家公共卫生系统和卫生治理能力差异的重视。它首先承认《国际卫生条例（2005）》是其基础，并根据地区实际卫生需求和能力，选择性"剔除"部分有争议的要求，并划分了《国际卫生条例（2005）》八项核心能力建设目标的先后次序和实施阶段；其次，建立统一的合作框架，弥合东盟十国在世卫体系下的割裂；再次，采取"结构化能力建设"方式保证成员国舒适度和自主性；最后，融入具有东盟特色的非正式网络和"第二轨道"进程，为地区实现国际卫生治理规范的要求提供了一条独特的遵约路径。

APSED 提供的《国际卫生条例》遵约路径是与地区原有规范和实践相一致的，这样既有助于以区域层次增强全球—国家层次之间的联结性，也比以国家为单位的治理具有更高程度的开放性和舒适度。同时，它没有威胁到东盟原有的地区规范，反而试图通过加强国家卫生治理能力，来避免东盟国家在遭遇公共卫生危机时受到外界干涉。更重要的是，共同卫生安全利益观作为一种对区域卫生治理秩序的共同理解和期望，为东盟地区卫生协作治理的集体身份建构和协作治理制度化建设奠定了基础。

第 四 章

东盟的卫生协作治理集体身份建构

相较于《国际卫生条例（2005）》对国家核心能力建设的要求，APSED 虽然降低了部分标准并暂时删减了部分目标，但正是这种"退步"换来了东盟各国的广泛参与和政治承诺，使地区卫生合作的实践进程得以保持。随着东盟各国卫生治理"最低能力"基本形成，地区专家共同体"自下而上"地推动了 APSED 内容和实施方式的修订。新修订的 APSED（2010）在保持本土自主性和灵活性的同时，明确将自身定位为实现《国际卫生条例（2005）》的集体治理规范与核心能力建设规范的区域本土路径，并在结合地区实际能力和需求的基础上，将治理目标提升为"满足《国际卫生条例（2005）》核心能力的基本要求"。与 APSED 相比，APSED（2010）显现出更清晰的定位，并展现出与国际规范更高程度的一致性。随着实践进程的持续推进，东盟根据本土卫生规范调整自身职能，开始建立相对独立的、以传染病联防联控为核心的地区卫生合作机制，而不仅依赖于世卫组织。在这种共同的实践经历中，东盟各国以对共同卫生安全利益的认知为基础，通过与地区内外卫生治理利益相关方持续互动，逐渐塑造了彼此信任和相互依存的协作关系，并构建起共同的卫生治理愿景，从而建构出与"他者"相区别的地区卫生协作治理集体身份，以及对集体协作路径的认同。另外，随着本土化实践进程的持续推进，东盟地区逐步形成的多层次卫生协作治理网络也进一步促进了地区协作治理集体身份的巩固和内化。各行为体在这个多层次的卫生协作治理网络中也日渐习得新的身份，网络的嵌入效应也日益显现。随着网络体系密度和强度的增大，其紧耦合性使各行为体的网络体系身份持续内化，① 进而推动了地区卫生集体协作治理身份的巩固和内化。

第一节　本土化规范引领下的地区卫生协作治理起步

东盟认可 APSED 作为地区管理新发传染病和区域卫生合作的首要框架，② 并在该框架实施的第一阶段，在现有地区卫生合作机制的基础上，初步建立了跨部门、多层次、囊括地区内外多利益相关方的地区集体协作治理网络。联合国开发计划署（UNDP）、美国、英国、日本、澳大利亚、加拿大、亚洲开发银行（ADB）、惠康基金（Welcome Trust）和英国牛津大学等公私部门都包括其中，为东盟地区卫生协作治理制度建立和发展提供资金和技术支持，而东盟秘书处也于 2007 年参与到 APSED 框架下的行政组织中，以便于和网络中的各利益相关方进行更密切的互动。在这一阶段，东盟地区大流行性流感防备工作的外部融资也达到了历史最高水平。③

从 2005 年到 2010 年，APSED 始终努力将自己定位为一个区域集体，以符合本区域利益和敏感性的方式遵守《国际卫生条例（2005）》，来应对本区域自身的挑战。④ APSED 既成为规定东盟地区卫生协作治理行为"适当性"的规范，也为东盟地区卫生协作治理提供了支持。在 APSED 下，实现《国际卫生条例（2005）》的核心能力要求对于东盟国家来说已经不仅是国际规范或国际法的要求，而是其自我主导的内生需求。在东盟地区卫生协作治理的集体中，既有敦促公共卫生治理能力提升的同行压力，也有由各国卫生部、世卫组

---

① 魏玲：《小行为体与国际制度：亚信会议、东盟地区论坛与亚洲安全》，《世界经济与政治》2014 年第 5 期。

② WHO, *Bi-Regional Consultation on Emerging Diseases*, Bangkok：WHO Regional Office for South-East Asia, SEA-CD-194, 2009, pp. 22 – 23.

③ Richard J. Coker et al., "Emerging Infectious Diseases in Southeast Asia：Regional Challenges to Control", *Lancet*, Vol. 377, No. 9765, 2011, pp. 599 – 609.

④ Sara E. Davies, *Containing Contagion：The Politics of Disease Outbreaks in Southeast Asia*, p. 163.

织区域办事处以及东盟秘书处组成的政治—认知共同体，共同促进着东盟地区卫生治理能力的提升。

在这种背景下，大多数东盟国家，甚至包括卫生治理能力较差的柬埔寨和老挝，以及起初在政治上有所抵制的缅甸，都试图增加由国家主导的对传染病疫情的监测和报告，并增进与区域各国的风险沟通。APSED列为优先项目的"监测和应对、实验室和风险沟通"三个核心能力建设目标都取得了明显进步。① 同时，东盟在"实验室"和"人畜共患病"两个领域都建立了本土独立的战略和机制，而不只是单纯地依赖世卫组织体系。② 虽然在公共卫生治理核心能力建设方面，东盟地区还是存在明显的不平衡，但是它实现了对协作卫生治理共同利益的共有认知，为地区集体协作治理路径的初步建立奠定身份认同基础。

总体来看，后"非典"时代的东盟地区卫生治理发展主要体现在以下两个层次：第一，建立区域协作网络，并与全球伙伴建立技术合作机制；③ 第二，促进次区域合作，以密集的次区域协作网为依托，提高地区公共卫生协作治理能力，为各国在实际需求和区域集体利益之间找到一条"双赢"路径。这两个层次的卫生治理能力发展和网络的建立一方面依托于东盟现有的机制和合作框架，④ 另一方面也渐进地塑造着东盟地区公共卫生治理的路径形态。在这两个层次中，东盟地区与公共和私营部门的所有利益攸关方以及民间社会建立了伙伴关系和联系网络，在网络中分享信息、知识、经验和教训，并发挥领导作用和建立协作机制，初步形成了以"集体协作治理"方式为特征的地区公共卫生治理路径。

---

① Sara E. Davies, *Containing Contagion: The Politics of Disease Outbreaks in Southeast Asia*, p. 163.

② WHO Regional Office for South-East Asia and Western Pacific, *Biregional Consultation on the Asia Pacific Strategy for Emerging Diseases and Beyond*, Kuala Lumpur: WHO Regional Office for South-East Asia, 2010, p. 15.

③ WHO Regional Office for the Western Pacific and South East Asia, *Asia Pacific Strategy for Emerging Diseases*, Manila: South-East Asia Regional Organization and Western Pacific Regional Organization for WHO, 2005, pp. 19 – 23.

④ WHO Regional Office for the Western Pacific, *Securing our Region's Health: Asia Pacific Strategy for Emerging Diseases*, Manila: WHO Regional Office for the Western Pacific, 2010, p. 69.

一　区域协作治理关系与全球伙伴网络的初步建立

（一）东盟—中日韩新发传染病项目（APT EID）提升监测和应对能力

受 2003 年"非典"疫情和 2003 年末以来该区域持续发生的禽流感疫情影响，东盟卫生部长会议于 2004 年达成了一项重要合作协议，即建立东盟—中日韩新发传染病项目（APT EID）。这是一项综合行动计划和实施战略，旨在加强地区的疾病监测能力，为大流行病的暴发进行制度上的准备。[1] 2004 年 4 月，东盟—中日韩新发传染病项目开始实施，该项目根据该地区公共卫生治理能力的实际情况，设立了四个合作领域，并且指派一个东盟国家或机构就某一个具体的领域进行协调，是地区公共卫生"协作治理"路径的"试验田"。其中，东盟秘书处负责在"提高东盟地区协调和有效实施方案的机构能力"的领域进行协调；印度尼西亚负责在"提高东盟地区疾病监测网络的能力，以满足东盟成员国在新发传染病监测、防备和应对方面的需求"领域进行协调；而马来西亚负责协调"提高国家和区域实验室在常规诊断、基于实验室的监测、准备和快速反应方面的能力"领域；泰国负责在提高国家和区域在流行病监测、防备、疫情预警和快速应对新发感染方面的能力领域进行协调。[2]

东盟—中日韩新发传染病项目是东盟地区卫生协作治理机制化进程中重要的里程碑，也成为东盟地区公共卫生协作治理路径的萌芽。东盟—中日韩新发传染病项目的实施分为两个阶段，其中第一阶段是 2004 年 8 月至 2005 年 10 月，这一阶段主要是在东盟和 10＋3 框架下对疾病监测和应对能力进行建设。澳大利亚国立大学国家流行病学和人口健康中心（The National Centre of Epidemiology and Population

---

[1]　ASEAN, *Declaration of The 7th ASEAN Health Ministers Meeting Health Without Frontiers*, *Penang*, *Malaysia*, April 22nd, 2004, https：// asean. org/declaration-of-the-7th-asean-health-ministers-meeting-health-without-frontiers-penang-malaysia/, 2020 – 04 – 12.

[2]　ASEAN, *ASEAN Response to Combat Avian Influenza*, ASEAN Secretariat, April 1, 2006, https：//asean. org/? static＿ post = asean-response-to-combat-avian-influenza-by-asean-secretariat-3, 2020 – 12 – 11.

Health at the Australian National University) 和澳大利亚新发传染病生物安全合作研究中心 (Australian Bio-security Cooperative Research Centre for Emerging Infectious Disease) 协助东盟秘书处和东盟成员国的卫生部实施第一阶段方案，而中国、日本和韩国则通过提供专业技术知识参与其中。

随着 2005 年 APSED 在东盟和世卫组织地区办事处的推动下被制定，以东盟—中日韩新发传染病项目为样板的新发传染病项目 (EID) 也被囊括进 APSED 的实施计划，成为促进地区公共卫生核心能力建设的重要步骤。监测和实验室能力是有效应对新发传染病和其他紧急公共卫生安全威胁的基础。① 因此，将新发传染病项目纳入 APSED 的实施框架，通过协调和合作的方式提升地区疾病监测网络能力，提升实验室监测、诊断和快速反应的能力以及提高有效实施能力培养计划，一方面可以促进地区集体疾病监测能力的提升，实现《国际卫生条例 (2005)》核心能力建设的一个目标，另一方面也是在东盟地区现有的机制框架内进行核心能力建设，有助于国际规范的实施和内化。

2006 年 7 月，澳大利亚国际开发署 (AUSAID) 为东盟—中日韩新发传染病项目提供 500 万美元资助，资助时间延伸至 2010年。② 随着 APSED 于 2007 年和《国际卫生条例 (2005)》一同生效，东盟—中日韩新发传染病项目也在东盟、10 + 3 和 APSED 多重框架下进入了实施的第二阶段。这一阶段项目实施目标也与《国际卫生条例 (2005)》核心能力建设目标紧密相关，即建立一个共享的行动管理网站，以帮助客户实现其目标。用来规范疫情监测信息的传播，鼓励国家之间的信息共享，并优先考虑围绕新出现的传染病进行交流。并且，该项目也体现了 APSED 的优先领域：监控和

---

① WHO Regional Office for the Western Pacific and South East Asia, Asia Pacific Strategy for Emerging Diseases, Manila: South-East Asia Regional Organization and Western Pacific Regional Organization for WHO, 2005, p. 21.

② UNSCI, *Avian and Pandemic Influenza Related Program and Projects of the Inter-Governmental Entities in Asia and the Pacific*, Asia-Pacific Regional Hub of United Nations System Influenza Coordination, June 2011, p. 6.

检验以及成员之间的信息共享和风险沟通。① 2010 年随着 APSED
第一阶段计划的完结，东盟—中日韩新发传染病项目也结束了其第
二阶段的实施进程。

从结构上看，东盟—中日韩新发传染病项目是区域合作的又一层
面，加强了 APSED 第一阶段地区内部协调与合作，促进了《国际卫
生条例（2005）》所要求的疾病监测和应对能力的提升。反过来，
APSED 被认为是进一步维护和扩大东盟—中日韩新发传染病项目的
伙伴关系网络的机会。自 2007 年起，东盟以东盟专家组的形式促进
了专业知识共享，有助于五个 APSED 项目的落实，东盟秘书处与世
卫组织西太区办公室之间也有工作人员的流动和互用。②

总体来看，2005 年至 2010 年间，APSED 第一阶段和东盟—中
日韩新发传染病项目都特别关注"监测"能力的建设。这些项目将
在东盟区域环境中对全球层面《国际卫生条例（2005）》的核心目
标进行调适，使之更符合区域需求和利益。东盟—中日韩新发传染
病项目通过促进多层次网络的建立和多利益相关者的参与，在
2004 年至 2010 年间提升了地区疾病监测和应对能力。在该项目的
促进和支持下取得的进步有：建立了地区风险沟通框架、提升了区
域疫情应对能力、加强了公共卫生和动物卫生合作、促进了卫生和
旅游部门的合作、进行了关于性别和新发传染病的探讨、建立了区
域实验室网络、进行了实践管理培训（EMT）、加强了防备和应对
新发传染病事件的区域网络，以及制定了应对 H1N1 "甲流"大流
行的地区公共卫生政策。③

---

① ASEAN Plus Three (APT) Health Ministers Meeting, Joint Statement of the Third ASEAN Plus Three Health Ministers Meeting, October 10, Manila, 2008, http://asean.org/joint-statement-of-the-third-asean-plus-three-health-ministers-meeting-manila/, 2020 – 12 – 18.

② 笔者对世界卫生组织西太平洋区副区主任韩铁如教授的访谈内容，访谈时间：2020年 12 月 16 日，访谈地点：中国北京。

③ UNSCI, *Avian and Pandemic Influenza Related Program and Projects of the Inter-Governmental Entities in Asia and the Pacific*, Asia-Pacific Regional Hub of United Nations System Influenza Coordination, June 2011, p. 6.

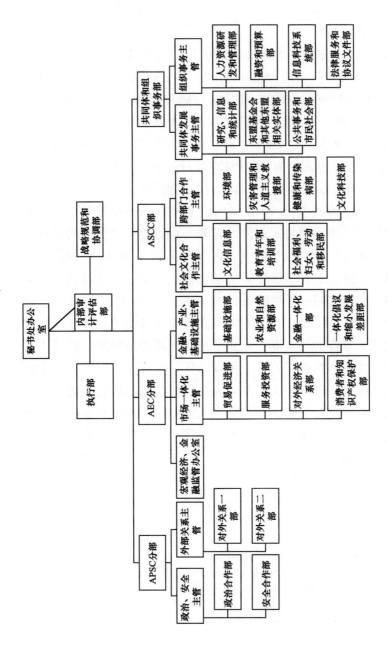

图 4-1 东盟秘书处管理新发传染病和大流行性流感的部门（截至 2009 年）

资料来源：UNSCI, *Avian and Pandemic Influenza Related Program and Projects of the Inter-Governmental Entities in Asia and the Pacific*, Asia-Pacific Regional Hub of United Nations System Influenza Coordination, June 2011, p. 23。

通过实施东盟—中日韩新发传染病项目，大多数东盟国家都建立了基于事件的监测系统，以检测包括传染病疫情在内的突发公共卫生事件。同时，训练有素的快速反应小组能够迅速开展实地调查，国家流感中心的能力也显著提高。① 在加强疫情应对能力方面，东盟建立了快速反应小组（SRRT）和现场流行病学培训（FETP）两个主要机制。现场流行病学的基层培训项目模式灵活，短则1—2周，长则3个月到两年不等，该培训允许受训者基于国家需要和个人实际情况挑选培训模式，并且可以边学边练，在学习过程中充分参与到流行病的监测与应对工作中。针对"甲流"，东盟于2008年在印尼巴厘岛进行了桌面演习（table-top exercises）和综合现场模拟（comprehensive field simulations）。在监测系统方面，东盟通过APSED与联合国粮农组织、世界动物卫生组织、世界卫生组织和动物疾病早期预警系统（GLEWS）建立了更紧密的合作网络，针对监测和快速反应小组的培训也扩展到了国家内部的地方一级。另外，东盟各国也在国家层次上通过制定法律和政策，建立专业传染病防控协调机构来配合地区新发传染病的协作治理。例如，直至2004年，老挝国内几乎没有传染病控制的卫生基础设施，并且只有《卫生、疾病预防和健康促进法（2001）》这一部传染病防控法规。② 随着东盟地区协作治理的初步建立，老挝也建立了国家传染病协调委员会、国家新发传染病控制办公室，以及《国际卫生条例》国家联络点来配合地区公共卫生协作治理。③ 同样，越南、泰国、印度尼西亚、柬埔寨、马来西亚和菲律宾的政府都建立了新的传染病防控机构，加强了诊断实验室的能力，并改善协调机制。尽管东盟国家内部在传染病准备和监测系统上仍存在明显差距，但不可否认的是，大部分东盟国家在有效预防和控制传染

---

① WHO, *Bi-Regional Consultation on Emerging Diseases*, Bangkok: WHO Regional Office for South-East Asia, SEA-CD-194, 2009, pp. 14 – 16.

② Joia De Sa et al., "Responding to Pandemic Influenza in Cambodia and Loa PDR: Challenges in Moving from Strategy to Operation", *The Southeast Asian Journal of Tropical Medicine and Public Health*, Vol. 41, No. 5, 2010, pp. 1104 – 1115.

③ IFRC and ADB, *Legal Preparedness for Responding to Disasters and Communicable Disease Emergencies in Lao PDR: Study Report*, Kuala Lumpur: International Federation of Red Cross and Red Crescent Societies and Asian Development Bank, 2009, pp. 36 – 58.

病方面取得了实质性进展。[①]

（二）地区禽流感防治框架提升应对人畜共患病的能力

由于大多数人类传染病都起源于人畜共患病，因此传染病防控监测效果主要依赖于人畜共患病能力。但是，东盟地区动物卫生监测的能力较落后，[②] 主要的制约因素包括缺乏关于监测和控制人畜共患病的政策和法律框架，卫生资源不足，动物与人类卫生部门的协调与合作不足，实验室设施薄弱以及报告系统脱节，等等。[③] 2003 年底至 2007 年，"禽流感"在亚太地区反复暴发。东盟在 APSED 方案下，制定了一个独特的人畜共患病框架，以指导人类卫生部门和动物卫生部门之间的协作治理。这一框架可用于处理任何人畜共患疾病事件和紧急情况，它涵盖所有工作领域，包括降低风险、监测信息共享、协调应对和协作研究。该框架并没有要求建立一个新的独立方案，而是通过加强动物和人类卫生部门之间的联系，明确界定每个部门的作用和责任，并利用了现有结构内的资源和专门知识。

作为协作治理人畜共患疾病的第一步，APSED 将联合国粮农组织、世界动物卫生组织、世卫组织东南亚区（SEARO）和西太区（WPRO）联合在一个机制中，并制定了《人畜共患疾病：在国家一级建立动物和人类卫生部门合作指南》。利用这一指南，东盟农业和林业部长会议、东盟卫生部长会议及其下属官员、工作组和专家互相配合，制定了一系列多机构和多部门协作治理的政策，包括 2006 年至 2008 年的东盟遏制高致病性禽流感的区域框架（ASEAN Regional Framework for Control and Eradication of Highly Pathogenic Avian Influenza）和 2008 年至 2010 年的东盟逐步消除高致病性禽流感战略（ASEAN Regional Strategy for Progressive Eradication of HPAI）。

在这些政策的指导下，东盟还建立了一系列制度，以预防、控制

---

① Piya Hanvoravongchai et al. , "Pandemic Influenza Preparedness and Health Systems Challenges in Asia: Results from Rapid Analyses in 6 Asian Countries", *BMC Public Health*, Vol. 10, No. 10322, 2010, p. 322.

② Declan Butler, "Disease Surveillance Needs a Revolution", *Nature*, Vol. 440, No. 7080, 2006, pp. 6 - 7.

③ Jai P. Narain et al. , "The Challenge of Communicable Diseases in the WHO South-East Asia region", *Bulletin of the World Health Organization*, Vol. 88, 2010, p. 162.

和消除该地区的"禽流感"疫情。这些机制包括东盟牲畜工作组（ASWGL）、东盟高致病性禽流感工作组（ASEAN HPAI Task Force）、东盟动物卫生信托基金（ASEAN Animal Health Trust Fund）和东盟动物卫生合作（ASEAN Cooperation on Animal Health），并责成他们与粮农组织、国际动物卫生组织和世界卫生组织等国际组织密切合作，以便使东盟成员国以及各区域和国际机构的工作产生协同效应。① 2005年至2011年，亚太地区共开展了16个跨部门和多层次的协作防治"禽流感"项目，东盟国家是其中最积极的参与者。其中，泰国和越南参与了13个项目，文莱、印度尼西亚、马来西亚、菲律宾和新加坡参加了11个项目，柬埔寨、老挝和缅甸参与了9个项目。②

这种跨部门和多层次的区域"禽流感"防治框架吸引了亚洲开发银行的卫生发展捐资。亚行承诺将在未来五年为地区提供4.7亿美元用于防治"禽流感"疫情，作为该承诺的一部分，亚行启动了一个3800万美元的捐款项目，用于抗击亚太地区的"禽流感"和其他大流行性流感，其中包括日本政府提供的1000万美元赠款。③ 该项目旨在预防或迅速控制禽鸟源感染，加强早期发现、报告和控制禽流感疫情的能力。

在亚行的资金支持下，东盟成立了高致病性禽流感工作组，目的是加强东盟秘书处在控制高致病性禽流感方面的区域协调和沟通能力。在高致病性禽流感工作组运行的第一阶段（2006—2008年），亚行为东盟地区提供了33.8万美元资金，而在第二阶段（2009—2010年），亚行增加了资金支持，提供了37.7万美元。在2006—2010年间，高致病性禽流感工作组制定了高致病性禽流感

---

① ASEAN, *ASEAN Response to Combat Avian Influenza*, ASEAN Secretariat, April 1, 2006, https：//asean. org/? static_ post = asean-response-to-combat-avian-influenza-by-asean-secretariat-3, 2020 – 12 –11.

② UNSCI, *Avian and Pandemic Influenza Related Program and Projects of the Inter-Governmental Entities in Asia and the Pacific*, Asia-Pacific Regional Hub of United Nations System Influenza Coordination, June 2011, p. 5.

③ UNSCI, *Avian and Pandemic Influenza Related Program and Projects of the Inter-Governmental Entities in Asia and the Pacific*, Asia-Pacific Regional Hub of United Nations System Influenza Coordination, June 2011, p. 5.

控制区域战略和 2020 年实现东盟共同体无高致病性禽流感的路线图，加强了东盟的区域协调能力，进行了东盟地区高致病性禽流感防治经验汇编，并提供给东盟以及中日韩各国多部门和多机构的合作平台。另外，随着"禽流感"疫情在地区逐步被控制，该工作组还将工作范畴扩展到例如口蹄疫和猪瘟等更广泛的区域动物疾病，以防范潜在的人畜共患病卫生安全威胁。东盟牲畜工作组致力于制定牲畜和牲畜产品的认可标准，制定疫苗生产和贸易的计划和指南，在动物疾病控制方面和人类卫生治理部分进行协作，建立动物健康和生产信息系统。[①]

澳大利亚国际开发署（AUSAIDS）的新发和复发人畜共患病倡议项目（ERZDRIP）也于 2005 年 6 月启动，以支持东盟和中日韩地区防治"禽流感"的制度推进。该项目从动物卫生、人类卫生、应急和准备，以及实验和研究四个方面促进东盟地区人畜共患病能力的提升，其中澳大利亚国际开发署也通过对 10 + 3 新发传染病项目（APT EID）提供支持来增强区域应对人畜共患病的能力。

东盟秘书处与联合国粮农组织、世界卫生组织以及其他国家和国际倡议合作，在亚行的协调下，从 2006 年 3 月中旬开始，在未来两年半时间内参与该项目的实施。同时，东盟还制定了一个关于加强东盟秘书处控制和消除高致病性禽流感区域协调能力的子项目，亚行为此项目提供 33.8 万美元的资金。该项目旨在加强东盟秘书处的能力，以促进和监测东盟防控禽流感区域制度的落实和政策的实施。另外，该项目还计划促进本地区内外各利益相关方之间的协作与交流。为此，东盟秘书处聘请了一名顾问，以协助东盟成员国之间以及与其他利益攸关方之间的技术协调和沟通，还将组织一系列区域讲习班，以支持东盟成员国应对高致病性禽流感、防备潜在的流感大流行。

与此同时，日本政府也于 2006 年 3 月 27 日签署了一项向东盟提供 75 亿日元（大约 7000 万美元）的协议，这笔资金将存入"日

---

① 李伟丰等：《东盟国家出入境动植物检疫法律法规及管理现状》，《检验检疫科学》2008 年第 1 期。

本—东盟一体化基金"（JAIF），用于帮助东盟一体化和缩小发展差距，其中的 4683.3 万美元将用于抗击东盟地区"禽流感"疫情，包括储存 50 万疗程的达菲（Tamiflu）① 和储存流感测试包、消毒溶液、一次性口罩、一次性橡胶手套和一次性长袍，并计划于 2006 年 6 月底前将这些医疗物资送至东盟。② 2006 年至 2013 年，日本—东盟一体化基金提供了 3000 万美元，在新加坡建立了区域和国家抗病毒药物和个人防护设备储备基地，制定了快速遏制库存部署准则，明确界定各行为体在快速遏制中的作用，并举行区域快速遏制模拟演习（PanStop），加强了演习规划、能力管理和议定书签订，为快速而有效地协作应对区域公共卫生危机奠定基础。同时，东盟基金会通过日本—东盟团结基金拨款了 110 万美元用于建设东盟控制禽流感通信系统（CISCAI），支持东盟地区防治人畜共患病。

此外，由东盟—美国技术援助和培训部门（TATF）支持的东盟大流行病防备和应对工作组（AWGPPR）也于 2004 年 1 月开始启动，以促进区域多部门协作防备和应对大流行病。东盟—美国技术援助和培训部门在该项目的第一阶段为东盟大流行病防备和应对工作组提供 600 万美元资助，在东盟的争取下，东盟—美国技术援助和培训部门承诺用于禽流感和大流行性流感的资金不得少于总资金的 4%。在该项目实施的第二阶段，东盟—美国技术援助和培训部门注资 2000 万美元，并承诺用于禽流感和大流行性流感的资金不少于总资金的 6%。在美国的大力支持下，东盟成功建立起区域大流行病防备和应对网络，进行了区域多部门、多国大流行病防备和应对桌面演习，还于 2005 年 7 月在老挝万象签署了《东盟灾害管理和应急反应协定》（AADMER），以法律协议的形式支持成员国的防灾减灾工作。同时，开始讨论修订《东盟地区准备和联合救灾协调及应急反应标准操作程序》（SASOP），对灾害预防、监测与评估、应急反应，以及救灾

---

① 达菲又名磷酸奥司他韦胶囊，适应症为用于成人和 1 岁及以上儿童的甲型和乙型流感治疗，2005 年后的研究表明，抗流感药物达菲能有效抑制"禽流感"。

② ASEAN, *ASEAN Response to Combat Avian Influenza*, ASEAN Secretariat, April 1, 2006, https：//asean. org/？ static_ post = asean-response-to-combat-avian-influenza-by-asean-secretariat-3, 2020 – 12 – 11.

中军事资源及能力的使用这四个方面进行了详细规定和说明。这时，东盟地区公共卫生安全应急的应对机制已经开始呈现多部门融合的态势，公共卫生治理在性质上也与"安全"产生更深刻的交织，并逐步与灾害管理和应急行动的相关机制融合，形成了应对"更广泛的人的安全"威胁的融合机制（见表4–1）。

表4–1　　　　　　　东盟区域禽流感防治框架中的主要资助方

项目或机制	主要资助方
东盟多部门流感准备和应对项目（ASEAN Program Towards Regional Multi-sector Pandemic Preparedness and Respons）	美国政府通过东盟—美国技术援助和培训机构（TATF）
东盟10+3新发传染病项目（APT EID）	澳大利亚政府通过澳大利亚国际开发署（AUSAIDS）
东盟动物卫生合作（ASEAN Cooperation on Animal Health）	亚洲开发银行（ADB）
东盟—日本抗病毒药物和个人防护装备储备项目（ASEAN-Japan Project for Stockpile of Antivirals and PPE against Potential Pandemic Influenza）	日本政府通过日本—东盟一体化基金（JAIF）
控制禽流感通信系统（CISCAI）	日本东盟团结基金（Japan-ASEAN solidarity fund）

资料来源：UNSCI, Avian and Pandemic Influenza Related Program and Projects of the Inter-Governmental Entities in Asia and the Pacific, Asia-Pacific Regional Hub of United Nations System Influenza Coordination, June 2011, p. 110。

同时，为了响应2007年12月举行的禽流感和大流感国际部长级会议上提出的关于公共卫生安全"同一个世界，同一个健康"（One World, One Health）的倡议，为了加强和促进地区多部门协作治理，解决人类、动物和环境不同领域相互关联的公共卫生问题，东盟秘书处委员会（EXCOMM）于2008年3月批准建立东盟秘书处一体化卫生机构（ASEC-ONE），旨在协调东盟的各项卫生倡议，从而最大限度地利用资源，促进各部门的协作和卫生治理一体化。① 具体来说，该机构首先着力于促进和支持东盟大流行病防范协调结构和东盟相关部门在东盟地区推进大流行病防范和应对的多部门协调和规划。其次，向东盟秘书长提供支持和技术咨询，以便在备灾一级以及在大流行病发生时做出适当反应。再次，促进和支持东盟协调结构调动资源，促进东盟地区大流行病防范的多部门协作和规划。② 最后，东盟各国还指派东盟秘书处一体化卫生机构作为支持东盟大流行病防备和应对工作组（ATWLPPR）运作的协调机构兼秘书处。

在国家层次上，东盟继续发挥领导、协调、驾驭的作用，敦促会员国努力分配和调动资源消灭受感染的禽类，并解决所需疫苗短缺的问题。③ 部分东盟国家在2003年底"禽流感"暴发后建立了公共卫生和动物部门之间的国家协调机制，并随后将该协调机制扩展至涵盖所有人畜共患病的范畴。在APSED的指导下，老挝、缅甸、泰国、印度尼西亚和越南为市场管理人员和供应商编写并提供了培训材料，印度尼西亚成立了国家人畜共患病委员会，缅甸也重组了人畜共患病协调机制。同时，东盟各国动物和人类卫生部门探查和划分"禽流感"高风险地点和活动，在供应链的每一个环节都采取了干预措施，尤其是活禽和生鲜市场，敦促建立更合适的市场结构，改善生鲜市场的卫生条件，在高流行地区为动物接种疫苗，④ 为东盟地区协作防治"禽流感"奠定了基层基础。

在东盟地区禽流感防治框架中，地区内外多利益相关方的共同支持、各成员国跨部门的协作以及东盟高级别政治承诺和东盟的自主性保持是成功防治"禽流感"的关键。在这个实践过程中，区域合作网络是所创造的价值的核心（见表4-2）。

---

① Bounpheng Philavong et al. , "ASEAN's Pioneering Initiative on Multisector Pandemic Preparedness, Response", in Kumnuan Ungchusak et al. , *Good Practice in Responding to Emerging Infectious Diseases Experience from ASEAN Plus Three Countries*, 2012 , p. 131.

② Bounpheng Philavong, "ASEAN Cooperation in Pandemic 4 Preparedness and Response", in S. Rajaratnam School of International Studies, *Pandemic Preparedness in Asia*, 2009 , pp. 25 – 26.

③ ASEAN, *ASEAN Response to Combat Avian Influenza*, ASEAN Secretariat, April 1 , 2006 , https：//asean. org/? static_ post = asean-response-to-combat-avian-influenza-by-asean-secretariat-3, 2020 – 12 – 11.

④ WHO Regional Office for the Western Pacific, *Securing our Region's Health：Asia Pacific Strategy for Emerging Diseases*, Manila：WHO Regional Office for the Western Pacific, 2010 , pp. 47 – 49.

表 4 - 2　　　　　　　东盟地区禽流感防治机制主要涉及的领域

机制/项目	动物卫生	生计	人类卫生	协调	风险沟通
东盟高致病性禽流感工作组（AHPAITF）	是	是	是	是	是
东盟大流行防育和应对工作组（AWGPPR）		是	是	是	
东盟—美国技术援助和培训机构（TATF）		是	是	是	
东盟—日本抗病毒药物和个人防护装备储备机制（AJPSAPPE）			是	是	
东盟 10 + 3 新发传染病项目（APT EID）	是		是	是	是
东盟动物卫生信托基金（ASEAN Animal Health Trust Fund）	是	是		是	
加强东盟秘书处控制和消除高致病性禽流感区域协调能力项目（ASEAN Secretariat Capacity for Regional Coordination in the Control and Eradication of HPAI）	是		是	是	是
东盟动物卫生合作（ASEAN Cooperation on Animal Health）	是		是	是	是
湄公河流域监测项目（MBDS）	是		是	是	是
三河流域倡议动物和人类流感项目（AC-MECS AHI）	是		是	是	
控制禽流感通信系统（CISCAI）	是		是		是

资料来源：UNSCI, *Avian and Pandemic Influenza Related Program and Projects of the Inter-Governmental Entities in Asia and the Pacific*, Asia-Pacific Regional Hub of United Nations System Influenza Coordination, June 2011, p. 113, 部分为笔者添加整理。

（三）地区公共卫生风险沟通和应急协作能力的提升

实验室能力在早期诊断和疾病确诊中扮演重要角色，国际标准的实验室有助于地区根据《国际卫生条例（2005）》的国际标准生成循证信息，为地区和全球卫生紧急事件应对提供科学基础。在东盟地区，APSED 的工作大多数通过东盟的现有机制和框架来实施。通过东盟 10 + 3 框架，东盟十国和中日韩建立了风险沟通系统和技术，马来西亚负责协调这项工作。在马来西亚卫生部疾控司的领导下，2007 年东盟十国和中日韩签订了在传染病、沟通和动物部门之间促进分享新发传染病信息的区域议定书（Protocol on Communication and Information Sharing on Emerging Infectious Diseases in the ASEAN Plus Three Countries）。马来西亚牵头制订了东盟区域风险沟通计划，并建议对东盟各国的风险沟通计划进行审查。它还主办了区域培训班，包括 2009 年针对风险沟通培训师的培训计划（Risk Communications Training of Trainers），为在国家一级和区域磋商之外传播风险沟通技能奠定基础，以制定风险沟通培训模块。东盟这一合作模式显示了成员国如何在区域既定结构基础上发挥能动性，为实现 APSED 确定的目标做出贡献。

此外，东盟基金会通过日本—东盟团结基金拨款了 110 万美元，计划于 2008 年至 2010 年三年时间内建设东盟控制禽流感通信系统（CISCAI）。通过研究、设计、开发、实地测试和部署可持续的通信和信息系统，并对东盟各国动物和人类卫生官员进行信息和通信技术培训（ICT），东盟控制禽流感通信系统为地区抗击禽流感和其他公共卫生安全威胁提供了风险沟通的渠道。该系统依托于地区地理信息系统（GIS）平台的建立，该平台不仅是应对禽流感等卫生危机的有用工具，也是应对自然灾害等其他更广泛危机的有用工具。①

2007 年，在 APSED 的指导和日本—东盟一体化基金的支持下，东盟秘书处与日本国际合作系统（JICS）共同开展的东盟第一次区域快速遏制模拟演习顺利开展。APSED 鼓励各国政府和合作伙伴参与演习，以测试国家和地区系统如何在公共卫生紧急情况下协同工作，并希望此后每年都能举行类似的公共卫生应急协作演习。通过区域快速遏制模拟演习，东盟国家和日本、世卫组织等多利益相关方加深了公共卫生治理合作，有利于东盟充分调动卫生资源，习得国际上公共卫生紧急事件应对的标准化流程，也加强了各国快速遏制紧急公共卫

---

① UNSCI, *Avian and Pandemic Influenza Related Program and Projects of the Inter-Governmental Entities in Asia and the Pacific*, Asia-Pacific Regional Hub of United Nations System Influenza Coordination, June 2011, p. 9.

生事件的能力和应急公共卫生物资的储存和调度，形成了一系列演习规划和部署议定书，围绕建立和管理应急储备建立起来的专门知识和经验有利于协作应对未来潜在的卫生安全危机，为地区公共卫生协作治理的可持续发展奠定基础。在此次演习中，建立东盟大流行病防备和应对工作组被提出，随后，东盟关于加强大流行病防备的多部门协调的联合规划会议（ASEAN Joint Planning Meeting on Strengthening Multi-sectoral Coordination in Pandemic Preparedness and Response）于2008年3月27日至28日在吉隆坡举行。此次会议同意成立东盟大流行病防备和应对工作组，以促进东盟地区大流行病防备和应对的多部门规划和协调，并为地区和国家层级的多部门协调提供政治支持和承诺。该工作组由各国卫生部和农业部代表，以及东盟灾害管理委员会（ASEAN Committee on Disaster Management）的代表组成，并于2008年7月21—23日在印度尼西亚棉兰举行了第一次会议，讨论东盟地区实现多部门的大流行病防备和反应准备的步骤。①

2009年，亚洲区域风险沟通网络建立，该网络将包括世卫组织东南亚区和西太区、联合国粮农组织、联合国儿童基金会、联合国流感协调系统（UNSIC）、东盟，以及红十字会与红新月会国际联合会（IFRC）。同年，儿童白喉病在缅甸传播，1月14日，缅甸通过东盟地区建立的公共卫生应急事件风险沟通系统发布了抗白喉药物援助的请求，东盟此前建立的地区传染病药物储备和紧急应对系统迅速启动，泰国公共卫生部疾病控制司下属的传染病局同意提供100瓶药物，并于1月15日就通过国际货运公司的冷链将药物发出，缅甸卫生部高度重视此项任务，敦促缅甸海关用最快的速度完成了必要的海关手续。这些药物从曼谷发送至仰光儿童医院只用了13个小时，挽救了无数病情严重儿童的生命。② 这一案例表明，风险沟通和资源协调机制对于迅速有效的公共卫生应对和维护地区人民生命健康具有重要的意义。

---

① Bounpheng Philavong, "ASEAN Cooperation in Pandemic 4 Preparedness and Response", in S. Rajaratnam School of International Studies, *Pandemic Preparedness in Asia*, 2009, p. 24.

② WHO Regional Office for the Western Pacific, *Securing Our Region's Health*; *Asia Pacific Strategy For Emerging Diseases*, p. 76.

然而，需要注意的是，风险沟通能力不仅指在疫情或事件期间的沟通能力，更包括接触正确的受众并以对文化敏感的方式进行战略规划和沟通。和其他领域的核心能力建设目标项目相比，东盟地区风险沟通能力建设进展相对缓慢。[①]

（四）建立区域实验室网络和实验室伙伴关系提升疾病实验能力

在提升实验室能力方面，东盟一方面在区域内建立实验室网络，另一方面通过与域外国家和组织建立实验室伙伴关系来学习国际一流的疾病实验技术，以期达到《国际卫生条例（2005）》对地区内国家实验室核心能力的要求。

在区域内实验室网络的建设上，在东盟 10 + 3 框架和 APSED 的指导下，东盟主要通过指派泰国作为东盟流行病网络的协调员加强地区流行病监测能力，并指派马来西亚负责加强地区疾病实验能力和保证地区疾病监测质量。[②] 泰国作为全球卫生治理领域的倡导者和积极先锋，对东盟地区实验能力的提升发挥了重要的作用。泰国通过与东盟国家，尤其是中南半岛国家之间的双边和多边合作机制，向地区内没有达到国际卫生规范要求的国家提供实验室资源和技术支持，对东盟地区有效开展公共卫生事件监控和响应至关重要。根据《国际卫生条例（2005）》，每个国家都应有自己的参考实验室，由于未能实现这一规范要求，老挝、柬埔寨和缅甸多将疾病样本送至泰国进行检测。[③] 世卫组织多份文件指出，泰国为东盟地区提供了包括实验室、快速反应小组、建立病毒中心和技术在内的疾病监测实验资源，在地区卫生治理和全球卫生治理中发挥了重要作用。[④] 另外，世卫组织东

---

① WHO Regional Office for South-East Asia and Western Pacific, *Biregional Consultation on the Asia Pacific Strategy for Emerging Diseases and Beyond*, Kuala Lumpur: WHO Regional Office for South-East Asia, 2010, p. 15.

② ASEAN, *Joint Statement ASEAN + 3 Ministers of Health Special Meeting on SARS*, April 26, 2003, https: //asean. org/storage/2020/01/2003_ 04_ Joint-Statement-of-Special-A-3-Meeting-on-SARS_ Kuala-Lumpur. pdf, 2020 - 04 - 20.

③ Clare Wenham, "Regionalizing Health Security: Thailand's Leadership Ambitions in Mainland Southeast Asian Disease Control", comtemporary Southeat Asia: A Journal of Interrational and strategic Affains, Vol. 40, No. 1, 2018, p. 137.

④ 张蕾：《国家能动性与公共卫生治理规范本土化——以泰国参与东南亚公共卫生治理为例》，《东南亚研究》2020 年第 2 期，第 73 页。

南亚区域办事处和西太平洋区域办事处也支持东盟地区公共卫生实验室网络的建立，包括建立国家流感中心网络（NIC）和东盟实验室伙伴关系（ASEAN Partnership Laboratories），以促进地区公共卫生应急能力的提升。①

　　通过地区内实验室合作网络，东盟地区展开了一系列实验室能力建设培训课程，例如越南开展了全国性的培训，以标准操作规程指导各层级实验室收集、装运和储存感染性材料。而老挝也将来自实验室的流感数据纳入其政府卫生部的月度报告。2008 年 11 月，泰国举办了 APSED 的"训练培训者工作坊"（Training-of-trainers workshop），此后中国、缅甸、菲律宾和越南也开办了国家级的课程，以促进实验人员的专业技术能力的提高。印度尼西亚和泰国在中央实验室系统较为完善的基础上，逐步扩大系统的涵盖范围，增强地方性的国家流感实验室，以减小国家内部不同区域之间的差距。泰国和新加坡分别于 2008 年和 2009 年举行了基于聚合酶链式反应的"甲流"诊断区域培训。培训之后，东盟国家疾病控制中心（NCDC）网络中的实验室都可以进行针对 H1N1 病毒的检测。② 国家疾病控制中心网络于 2009 年 7 月开始运作，是一个由 18 个国家实验室组成的流感实验室网络，其中两个是生物安全三级实验室，另外四个生物安全三级实验室的资金已经到位。与此同时，东盟实验室伙伴关系进一步将中日韩三国纳入伙伴关系网络中，成立了东盟—中日韩实验室伙伴关系（ASEAN Plus Three Partnership Laboratories），巩固并加强了地区实验室网络。东盟地区公共卫生实验网络的建立和扩展提高了地区监测和应对"甲流"和其他公共卫生安全威胁的能力。

　　在与域外国家或组织建立实验室伙伴关系方面，东南亚传染病临床研究网络（SEAICRN，前身是 SEA Influenza Clinical Research Network）是后"非典"时期东盟地区实验室伙伴关系的代表。③ 东南亚

　　① WHO Regional Office for South-East Asia and Western Pacific, *Asia Pacific Strategy for Emerging Diseases: Technical Papers*, Delhi: WHO Regional Office for South-East Asia, 2010, p. 58.

　　② WHO, *Bi-Regional Consultation on Emerging Diseases*, Bangkok: WHO Regional Office for South-East Asia, SEA-CD-194, 2009, pp. 14 – 16.

　　③ WHO Regional Office for South-East Asia and Western Pacific, *Asia Pacific Strategy for Emerging Diseases: Technical Papers*, Delhi: WHO Regional Office for South-East Asia, 2010, p. 32.

传染病临床研究网络于 2005 年 9 月成立，是由泰国、越南和印度尼西亚的医院和研究机构、美国国家过敏和传染病研究所（National Institutes of Allergy and Infectious Diseases）和英国惠康基金会（Wellcome Trust）组成的实验合作伙伴关系，世卫组织作为观察员参加。东南亚传染病临床研究网络致力于通过合作临床研究，促进东盟地区传染病的科学知识和临床管理，向地区政治决策者提供循证数据，以支持公共卫生政策和规范的变化，并努力提高网络内参与机构和个人的研究能力。[①] 该网络机构主要由美国国家过敏和传染病研究所、英国惠康基金出资，并于英国牛津大学等域外高校建立了合作伙伴关系，为东盟地区公共卫生实验能力的提升提供了资金和技术支持。

在东南亚传染病临床研究网络的组织结构中，理事会是决策机构，也是各方达成共识的平台，执行委员会对该组织的实践活动进行监督，并向理事会报告，行使行政管理权力。而科学工作组作为协议制定、授权写作和科学论文编写的主要联络点，在印度尼西亚、泰国和越南提供专业公共卫生实验知识并开展研究。英国牛津大学、伦敦热带医学中心和纽菲尔德医学系作为高校伙伴提供专业科学知识，而 FHI360 和社会与科学系统公司提供行政和管理支持服务。美国国家卫生研究院和英国惠康基金提供资金支持，而世卫组织作为全球卫生治理的主要机构，在该网络中享有观察员地位（见图 4-2）。

另外，亚太新发传染病研究伙伴关系网络（APEIR）于 2006 年建立，该研究伙伴关系最初以禽流感研究为重点，由 30 个伙伴机构组成，覆盖柬埔寨、中国、印度尼西亚、老挝、泰国和越南。亚太新发传染病研究伙伴关系网络借鉴湄公河流域监测网络（MBDS）的合作模式，并从中引进了一批技术专家和部门，同时，该网络还引进了农业、教育和科学部门及其领域的专家，以促进跨学科的研究合作。亚太新发传染病研究伙伴关系网络主要就新发传染病研究和政策宣传进行合作，与东南亚传染病临床研究网络一起形成了一个囊括东盟区

---

① SEAICRN, The SEAICRN's Main Goal, http://www.seaicrn.org/info.aspx? pageID = 103, 2021-01-08.

域内外公私部门、多层次、"术业有专攻"的伙伴关系网络，不仅提高了地区公共卫生实验能力，也为地区公共卫生政策制定提供了有力的技术支持。

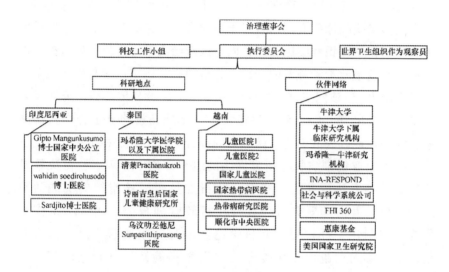

图 4 - 2　东南亚传染病临床研究网络（SEAICRN）组织结构

资料来源：SEAICRN，"The SEAICRN's Structure"，http：//www. seaicrn. org/info. aspx？pageID = 103&contentID = 1030301，2021 - 01 - 08。

（五）建立区域技术顾问小组促进地区认知共同体形成

在全球治理和权力流散的背景下，非国家行为体在全球治理中扮演着日益重要的角色。认知共同体（epistemic community）则是非国家行为体的重要构成，有着其他非国家行为体难以比拟的优势。认知共同体基于共有知识（shared knowledge）建立起来，往往具备某一种专业技能，有着共同的政策目标，并有意愿发挥影响力。地区公共卫生技术专家在技术顾问小组中，通过积极的互动交流形成了跨境传染病防控的认知共同体，建构起共有的观念、规则和身份认同，形成了合作开展跨境传染病防控的行为方式和规范。该认知共同体重新定义了东盟地区国家的身份和利益，塑造了跨境传染病联防联控的协同治理方式，影响了国家的卫生治理政策，推动了地区卫生合作和治理。因此，以地区共有专业知识为基础的专家网络知识共同体是地区公共卫生治理机制发挥作用的基础,① 对于东盟地区进行公共卫生能力建设和协作治理具有重要作用。②

在 APSED 框架下, 地区技术顾问小组成立, 旨在审查和监督实施规划并向国家和地区提供公共卫生技术支持。③ 技术顾问小组会议实行年度会议机制, 来自地区内外的公共卫生专家、国家代表和合作伙伴在此会议上针对共同卫生安全威胁做出集体治理的承诺, 并通过专业技术建议将这些承诺转化为具体的行动计划。④

2006 年 7 月, 技术顾问组首次会议召开。九位技术顾问小组成员、地区内外公共卫生专家、社会卫生管理专家、世卫组织西太平洋和东南亚区域办事处的技术工作人员、一些卫生组织驻国办事处的人员, 以及本区域十多个国家卫生部的代表出席了会议。首先, 技术顾问小组明确将 APSED 与《国际卫生条例 (2005)》联系起来, 将 APSED 作为《国际卫生条例 (2005)》的区域履约路径。技术咨询小组会议强调, APSED 工作计划应被用作 "各国和合作伙伴履行《国际卫生条例 (2005)》承诺的框架和指南, 执行这项工作计划将使 APSED 下的各国达到《国际卫生条例 (2005 年》) 对监测和反应的要求"。⑤ 同时, 针对 APSED 和《国际卫生条例 (2005)》涵盖卫生安全威胁的范围不同的情况, 技术咨询小组会议指出, APSED 专注于传染病, 而《国际卫生条例 (2005)》要求更广泛的范围和全面的危害处理方法, 因此未来 APSED 的发展方向将有三种可能的选择: 其一, 只关注新发传染病; 其二, 转向所有的健康威胁, 但实施重点放在新发传染病, 并强调其与非传染性

---

① 张云:《知识—认知共同体与东亚地区公共卫生治理》,《世界经济与政治》2020 年第 3 期。

② Sara E. Davies, *Containing Contagion: The Politics of Disease Outbreaks in Southeast Asia*, p. 84.

③ 《亚太新发疾病防控战略: 包括国际卫生条例 (2005) 和禽流感》, 2006 年, 世界卫生组织西太平洋区域办事处, 资料号: WPR/RC57/5, 第 1 页。

④ WHO Regional Office for the Western Pacific, *Securing our Region's Health: Asia Pacific Strategy for Emerging Diseases*, Manila: WHO Regional Office for the Western Pacific, 2010, p. 75.

⑤ WHO Regional Committee for the Western Pacific, *WHO Workplan For The Implementation of The Asia Pacific Strategy for Emerging Diseases 2006 – 2010: A Five-Year Plan*, Manila: WHO Regional Office for the Western Pacific, 2006, p. 22.

疾病事件的联系；其三，转变为应对所有健康威胁的方式。① 与此同时，技术顾问小组会议还推动了新发传染病合作伙伴论坛的举办，以改善出资方的协调，确保域外出资方与区域内的重要利益集团顺利合作。

其次，技术顾问小组还关注到该地区公共卫生治理能力较弱和发展不平衡的特征，提出了"结构化能力建设"方法提高灵活性和自主性。技术顾问小组建议各国基于自身的公共卫生能力和《国际卫生条例（2005）》的要求，制订一份 APSED 实施计划和自我评估的时间表，以衡量各国对 APSED 的执行情况。国家自我评估的内容主要包括，从人力资源和基础设施两个维度全面规划和审查国家和地方的监测和应对能力；基于国际实际公共卫生需求，确定疾病的优先级；并结合各国公共卫生治理能力情况制订计划，加强关键领域的能力建设。具体来说包括以下几个方面：①确定现有的监测和应对系统及网络，包括审查其结构和过程；②确定能够支持公共卫生活动的实验室，包括公营及私营机构的临床、学术、研究、动物、食物及环境卫生实验室，并检讨其行政管理、生物安全安排、质素保证系统、人力资源及培训计划，应按要求对现有的实验室管理和认可体系进行审查；③确定和审查现有的疾病控制系统和网络；④确定与新发疾病有关的正在进行和计划中的国家发展项目，包括国家资助和捐助者援助的项目，以避免重复和提高资源利用的效率；⑤确定相关能力评估的完成。每个国家的自我评估过程将产生一份国家资源的全面清单，详细记录了各国面对疫情可以调动以及与邻国分享的资源和调配情况，为技术咨询小组统计地区现有公共卫生能力奠定基础。②

同时，在各国自我能力建设报告的基础上，技术顾问小组确定了

---

① WHO, *Bi-Regional Consultation on Emerging Diseases*, Bangkok：WHO Regional Office for South-East Asia, SEA-CD-194, 2009, p. 18

② WHO Regional Office for the Western Pacific and South East Asia, *Asia Pacific Strategy for Emerging Diseases*, Manila：South-East Asia Regional Organization and Western Pacific Regional Organization for WHO, 2005, p. 11.

"2010 年区域内所有国家将具备疫情预警和应对的最低能力"的目标,[①] 并制订了工作计划、提出以下几点建议: 第一, APSED 和 APSED 2006—2010 年工作计划应该作为国家和合作伙伴履行《国际卫生条例 (2005)》规定的义务、加强双区域及各国和地区传染病监测和反应能力的框架和指导; 第二, APSED 工作计划对达到《国际卫生条例 (2005)》对监测和反应的要求是必要的, 而技术顾问小组作为技术支持将敦促和监督计划的实施; 第三, 区域内各国政府高层的政治承诺和为参与实施工作计划的各级提供适当的长期资金, 对保持区域公共卫生协作治理的可持续性是很必要的; 第四, 区域和国家基线的确定和评估措施, 对确保工作计划的有效性非常必要。[②]

2006 年 9 月, 世卫组织西太区委员会通过了技术咨询小组的建议。这些建议目前正在作为"各国履行预防和控制传染病承诺的重要框架和工具"加以实施, 并敦促成员国制订和执行国家工作计划, 确保有效的大流行病防备工作, 并建立和维持《国际卫生条例 (2005)》所要求的核心能力。[③]此外, 技术小组顾问还成立了监测和反应工作分组会议, 以制定"APSED 监测和反应的最低标准", 并计划为其他四个计划领域成立类似的工作分组。分组成员包括一名技术顾问小组成员、一名来自世卫组织《国际卫生条例 (2005)》核心能力工作组的代表, 以及各国卫生部代表。[④] 2007 年起, 技术咨询小组开始对地区各国执行 APSED 五个重点领域的进展进行评估, 并在 APSED 会议上公布, 以敦促各国执行工作计划。

① WHO Regional Committee for the Western Pacific, *Avian and Pandemic Influenza*, *International Health Regulations (2005)*, *and the Asia Pacific Strategy for Emerging Disease*, Manila: WHO Regional Office for the Western Pacific, WPR/RC58/9, 2007, p. 2.

② WHO Regional Committee for the Western Pacific, *Avian and Pandemic Influenza*, *International Health Regulations (2005)*, *and the Asia Pacific Strategy for Emerging Disease*, Manila: WHO Regional Office for the Western Pacific, WPR/RC58/9, 2007, p. 2; 世界卫生组织西太平洋区域办事处:《亚太新发传染病技术顾问组的建议》,《亚太新发疾病防控战略: 包括国际卫生条例 (2005) 和禽流感》附件 2, 第 10—11 页。

③ WHO Regional Committee for the Western Pacific, *Avian and Pandemic Influenza*, *International Health Regulations (2005)*, *and the Asia Pacific Strategy for Emerging Disease*, Manila: WHO Regional Office for the Western Pacific, WPR/RC58/9, 2007, p. 3.

④ Sara E. Davies, *Containing Contagion: The Politics of Disease Outbreaks in Southeast Asia*, pp. 96 – 97.

在 APSED 框架下，各国在决定何时参加对其遵守《国际卫生条例》情况的外部评估方面有相当大的自主权，这可能会导致各国在判断其《国际卫生条例》准备情况方面出现偏差。针对这一情况，以东盟为核心的区域合作框架对自我评估认知产生了规范性的影响。在东盟国家中，印度尼西亚、老挝和越南的自我评估比较中肯。而缅甸和柬埔寨作为东盟中卫生治理能力较弱的国家，在《国际卫生条例(2005)》颁布初期对自身准备情况的评估就显得过于乐观。然而，缅甸和柬埔寨在参与了 APSED 第一阶段实施计划中的"区域评估练习和讲习班"（Regional Evaluation Exercises and Workshops）之后，也开始逐步调整其自我评估的认知偏差。这体现出在区域集体行动的框架下，伙伴压力和政治参与有助于协调东盟国家的认知和偏好，缓解《国际卫生条例（2005）》下自我报告机制可能带来的不一致性。

另外，在技术咨询小组的指导下，部分国家已经建立了大流行病防备和应对的国家计划，并将 APSED 和《国际卫生条例（2005）》所要求的疾病监测和应对能力纳入国家公共卫生法制化建设中。东盟国家中，泰国、越南和新加坡制订了国家大流行病防备和应对计划。2009 年，越南关于在卫生保健机构实施传染病控制新法规正式生效，成为越南提高国家控制传染病能力进程中的重要里程碑。① 该法规以1997 年制定的第一个感染控制条例为基础，并根据《国际卫生条例(2005)》、APSED 和本国公共卫生治理新情况对法规进行了修订，并在美国国际开发署的帮助下对各省地级卫生从业者进行了新法规的培训，以促进其落实。

2010 年，APSED 第一阶段实施计划结束，技术咨询小组共进行过五次年度会议，并根据特殊情况需要召开了一系列分会议。总体来看，技术咨询小组在后"非典"时代主要着力于构建地区共同公共卫生安全威胁认知，塑造地区公共卫生治理的共同利益，进行地区公共卫生协作治理规则的制定和制度建议。正如现任世卫组织西太平洋区域主任葛西健（Takeshi Kasai）博士指出，"技术顾问小组在成立

---

① WHO Regional Office for the Western Pacific, *Securing our Region's Health：Asia Pacific Strategy for Emerging Diseases*, Manila：WHO Regional Office for the Western Pacific, 2010, p. 42.

初期主要致力于宣传和规范性活动，以增加地区精英对 APSED 的政治支持和地区大众对 APSED 的社会认知"。[1] 更重要的是，技术咨询小组自 2007 年起开始邀请东盟秘书处参加技术咨询会议，有助于地区认知网络（Region's Epistemic Networks）的建设和增加政治支持。[2] 但需要指出的是，技术咨询小组认为 APSED 实施第一阶段过程中，政治承诺仍然不足，主要体现在国家对调动资源和共享信息的政治承诺以及对国家间协作的政治支持仍然不足。[3]

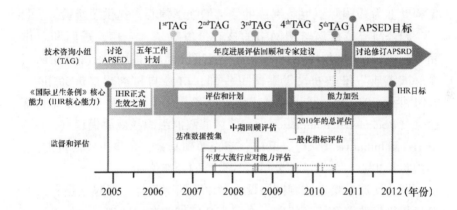

图 4 - 3 技术咨询小组会议、APSED 的实施与 IHR 核心能力建设

资料来源：WHO Western Pacific Region, APSED and Beyond in the Western Pacific Region, Manila：WHO Regional Office for the Western Pacific, 2011, p. 2。

二 次区域卫生治理实践推动集体协作关系的形成

（一）湄公河流域疾病监测网络（MBDS）为东盟地区集体协作治理提供参考

1999 年，大湄公河次区域六国流行病学家和政策官员在洛克菲

---

[1] 笔者对世界卫生组织西太平洋区副区主任韩铁如教授的访谈内容，访谈时间：2020 年 12 月 16 日，访谈地点：中国北京。

[2] Sara E. Davies, *Containing Contagion：The Politics of Disease Outbreaks in Southeast Asia*, p. 97.

[3] WHO Regional Office for the Western Pacific, *Securing our Region's Health：Asia Pacific Strategy for Emerging Diseases*, Manila：WHO Regional Office for the Western Pacific, 2010, p. 42.

勒基金会的支持下召开会议，建立湄公河流域疾病监测网络（Mekong Basin Disease Surveillance，MBDS），探讨地区国家共同应对传染性疾病的必要性和可行性。2001 年，六国卫生部长签署谅解备忘录，标志着湄公河流域疾病监测网络正式成立。该网络覆盖了柬埔寨、老挝、缅甸、泰国、越南，以及中国的云南省和广西壮族自治区，跨世界卫生组织东南亚区和西太平洋区，旨在促进跨境传染病监测与控制。湄公河流域疾病监测网络利用合作加强跨界疾病监测和控制，成为 20 世纪末至 21 世纪初区域疾病监测自组织网络的代表，[①] 也在一定程度上为《国际卫生条例》的修订增强了信心，提供了经验。

湄公河流域疾病监测网络的核心价值观是"互信，透明和合作精神"，其组织结构由执行委员会、国家协调员和次国家协调团队三个层次组成，秘书处设于泰国卫生部，由协调和执行委员会组成。2001 年至 2012 年，该网络的主要出资者是成员国政府、洛克菲勒基金会（Rockefeller Foundation）和美国非政府组织核威胁倡议（Nuclear Threat Initiative，NTI），其中，洛克菲勒基金会是最主要的赞助方，美国疾控中心、美国兰德公司是其重要的合作伙伴。

湄公河流域疾病监测网络设立了以下四个目标，即建立强有力的跨境传染病监测和应对机制、在国家和区域两个层次进行关于大流行病防备和应对的桌面演习、加强中央和省级地方能力建设、建立合作平台和进行区域卫生人力资源开发。[②] 为了逐步实现以上四个目标，自 2001 年以来，大湄公次区域六国流行病学家和政策官员每年举行一次非正式合作会议，就如何建立边境疫情早期探测机制、共享疫情信息以及在疫情防控期间开展合作等问题进行讨论，并于 2001 年和 2007 年分别签署了两份谅解备忘录，制订了行动计划，以指导湄

---

① Katherine C. Bond et al. , "The Evolution and Expansion of Regional Disease Surveillance Networks and Their Role in Mitigating the Threat of Infectious Disease Outbreaks", *Emerging Health Threats Journal*, Vol. 6, 2013, https：// www. ncbi. nlm. nih. gov/pmc/articles/PMC3557911/, 2020 – 11 – 25.

② UNSCI, *Avian and Pandemic Influenza Related Program and Projects of the Inter-Governmental Entities in Asia and the Pacific*, Asia-Pacific Regional Hub of United Nations System Influenza Coordination, June 2011, p. 19.

公河流域疾病监测网络的实施工作。①

鉴于大湄公河次区域卫生人力资源的匮乏，湄公河流域疾病监测网络侧重于培训实地流行病学卫生工作者。例如，在泰国实地流行病学培训方案的领导下，湄公河流域疾病监测网络于 2001 年至 2007 年对区域内 45 名医生进行了实地流行病学、疾病监测和应对方面的培训，大部分毕业生都在各自国家卫生部门中担任重要职位，有利于湄公河流域疾病监测网络卫生规范和技术在各国落实。同时，各国卫生工作者在培训期间建立的个人关系也促进了各国政府间非正式网络的发展，有利于地区内各国之间的卫生合作顺利进行。另外，该网络基于大湄公河次区域的实际情况，成功将地方、国家和区域三个层次的卫生官员都纳入合作网络，保证了真正有效的跨境传染病防治和公共卫生合作的开展。例如，湄公河流域疾病监测网络利用该区域各国政府之间的现有双边和多边协定，将其跨界倡议从 2007 年的 4 个边界地点扩大到 2010 年的 24 个边界地点，覆盖了该区域几乎所有主要过境点。

另外，跨境监测合作网络构成了湄公河流域疾病监测网络的基础，每个网络都由两个基于社区的监视站点组成，每个监视站点都位于边界的一侧，这些站点按照下表中的报告频率要求进行传染病情况通报（见表 4-3）。这些站点的报告机制是湄公河流域疾病监测网络取得显著成功的原因，地区内各国可以通过联合调查确定疫情源，并进行跨境协作治理。鉴于传染病的跨国性、全覆盖性和非排他性，只有跨境联合调查和协作治理才能从根本上控制住疫情。

针对大湄公河次区域国家疾病实验和研究能力弱的情况，湄公河流域疾病监测网络与西方公共卫生能力强的国家开展了一系列传染病合作研究计划，并把其中一些合作机制整合到各国现有卫生系统中。例如，巴斯德研究所（Institut Pasteur）在越南的分支机构已成为越南几个主要省份的政府卫生治理机构重要组成补充，还与柬埔寨和老挝合作建立了一部分国家级或省级的公共卫生机构。而美国疾控中心（CDC）则与泰国公共卫生部保持着密切的合作，致力于应对大湄公

---

① Bounlay Phommasack et al., "Mekong Basin Disease Surveillance (MBDS): A Trust-Based Network", *Emerging Health Threats Journal*, Vol. 6, No. 19944, 2013, p. 2.

河次区域新发传染病和热带病。① 同样，英国惠康基金会（Wellcome
Trust）和伦敦卫生与热带医学学院（London School of Hygiene and
Tropical Medicine）也在该地区有悠久的历史，惠康信托基金在泰国、
越南和老挝都拥有分支机构，而伦敦卫生与热带医学学院在泰国建立
了合作研究中心。

表4 – 3　　　　　　　湄公河流域疾病监测网络（MBDS）
要求监测站点的报告频率

报告频率	疾病
24 小时	禽流感、急性弛缓性麻痹、霍乱或严重痢疾、白喉、脑膜炎、国际关注的公共卫生紧急事件、非典型性肺炎、破伤风
每周	登革热、斑疹伤寒、麻疹
每月	疟疾、肺炎
每季度	艾滋病、肺结核

资料来源：Richard J. Coker et al. , "Emerging Infectious Diseases in Southeast Asia：Regional Challenges to Control", *Lancet*, Vol. 377, No. 9765, 2011, pp. 599 – 609。

在总结先前经验的基础上，湄公河流域疾病监测网络会员国于
2007 年签署了新的谅解备忘录，并根据实际情况变化制订了新的行
动计划，② 力求通过以下活动进一步开展跨境合作，即每年每个国
家/地区建立两个新的跨境站点；各国医务工作者和领导人在跨境站
点之间定期举行会议，讨论进度并分享经验；每个站点每年提交疫情
调查和演习记录；确保有足够的临床能力、医护人员和个人防护设备
以及足够的患者隔离和检疫能力。2008 年后，湄公河流域疾病监测
网络制订了关于现场流行病学的长期培训项目和加强实验室能力的计
划，以支持《国际卫生条例》和 APSED 的实施。此外，湄公河流域

---

① AFRIMS, *Armed Forces Research Institute of Medical Sciences*（*AFRIMS*）*Brochure*, Bangkok：Thailand, Armed Forces Research Institute of Medical Sciences, 2008.

② Mekong Basin Disease Surveillance Action plan 2008 – 2013, http：// www. ghsi. org/ downloads/MBDS_ Action_ Plan. pdf, 2020 – 12 – 30.

疾病监测网络还将迅速发展的信息通信技术运用到区域联防联控卫生协作治理中，通过建立基于短信和网络双重渠道的报告系统（Geo-Chat）以及监测评估系统，来加强跨境站点和各国中央地方卫生部门之间的信息沟通，进行联防联控桌面演习，来巩固和强化新发疾病的早期预警和区域协作治理。①

湄公河流域疾病监测网络在"禽流感""霍乱""登革热"疫情防控期间，为区域各国联合探查疫情源头，对疫情控制起到了重要作用。尤其是 2007 年在柬埔寨暹粒完成了一项区域大流行病防备桌面演习，进一步促使该倡议成为该地区开展国际公共卫生合作的典范。随着地区公共卫生综合治理能力日益增强和地区内各国互信关系在该网络互动过程中的加深，该网络在诸如"纳尔吉斯气旋"等突发性自然灾害中也发挥了重要的作用，标志着湄公河流域疾病监测网络已经扩展到更广泛的"人的安全"紧急威胁中的准备和应对工作中。

湄公河流域疾病监测网络的成功，表明卫生能力弱和卫生资源贫乏的国家可以通过区域协作提高公共卫生治理能力，从而达到《国际卫生条例（2005）》的要求。对于柬埔寨、老挝和缅甸这样公共卫生治理能力较弱的国家来说，集体协作进行疾病监测和应对提升了这些国家遵守《国际卫生条例（2005）》的积极性。因为集体协作治理提供给公共卫生能力较弱的国家一条如何进行及时准确的疫情信息通报的路径，从而免于使自己的国家在国际上"蒙羞"。② 并且，湄公河流域疾病监测网络提供的集体协作方式为这些国家自觉遵守国际规范，努力进行能力建设提供了"舒适区"，或许，这种模式可以成为在全球其他类似区域加强公共卫生能力建设，提升公共卫生治理效率的借鉴。③

---

① UNSCI, *Avian and Pandemic Influenza Related Program and Projects of the Inter-Governmental Entities in Asia and the Pacific*, Asia-Pacific Regional Hub of United Nations System Influenza Coordination, June 2011, pp. 99 – 100.

② Bounlay Phommasack et al., "Mekong Basin Disease Surveillance (MBDS): A Trust-Based Network", *Emerging Health Threats Journal*, Vol. 6, No. 19944, 2013, p. 2.

③ Ann Marie Kimball et al., "Regional Infectious Disease Surveillance Networks and their Potential to Facilitate the Implementation of the International Health Regulations", *The Medical Clinics of North America*, Vol. 92, No. 6, 2008, pp. 1459 – 1471.

（二）三河流域合作战略（ACMECS）是东盟地区集体治理路径的"试验田"

中南半岛次区域由于其地理和社会特征，是东南亚卫生问题比较突出的地区。除了湄公河流域疾病监测网络，由泰国主导建立的三河流域合作战略（Ayeyawady-Chao Phraya-Mekong Economic Cooperation Strategy，ACMECS）也是该次重要的区域公共卫生治理机制。

2003年4月29日，东盟关于"非典型肺炎问题"特别峰会于曼谷举行。时任泰国总理他信提出了建立"柬老缅泰经济合作战略"的倡议。2003年11月，柬、老、缅、泰四国领导人在缅甸蒲甘举行首次会议，并发表了《蒲甘宣言》。四国领导人批准了《经济合作战略行动计划》，指出将在未来十年实施46个多边项目和224个双边项目，其中，"促进地区卫生合作"是该战略的五个优先领域之一。同时，此次四国领导人峰会还建立了三河流域合作战略的公共卫生部门，并指派该地区卫生水平最高、体系最健全的泰国担任国家公共卫生协调员。[①] 同时，各国领导人还一致同意将这一区域合作机制命名为"三河流域合作战略"。2004年5月10日，越南也加入该机制，形成了囊括中南半岛五个国家的次区域合作机制。

三河流域合作战略的重点是根据联合国千年发展目标，通过区域内互助和区域内外伙伴关系缩小地区发展差距，增强团结，塑造地区共同利益，实现地区的可持续发展和共同繁荣。在泰国的主导下，三河流域合作战略制定了六个公共卫生项目，其中有三个项目直接与动物/人类流感有关。因为三河流域合作战略制定和机制形成的时期是"禽流感"疫情在地区"肆虐"的时期，因此，该问题被作为合作的优先目标，以期在公共卫生和农业两个框架的协作努力下，解决区域内动物和人类流感问题。其中，最具代表性的计划是三河流域合作战略关于动物和人类流感的倡议（ACMECS Initiatives on Animal and Human Influenza）和三河流域合作战略抗击禽流感和其他新发传染病计划（ACMECS Health Sector's Plan for Combating Avian Influenza and Oth-

---

① Ayeyawady-Chao Phraya-Mekong Economic Co-operation Strategy 2003, *Bagan Declaration*, Website of ACMECS, http://www.acmecs.org, 2020 – 02 – 20.

er Emerging Infectious Diseases）。这些项目旨在通过五个成员国的互助与合作，克服单个国家无法解决的公共卫生威胁，以保护该区域人口免受大流行性流感和其他新发传染病疫情的影响。其具体目标包括：加强国家监测和实验室的能力和透明度；促进禽流感和其他新发传染病的监测和信息共享；支持和加强国家流感防备计划，启动高效的快速联合遏制行动计划；推进其他新发疾病的跨界防控；对治疗新发传染病的基本药品质量和价格实行严格管控；加强人力资源开发以及巩固三河流域合作战略卫生部门的机制化。①

作为三河流域合作战略关于动物和人类流感的倡议的一部分，泰国承诺将提供 1 亿泰铢（约 300 万美元）作为该战略公共卫生部门抗击禽流感和其他传染病的初始资金，并于 2005 年启动了三河流域合作战略预防和控制禽流感计划。2006 年 5 月，泰国畜牧业发展部（DLD）的高致病性禽流感顾问访问缅甸，并深入缅甸禽流感高发的省份，就人畜共患病防控流程和标准进行指导。7 月，泰国政府向三河流域合作战略成员国提供了 10 万美元，用于采购个人防护设备和快速测试包，并举办了关于监测和快速反应小组（SRRT）的技术研讨会，提升本地区卫生从业人员防控新发传染病的能力。2008 年，泰国畜牧业发展部工作人员访问了缅甸东掸邦，并会见了缅甸政府官员，指导缅甸边境卫生工作人员如何进行高致病性禽流感和跨境动物疾病的防控。同年 8 月，缅甸学员再次赴泰国参加了疾病诊断培训，以提升防控高致病性禽流感和其他跨境动物疾病的能力。

根据三河流域合作战略抗击禽流感和其他新发传染病计划，泰国在 2006—2008 年间举办了多项地区公共卫生人力资源培训项目，包括疾病监测和控制培训课程和讲习班、监测和快速反应小组培训以及禽流感疫情早期调查培训等。更重要的是，作为本区域内生的合作机制，该计划特别针对缩小区域内部差异这一诉求，建立了央地公共卫生官员网络，以试图提升地区疾控水平，缩小国家内部差异。此外，加强国家大流行病防备计划项目还在地区内进行了一次联合桌面演

---

① UNSCI, *Avian and Pandemic Influenza Related Program and Projects of the Inter-Governmental Entities in Asia and the Pacific*, Asia-Pacific Regional Hub of United Nations System Influenza Coordination, June 2011, p. 104.

习，以测试地区防备和应对跨境大流行病的能力。在洛克菲勒基金会的支持下，2007 年 3 月 12—15 日三河流域合作战略和湄公河流域监测项目网络会员国在柬埔寨暹粒举行了联合桌面演习，加强在边境传染病控制方面的联合行动，并针对地区内比较严重的艾滋病、结核病、疟疾、登革热和禽流感进行了专门演练。

三河流域合作战略将中南半岛各国间的卫生合作机制化，促进了地区卫生合作意识的发展。该机制的建立和运行促进了中南半岛五国卫生人力资源的发展，测试和完善了地区跨境大流行准备和应对计划，促进了世卫组织等国际组织难以深入的边境地区的新发传染病防控，与其他区域公共卫生治理合作机制互相促进、相互支持，加强了本地区公共卫生治理网络建设。随着三河流域合作战略的推进，地区公共卫生应急机制进一步扩展到应对更广泛紧急危机的范畴。

第二节　本土化进程中地区卫生协作
治理集体身份的建构

东盟各国通过参与 APSED，塑造了彼此信任和相互依存的协作关系，并体会到了集体协作带来的好处，增强了保持这一实践进程的意愿。为了使本土规范与地区卫生治理能力的发展和需求变化更好地契合，以技术专家小组为核心的地区知识共同体自下而上地推动了 APSED 的修订，并将地区卫生集体协作治理方式以文件的形式明确下来，促进了地区卫生协作治理集体身份的建构。

一　APSED 的实施效果坚定了东盟对协作治理的信心

2010 年，APSED 第一阶段计划实施完毕，世界卫生组织《国际卫生条例（2005）》审查委员对全球应对"甲流"（H1N1）大流行工作进行评估，结果显示《国际卫生条例（2005）》在全球应对"甲流"疫情的过程中发挥了核心作用，惊喜的是，治理能力较低且内部发展不平衡的东盟地区也迅速有效地开展了应对"甲流"疫情的行动，展现出对

《国际卫生条例（2005）》遵从能力的提升（见表4－4）。[①]

表4－4　　区域遵守《国际卫生条例（2005）》的关键行动

倡导《国际卫生条例（2005）》，增进对其的了解，促进伙伴关系
加强《国际卫生条例》国家协调中心的功能，改善与《国际卫生条例》事件相关的沟通
通过有效实施 APSED，发展、加强和维持《国际卫生条例》监测和应对的核心能力
加强指定国际入境点的公共卫生措施和应急能力
提供法律、行政和程序方面的建议和支持

资料来源：WHO Regional Office for the Western Pacific, Securing our region's health: Asia Pacific strategy for emerging diseases, Manila: WHO Regional Office for the Western Pacific, 2010, p. 95。

世卫组织对以东盟为核心的地区卫生集体协作治理方式予以肯定的同时，也指出东盟及其秘书处是最积极致力于早期预警反应和监测能力建设的行为体之一，对地区内各国公共卫生应急和治理能力的提升，以及敦促会员国及时透明地履行疫情报告义务有重要帮助。[②]

　　针对这场大流行病的应对行动清楚地表明了区域集体能力建设的价值[③]……在应对共同威胁时，显然需要通过集体方式，确定优先次序和开展协作治理，以提高治理效率……[④]事实证明，APSED 是指导本地区各国为实现新发疾病的早期检测、快速反应、有效准备以及建立伙伴关系而采取集体行动的一部非常有用

①　WHO, "How will the Global Response to the Pandemic H1N1 be Reviewed", April 12, 2010, https://www.who.int/csr/disease/swineflu/frequently_asked_questions/review_committee/en/, 2020－04－12.

②　Sara E. Davies, Containing Contagion: The Politics of Disease Outbreaks in Southeast Asia, p. 78.

③　WHO Regional Office for the Western Pacific, Securing our Region's Health: Asia Pacific Strategy for Emerging Diseases, Manila: WHO Regional Office for the Western Pacific, 2010.

④　Ailan Li and Takeshi Kasai, "The Asia Pacific Strategy for Emerging Diseases: A Strategy for Regional Health Security", Journal of Western Pacific Surveillance and Response, Vol. 2, No. 1, 2011, p. 7.

的共同规范纲领。APSED 所确定五大优先领域为应对新发疾病带来的卫生安全威胁作出了重大贡献，其中包括协作应对 2009 年甲型流感以及增强地区在疾病监测与应对的《国际卫生条例（2005）》核心能力……APSED 已成为地区内各国确定应对重点、加强跨部门国家规划、协调不同项目活动、强化资金动员的有用工具。APSED 还有助于优化地区公共卫生治理融资，是加强区域协调与合作的框架原则。①

APSED 作为各会员国、世卫组织和合作伙伴的一个共同框架，让各方为了一个共同的区域目标而努力，即确保区域共同卫生安全。此外，会员国可利用 APSED 来确定国家能力建设重点，促进跨部门国家计划的制定，协调各种项目活动，加强资源动员……APSED 已经成为一个统一框架，来加强各国和本区域在管理新发疾病、改善流感大流行的准备工作、达到《国际卫生条例（2005）》的核心能力要求方面的能力。正因为如此，我们已经在加强监测与应对系统、实验室能力、开展人畜共患病方面的合作、感染控制和风险沟通方面，取得了显著进展。APSED 的实施成果，包括事件监测系统的建立、快速反应小组的建立、现场流行病学培训和国家流感中心能力的加强，都为各国和本区域应对 2009 年的甲型流感大流行发挥了重要作用……针对甲型流感大流行的应对工作显示了各国通过实施 APSED 而在能力建设方面投入的物有所值，得到加强的国家能力和网络建设，都对及时调查和发现最初的大流行流感病毒感染病例发挥了重要作用。2007 年，区域仅有一半的国家流感中心有能力开展诊断流感病毒感染所需的多聚酶链式反应。而 2009 年，大多数的国家流感中心都已能够遵循全球外部质量评估规划指南，进行持续而可靠的诊断……②

---

① 《亚太地区新发疾病防治战略和国际卫生条例（2005）》，2010 年，世界卫生组织西太平洋区域办事处，资料号：WPR/RC61/9，第 43 页。

② 《亚太地区新发疾病防治战略和国际卫生条例（2005）》，2010 年，世界卫生组织西太平洋区域办事处，资料号：WPR/RC61/9，第 1—2 页。

因此，地区专家和各国首脑一致同意在 2010 年后继续实施 APSED，但是需要针对各国卫生治理需求的变化和 APSED 第一阶段实施的经验教训对这条集体路径（collective approach）进行更新和调整，从而使新的地区公共卫生治理指导规范与地区需求、能力以及多利益相关方的互动规律更加契合。

二　APSED（2010）的修订：从"自上而下"到"自下而上"

2005 年 APSED 的制定是由部分国家和世卫组织两个地区办公室主导的，而 2010 年 APSED 的修订是由地区技术咨询小组通过加强与地区内各国磋商，并召开多次地区技术咨询小组会议推动的。因此，在 APSED 的修订过程中，地区公共卫生治理议程设置模式也逐步由"自上而下"的进程发展为"自下而上"的进程。事实上，技术咨询小组自 2006 年成立以来，通过提供技术建议、召集项目工作组、确定外部顾问、评定和修订计划，形成了地区公共卫生治理专家共同体。技术咨询小组有着共同的卫生愿景，有着合作开展地区公共卫生治理的信念，对地区传染病防控有着相似的观点，认为需要在多边主义合作的框架下采取相应行为。随着地区卫生协作治理的推进和技术咨询小组互动的增加，东盟秘书处和区域外的合作伙伴也通过加入互动交流成了这个专家共同体的新成员，他们既接受了认知共同体原有的规范、行为方式和愿景，并参与到新的知识生产之中。因此，地区专家推动了 APSED 的修订。

2009 年 7 月，地区技术咨询小组第四次会议举行。地区专家承认 APSED 在帮助会员国达到《国际卫生条例（2005）》核心能力要求方面的重要价值。但同时，APSED 第一阶段的实施也存在一些问题，包括风险沟通领域进展较慢；卫生人力资源仍存在巨大缺口，限制了其他领域进一步发展；地区专家共同体的影响力发挥有限，APSED 五个重点领域中只有一个举行了技术咨询小组会议以及评估标准的不统一；等等。①

---

① Sara E. Davies, *Containing Contagion: The Politics of Disease Outbreaks in Southeast Asia*, p. 96.

　　对于东盟国家来说，由于东盟十国分散在世卫组织两个不同的管辖区下，因此评估方式和标准在东盟内部就已经显现出不统一。其中，柬埔寨、文莱、老挝、马来西亚、菲律宾、新加坡和越南依照APSED的标准来进行国家自我评估，而印度尼西亚、缅甸和泰国则遵照世卫组织东南亚区的要求采用《国际卫生条例（2005）》核心能力要求来进行自我评估，体现出APSED的模糊性和弱约束性。①

　　因此，地区技术咨询小组建议在全面审查现行APSED内容的基础上，根据最近的发展和不断变化的需要，对2005年制定的APSED进行修订，以响应各国和地区不断变化的需求，尤其是统一和明确评估指标，加强监督和评估体系的建设，以敦促规范的落实。此外，技术咨询小组还建议，"应当继续关注新发传染性疾病的威胁，同时还应依照《国际卫生条例（2005）》的要求，在下一阶段的计划中重点解决应对非传染性疾病的能力和机制"。②

　　于是，地区内各成员国、技术专家和发展伙伴共同启动了一项协商、协作与协调程序，以期在汲取原APSED实施经验和教训的基础上制订新的APSED实施计划。在进行了APSED共同指标评估活动和"超越APSED"国家级讨论会之后，"APSED和超越APSED双区域磋商会"（Bi-Regional Consultation On The Asia Pacific Strategy For Emerging Diseases And Beyond）于2010年5月24—27日在马来西亚吉隆坡召开。共有47名来自地区内外的公共卫生专家出席会议，其中临时顾问16名，来自世卫组织东南亚区办公室工作人员4名，顾问1名，观察员5名，秘书处成员21名。③地区内大部分国家都派出了专家代表参与，除了东盟国家代表外，还有来自中日韩、澳大利亚国际开发署（Australia Agency for International Development）、美国疾控中心（CDC）、加拿大国际署（Canada International Agency）和世卫组

---

① WHO, *Bi-Regional Consultation on Emerging Diseases*, Bangkok: WHO Regional Office for South-East Asia, SEA-CD-194, 2009, p. 23.

② 《亚太地区新发疾病防治战略和国际卫生条例（2005）》，2010年，世界卫生组织西太平洋区域办事处，资料号：WPR/RC61/9，第43页。

③ 具体人员姓名和机构请参见 WHO Regional Office for South-East Asia and Western Pacific, *Biregional Consultation on the Asia Pacific Strategy for Emerging Diseases and Beyond*, Kuala Lumpur: WHO Regional Office for South-East Asia, 2010, Annex 2.

织总部的专家也参与到会议中。① 会议指出：

> 区域总体上在 APSED 五个领域取得了重大进展（监测和应对、实验室、人畜共患病、感染控制和风险沟通），尤其是监测和应对领域进展显著。同时，APSED 实施第一阶段地区在人类卫生治理系统和动物卫生系统之间实现了联动，有助于各国做好大流行病的准备和应对工作，并为区域处理更广泛的公共卫生安全威胁提供了合作平台……该方案提供了一个协调一致的框架，协助各国对五个方案领域进行自己的卫生融资管理和规划。新战略应继续并加强这一遗产。有关的监测和评价系统也应支持可持续的财政资源和与捐助者和其他伙伴的积极接触。但是，并不是所有的能力都得到了同样程度的加强。例如，感染控制领域进展比较缓慢，需要进一步增加政治承诺和资源投入……技术咨询小组一致认为在五个方案领域取得的成果应该得到巩固和进一步加强。同时，新战略还应开始处理全球社会面临的更广泛的挑战和健康威胁，以及和《国际卫生条例（2005）》核心能力建设目标的契合程度。因此，虽然新发传染病仍是该区域所有国家的迫切优先事项，并应继续成为重点，但同时下一阶段的 APSED 应扩大包含的领域范围，以处理更广泛的公共卫生安全威胁。②

在此次技术咨询小组会议建议的基础上，地区专家共同体经过一系列磋商和讨论提出 23 个地区卫生安全议题进行讨论和应对方案草拟，并草拟出 22 份文件。技术咨询小组建议进一步构建地区卫生"集体协作治理"系统，为地区内各国提供合作平台。在公共卫生核心治理能力方面，技术咨询小组建议采用系统性能力建设机制，以地区公共卫生治理的"共同责任"为基础，通过建

---

① 具体人员姓名和机构请参见 WHO Regional Office for South-East Asia and Western Pacific, *Biregional Consultation on the Asia Pacific Strategy for Emerging Diseases and Beyond*, Kuala Lumpur: WHO Regional Office for South-East Asia, 2010, Annex 2。

② WHO Regional Office for South-East Asia and Western Pacific, *Biregional Consultation on the Asia Pacific Strategy for Emerging Diseases and Beyond*, Kuala Lumpur: WHO Regional Office for South-East Asia, 2010, pp. 7 – 12.

立协调与合作的系统，促进地区公共卫生治理的政策、融资、管理和技术的发展。在这个金字塔形的协调与合作系统中，公共卫生治理能力建设可以有系统地使用一系列相互联系的层次。这些层次各自独立但又相互依存，高层次目标的实现要求基础层次的建立，而基础层次的发展为高层次目标的实现赋能（见图 4 - 4）。① 其中，政策和管理层次与加强整个卫生系统有关，如果有效实施，就能在技术层次下创造相关的公共卫生治理技能和技术。为了使地区公共卫生治理能力建设保持长期相关性和可持续性，APSED（2010）敦促各国参考该体系进行能力差距分析，并在能力建设的过程中采取系统化的方法，在强调不同方面和采取不同方法的同时，有系统地取得进展。

此外，技术咨询小组建议新的 APSED 计划中应采用双层治理框架，分别囊括计划发展（plan development）和增加准备（increasing readiness）两个方面。其中，计划发展侧重于应急，包括制订应对流感大流行的具体计划，对其进行测试，并进一步修订和评估。而增加准备则侧重于常态化治理，包括公共卫生治理核心能力建设和更广泛的卫生安全威胁治理等。② 另外，以东盟为核心的地区卫生治理机制已经在实验室和人畜共患病领域形成了独立于世卫组织体系的机制，因此技术咨询小组会议针对这一情况，讨论了如何在确保加强新发传染病和其他急性传染病的能力的同时，对这些领域进行补充完善。针对区域已经较为完善的食品安全和人道主义紧急救援机制，技术咨询小组认为应该将上述机制纳入新的 APSED 文件，以形成机制协同增效。③

紧接着，第五次技术咨询小组会议于 2010 年 7 月召开，讨论了第四次技术咨询小组会议产生的文件，针对这些文件的讨论不仅为 APSED 的修订提供了技术支持，也在这个过程中不断地深化地区共

---

① WHO Regional Office for South-East Asia and Western Pacific, *Asia Pacific Strategy for Emerging Diseases: Technical Papers*, Delhi: WHO Regional Office for South-East Asia, 2010, p. 7.

② WHO, *Bi-Regional Consultation on Emerging Diseases*, Bangkok: WHO Regional Office for South-East Asia, SEA-CD-194, 2009, p. 11.

③ WHO Regional Office for South-East Asia and Western Pacific, *Asia Pacific Strategy for Emerging Diseases: Technical Papers*, Delhi: WHO Regional Office for South-East Asia, 2010, p. 4.

有认知，促进了地区认知共同体的形成。同时，此次会议还审查并批准了 APSED（2010）草案，并将地区技术专家共同草拟的修订草案提交各国政府和世卫组织地区办事处进行最终表决。

表 4 - 5　　地区技术专家网络针对《战略（2005）》的修订提出的议题和分类

议题分类	议题内容
APSED 已包含的议题	能力建设方式 监测、风险评估和应对 现场流行病学培训项目 预防和控制传染病 风险沟通 区域层次的监测、风险评估和应对 监督和评估 实验室 人畜共患病
在实施 APSED 过程中被建议和要求的议题	后勤响应 卫生保健的准备和临床管理 公共卫生应急准备和干预 入境点管理 公共卫生行动的信息共享
可能发展的新领域	建议纳入《战略》的现有项目： 食品安全 人道主义应急救援
	其他领域： 蓄意释放生物、化学物质和核放射性物质 大规模集会
特别考虑的领域	社会健康的决定因素 气候变化和健康 组织结构和《国际卫生条例》国家联络点功能 可持续融资机制和伙伴关系

资料来源：WHO Regional Office for South-East Asia and Western Pacific, *Asia Pacific Strategy for Emerging Diseases: Technical Papers*, Delhi: WHO Regional Office for South-East Asia, 2010, p. 5。

最终，新版《亚太地区新发疾病防治战略》（简称 APSED 2010）① 于 2010 年 10 月得以正式通过。2009 年 7 月至 2010 年 10 月，地区内各国、地区组织和技术专家网络在总结 APSED 实施的经验教训的基础上，结合地区新需求和能力新变化，商讨对地区公共卫生治理规范的修订。在这一过程中，地区技术咨询小组专家共同体通过开展国家级磋商、区域会议和非正式讨论，与地区内各国卫生部和其他相关部门进行了充分协商和互动，② 促进了 APSED 2010 的修订进程。

三　APSED（2010）的内容与集体协作治理方式的确立

APSED（2010）要求各国无论能力强弱，都要承担共同责任（collective responsibility），采取集体行动（collective actions），应对共同的区域卫生安全威胁（shared regional health security threat），并更加强调以备灾为导向（preparedness-driven）的卫生安全治理。③ 与 2005 年的 APSED 文件相比，APSED（2010）对"集体协作治理"的强调成为该阶段的突出特点。

为此，APSED（2010）制定了以下四个目标：第一，作为一项旨在明确能力差距、约定优先活动以及指导各国建设和增强应对新发疾病和其他公共卫生危机所需国家能力和本土能力的集体行动战略框架；第二，旨在帮助地区内各国建设《国际卫生条例（2005）》核心能力，加强本地区集体公共卫生安全；第三，旨在加强对外部资助的协调、实现国家和地区多层次多部门之间最大限度的协调与配合；第四，旨在倡导、动员和协调公共卫生治理资金援助和技术援助，建设

---

① 事实上，APSED（2010）的内容涵盖范围已经超越 2005 年最初的新发传染性疾病范畴，而包含了更广泛和普遍的公共卫生威胁。有专家建议将名称修改为"超越 APSED"（Beyond APSED），但最终技术咨询小组考虑到地区认知的延续性，决定不修改文件名称，而继续沿用 APSED。

② WHO Regional Office for South-East Asia and Western Pacific, *Asia Pacific Strategy for Emerging Diseases*: *Technical Papers*, Delhi: WHO Regional Office for South-East Asia, 2010, p. 3.

③ Ailan Li and Takeshi Kasai, "The Asia Pacific Strategy for Emerging Diseases: A Strategy for Regional Health Security", *Journal of Western Pacific Surveillance and Response*, Vol. 2, No. 1, 2011, p. 6.

国家和本区域可持续性的卫生治理能力和合作伙伴关系。[1] 同时，技术咨询小组强调，公共卫生治理核心能力建设是支撑 APSED 的核心原则，[2] 因此，APSED（2010）应注重加强本规范与《国际卫生条例（2005）》的相关性，让成员国认识到实现《国际卫生条例（2005）》八项核心能力的必要性，并通过制定区域目标和实现目标的技术路径来提高各国的公共卫生治理核心能力。

为了实现以上目标，APSED（2010）在 2005 年 APSED 实施的经验基础上，针对区域公共卫生治理新需求和能力变化，在原有的五个重点领域的基础上又新增了三个，分别是突发公共卫生事件的准备，区域性准备工作、预警和应对，以及监督和评价，最终形成了 APSED（2010）的八大重点领域，即监控、风险评估与应急响应，实验室，人畜共患病，传染性疾病的预防与控制，风险沟通，公共卫生应急准备，地区级应急准备、告警与响应，监测与评价，这些领域在未来五年或更长时间内将在技术支持和金融投资方面获得优先地位。其中，第 1—6 项主要着力于提升各国中央和地方公共卫生治理能力，第 7 项旨在从地区层面提升公共卫生治理能力，而第 8 项则主要针对旧版 APSED 在地区监督与评价方面的不足进行的评估方式改进（见表 4 - 6）。

表 4 - 6　　　APSED（2010）八个重点领域及其主要组成部分

重点领域	组成部分
监控、风险评估与应急响应	中央和地方级高效率监控、风险评估与应急响应系统所要求的主要组成部分包括： 基于事件的监督 基于指标的监督 风险评估能力 快速反应能力 现场流行病学培训

---

[1] 《亚太地区新发疾病防治战略和国际卫生条例（2005）》，2010 年，世界卫生组织西太平洋区域办事处，资料号：WPR/RC61/9，第 13 页。

[2] WHO Regional Office for South-East Asia and Western Pacific, *Asia Pacific Strategy for E-merging Diseases: Technical Papers*, Delhi: WHO Regional Office for South-East Asia, 2010, p. 3.

续表

重点领域	组成部分
实验室	精确的实验室诊断 对传染病监控与响应活动提供的实验室支持 协调工作与实验室网络化 生物技术安全
人畜共患病	下列相关协调机制： 监测信息共享机制 协调一致的响应机制 减少风险的机制 科学研究机制
传染性疾病的预防与控制	传染预防与控制（IPC）的国家体系 传染预防与控制政策与技术指导 有利的环境（比如设施、设备及日常用品） 传染预防与控制规范的遵守
风险沟通	公共卫生危机沟通 运行沟通 行为转变沟通
公共卫生应急准备	公共卫生应急预案 《国际卫生条例（2005）》国家联络点的功能 入境点准备 应急响应的物流后勤保障体系 临床病例管理 卫生保健设施应急准备与响应
地区级应急准备、告警与响应	区域监测与风险评估 区域信息共享系统 区域应急准备与响应
监测与评价	国家级监测：包括各国自拟工作计划、《战略（2010）》指标、《国际卫生条例（2005）》指标。 地区级监测：技术咨询小组 评价

　　资料来源：《亚太地区新发疾病防治战略和国际卫生条例（2005）》，2010年，世界卫生组织西太平洋区域办事处，资料号：WPR/RC61/9，第16—17页。

（一）监控、风险评估与突发疫情响应区域协作机制

监控、风险评估与突发疫情响应能力是新发疾病突发和其他紧急公共卫生事件有效管理的先决条件。高效率的国家监测体系可生成及时的风险评估所需的可靠信息，为公共卫生快速响应行动提供信息服务。[①] 它主要包括：基于事件的监督（EBS）、基于指标的监督（IBS）、风险评估能力（RAC）、快速反应能力（FET）和现场流行病学培训（FETP）五个组成部分。其中，基于事件的监督和基于指标的监督是国家监测体系的基本组成部分，两者相互补充、相辅相成。监测信息将有助于风险评估，而风险评估反过来又将为公共卫生行动提供信息服务。

基于事件的监督可提供与可能发生的以及确认已发生的疾病和其他公共卫生事件相关的准实时信息，其中包括与人类疾病的发生相关的事件，有利于有组织地快速获取与那些对公共卫生构成潜在风险的事件相关的信息。[②] 基于指标的监督的功能在于系统化地收集、分析有关优先疾病、综合征、健康状况等相关的及时、可靠和适当的信息，其中，信息收集必须采用预先确定的格式，信息报告实行每周定期报告制度，并通过将信息与报警值或传染限值等固定数据进行比对，以评估疫情是否发生。风险评估能力是在风险管理框架下对信息进行组织的一套系统化程序，通常由两个方面组成，即风险识别与特征描述，以及与暴露相关的风险分析和评估。在此背景下的快速反应能力是指在中央和地方一级启动对公共卫生事件进行常规和快速调查与反应能力，这其中包含公共卫生部门各个层次快速反应队伍（RRT）的建立和布局。而快速反应能力和现场流行病学培训都采用"边干边学"的模式，在早期检测、即时调查与有效应对公共卫生事件的国家能力建设方面的价值无可估量。总体来看，APSED 设计的监控、风险评估和应急响应框架要求地区内各国高效率的多层次、多学科和多部门协调，是地区"集体协作治理"路径在疫情监测和应急响应领域的具体体现。

---

① 《亚太地区新发疾病防治战略和国际卫生条例（2005）》，2010 年，世界卫生组织西太平洋区域办事处，资料号：WPR/RC61/9，第 17 页。

② WHO Regional Office for South-East Asia and Western Pacific, Asia Pacific Strategy for Emerging Diseases: Technical Papers, Delhi: WHO Regional Office for South-East Asia, 2010, p. 9.

（二）区域实验室网络与协作机制

高效率、可靠的公共卫生实验室服务是新发疾病和其他公共卫生事件监控与响应系统的基础，也是治理公共卫生安全威胁的关键因素。在东盟地区，由于各国内部和不同国家之间实验室能力各不相同，处理不同传染体的经验水平也是参差不齐，因此，国家、地区及全球实验室网络的建立对于协助开展公共卫生监控和响应而言至关重要。

首先，APSED（2010）在实验室能力建设的标准上实现了与世卫组织《亚太地区加强卫生实验室服务设施的战略（2010—2015）》以及各类旨在预防和节制耐抗菌素国际规范的对接。

其次，APSED（2010）将地区实验室服务发展为囊括监测、诊断和治疗三位一体的体系。将地区实验室能力建设主要细化为精确的实验室诊断、对传染病监控与响应活动的实验室支持、协调工作与实验室网络化和生物技术安全四个领域。精确的实验室诊断对于以实证为基础的临床病例管理来说是必不可少的，同时也将为传染病的监控与风险评估提供必要的信息。①

最后，要为传染病监控与响应活动提供实验室支持，各国一方面应该建立各类型实验室之间②的协调关系，另一方面应该加强央地实验室网络的联动和网络化。因此需要建立安全的实验室环境和安全规范，通过培训和质量改进活动促进优良规范的实施，引导各国制定相关政策，并且共同商定一系列旨在加强样本、试剂、培训教材、指导原则及国家级和地区级标准实验室之间管理经验的无缝共享的程序。

（三）人畜共患病的区域协作机制

目前公认的所有人类疾病中大约有60%来源于动物，过去三十年来影响人类健康的新发疾病中大约75%来源于动物，因此，人畜共患病的预防、监测和控制是任何国家新发疾病防治计划中必不可少的组成部分。③

---

① WHO Regional Office for South-East Asia and Western Pacific, *Asia Pacific Strategy for E-merging Diseases*: *Technical Papers*, p. 50.

② 主要包括临床实验室、兽医学实验室和研究工作实验室。

③ 《亚太地区新发疾病防治战略和国际卫生条例（2005）》，2010年，世界卫生组织西太平洋区域办事处，资料号：WPR/RC61/9，第22页。

由于人畜传染病性质十分特殊，因此，确保人类卫生与动物卫生部门之间建立高效率的协调与协作机制至关重要，同时，减少人畜共患病从动物向人类传播的风险通常要求进一步加强与食品安全、环境保护及野生动物保护部门之间的协调与联系，以实现"共同卫生安全"的目标。

人畜共患病防治的协调与配合主要由四个部分组成，分别是监测信息共享、协调一致响应、减少风险、科学研究。首先，及时共享通过人类卫生、动物及食品安全监控网络收集的信息对于加强在公共卫生方面具有重要意义的人畜共患病的早期报告，同时，人类卫生、动物卫生、野生动物及其他部门之间的协调将有助于快速开展流行病学调查、公共卫生事件的风险评估，以及各种控制措施的实施。[①] 其次，减少人类与动物之间疾病传播的风险是人畜共患病预防的关键，其中常态化的监测和信息共享交流是以可持续的方式减少动物向人类传播疾病风险的关键。最后，监测信息共享和调查研究是实现上述目标的重要途径，因此，需要通过推广人类和动物接触面的良好操作规范、加强与食品安全计划的协调以及开展适当的风险沟通活动，实施可持续的风险减少活动，同时，还需要明确并加强有关人畜共患病的运筹学合作研究，及时分享所取得的研究成果和汲取的教训，以便在适当情况下，为公共卫生行动提供信息服务。

（四）传染病防控的区域协作机制

制定医疗保健行业有效预防和控制传染病（IPC）的规范对于减少新发疾病向医疗保健人员、病人及其家属和社区传播的风险来说是必不可少的，因为医疗保健机构有可能成为传染病蔓延的"震中"，并严重影响医疗卫生服务的提供和最急需的快速部署与反应能力的发挥。[②] 在 APSED（2010）讨论和制定的过程中，地区内各国已达成下列广泛共识，即各国应当建设相关基础设施并制定相关政策，以加强和巩固传染病防控的适当行为，尽管如此，各国仍有大量工作要做，

---

① WHO Regional Office for South-East Asia and Western Pacific, *Asia Pacific Strategy for E-merging Diseases: Technical Papers*, pp. 52 – 53.

② 《亚太地区新发疾病防治战略和国际卫生条例（2005）》，2010 年，世界卫生组织西太平洋区域办事处，资料号：WPR/RC61/9，第 24 页。

比如倡议各国实施相关规范，帮助地方级传染病防控人员成长为高效率的执业医师、培训师和宣传员，以及认定并明确国家专业传染病防控研究中心，等等。

因此，APSED（2010）将国家级传染病防控结构体系、传染病防控政策与技术指导方针、传染病防控基础设施和传染病防控规范的落实四个领域作为本阶段地区传染病防控工作的重点。其中，应该通过跨部门和多学科协作，基于各国实际情况制订本土化的传染病防控计划、进行传染病防控基础设施建设，形成高效率的传染病防控规范，并采取多种方式，监督相关规范的实施。具体措施包括：开展有助于宣传、政策制定、监测与评价工作的传染病预防与控制需求评估；建立并加强国家传染病防控计划的组织体系，其中包括加强国家和地方多学科传染病防控委员会的建设、指定卫生部传染病防控联络点，以及建立国家传染病防控资源中心；制定并实施基于实证的传染病防控政策和技术方针；营造一种有利于传染病防控实施的环境；建立一系列旨在协助落实传染病防控规范的机制以及确定一批杰出的国家级和地区级传染病防控专家和研究中心，并帮助其成为变革的促进剂；等等。[1]

（五）风险沟通的系统化协作机制

针对公共卫生危机的风险沟通由重大公共卫生事件的准备、响应和恢复期间所要求各种沟通能力与活动组成。在紧急公共卫生事件发生的早期，有效的风险沟通可为决策提供信息参考、鼓励积极的行为转变并保持公众的信任，对协助处理紧急公共卫生事件将起到十分重要的作用。[2] APSED（2010）计划将从公共卫生危机沟通、运行沟通和行为转变沟通三个维度，提升地区公共卫生危机风险沟通的能力。

第一，公共卫生危机沟通是指公共卫生危机发生期间向目标受众快速传播相关信息和健康知识。公共卫生危机沟通的目标在于建立公众信任、促使并赋予全体居民采取适当保护措施的权利、减少混乱、

---

①　《亚太地区新发疾病防治战略和国际卫生条例（2005）》，2010 年，世界卫生组织西太平洋区域办事处，资料号：WPR/RC61/9，第 25 页。

②　WHO Regional Office for South-East Asia and Western Pacific, *Asia Pacific Strategy for E-merging Diseases：Technical Papers*, p. 23.

加强疾病监测，其中涉及通过大众媒体发出的初次公告和开展的信息宣传活动。

第二，运行沟通是指内部各利益相关方（包括卫生部门、临床医生、实验室、决策人员及其他专业和部门）之间及时的信息交流。有效的运行沟通可确保实现各部门协调一致的响应，从而使决策人员能够实时了解疫情，以便于对下一步可能采取的措施以及政策调整做出明智的选择。此外，运行沟通还应充分考虑国家之间的沟通，增强各国之间的信息共享和治理协作。

第三，行为转变沟通是指旨在预防和控制新发疾病及其他公共卫生风险的健康促进计划的制订与实施，其中包括在公共卫生危机发生期间保护性行为的宣传与社会动员。

APSED（2010）指出将以一种更加系统化的方式加强地区公共卫生风险沟通能力，通过确定三大沟通要件的组织协作框架，以"主动应对"而不是"被动响应"的方式增强总体风险沟通能力（见图4-4）。首先，APSED（2010）大力宣传"共同卫生安全"观念和"集体卫生治理责任"意识，增强地区对于公共卫生治理共同利益的认知和对于风险沟通的共识。其次，APSED（2010）倡导各国建立并加强风险沟通基础设施和协调机制，并注重信息科技基础设施的发展，利用信息科技提高沟通效率。

（六）公共卫生应急准备的区域双层次协作机制

有效的公共卫生应急准备可确保各国和地区快速做出公共卫生应急响应并将对地区人民的健康、经济和社会的负面影响降至最低。根据从过去五年 APSED 实施过程中大流行病准备和响应规划活动中汲取的教训以及应对 2009 年"甲流"的经验教训，APSED（2010）侧重于解决因新发疾病及其他紧急公共卫生事件而导致的对公共卫生危机应急预案的需求问题。① 因此，APSED（2010）为地区设计了一个"双层次协作模式"。

---

① 《亚太地区新发疾病防治战略和国际卫生条例（2005）》，2010 年，世界卫生组织西太平洋区域办事处，资料号：WPR/RC61/9，第27—28 页。

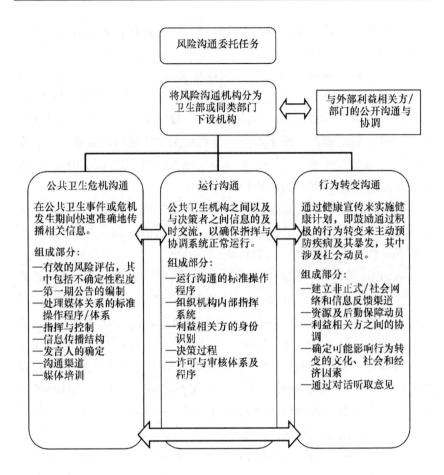

图 4 - 4 APSED（2010）中风险沟通的区域系统化协作机制

资料来源：WHO Regional Office for South-East Asia and Western Pacific, *Asia Pacific Strategy for Emerging Diseases*; *Technical Papers*, Delhi: WHO Regional Office for South-East Asia, 2010, p. 25。

在公共卫生应急准备"双层次协作模式"中，APSED（2010）计划从应急预案的制定和增强准备度两个维度提升地区公共卫生应急准备的能力。一方面，应急预案的制定旨在制定、实施、评估和修订公共卫生应急预案，并保证这个预案的可持续性；另一方面，地区内各国可以通过应急准备和启动应急预案，强化针对具体公共卫生危机的应急准备，并针对公共卫生危机进行常态化能力建设。具体措施包括：制定公共卫生应急预案，强化《国际卫生条例》国家联络点功能，进行入境点的公共卫生紧急事件应对准备，改善临床病例管理和卫生保健设施应急准备与响应，等等。

第一，APSED（2010）赋予各国充分的自主性和灵活性，各国可以根据自身公共卫生需求能力，采取"渐进式"制定通用的公共卫生应急总则，或"以点概面式"制订具体疾病事件的计划这两种方式来制定公共卫生应急预案。

第二，APSED（2010）采用流线化协调机制，[①] 确定需要合并或协作的领域，以保证地区在最大限度地利用有限的资金和基础设施的同时，解决最紧迫的公共卫生治理需求和重点问题。

第三，APSED（2010）指出合作协调机制下的"分工"对于地区公共卫生协作治理机制的运行至关重要，因此，国家《国际卫生条例》联络点（NFP）在加强公共卫生危机和信息共享方面起到至关重要的作用，应作为国家公共卫生治理核心能力建设的重点。

第四，APSED（2010）的地区卫生"集体协作治理"路径要求各国在入境点共同管理公共卫生风险和事件，有效实施公共卫生应急预案，共享入境点公共卫生信息，统一和协调边境卫生防疫手段，[②]以履行集体治理的义务。

第五，APSED（2010）倡导地区内各国在医疗系统与公共卫生系统之间建立强有力的联系，地区内各国应对一系列有助于在必要时通过"全球突发疫情告警与响应网络（GOARN）或地方网络"动员临床管理系统专家提供现场医疗救助做出安排，并加强与临床医务工作者和卫生政策工作者的沟通交流，制定相关指导方针、编制培训教材，在危机暴发期间及时向所有医疗工作者发放。

第六，APSED（2010）倡导为了在大规模公共卫生事件暴发期间以一种效率最高的方法使用各种资源，个别医疗机构的应急预案必须与同一地区其他医疗机构的应急准备和响应计划协调一致，同时，

①《亚太地区新发疾病防治战略和国际卫生条例（2005）》，2010年，世界卫生组织西太平洋区域办事处，资料号：WPR/RC61/9，第30页。

② WHO Regional Office for South-East Asia and Western Pacific, *Asia Pacific Strategy for Emerging Diseases: Technical Papers*, pp. 77 – 78.

地方和国家级流行病大规模暴发期间的医疗服务计划也必须协调一致，并加强不同层级、不同属性的医疗卫生机构之间的沟通与协调。

（七）地区级应急准备、告警与响应的协作机制

APSED（2010）计划从三个维度建设地区级应急准备、告警与响应能力，即区域监测与风险评估、区域信息共享系统、区域应急准备与响应。其中，区域监测与风险评估活动主要依靠目前已建立的、基于事件和基于指标的监测体系。而区域信息共享有助于为基于实证的公共卫生行动提供信息参考，包括及时与区域共享紧急公共卫生事件相关的信息、关于公共卫生事件演变情况的实时信息、监测数据、指导方针、报告、控制新发疾病的最佳做法举例、关于区域性相关流行病学研究成果和其他成果的文献资料等。区域响应能力是指在应对紧急公共卫生事件期间向各国提供援助或为援助各国提供便利的能力，确保这种响应能力的实现是区域应急准备计划必不可少的组成部分。①

因此，APSED（2010）建议地区，第一，应该通过建立一套基于指标的区域优先疾病监测系统和监测信息快速反馈机制，加强区域监测和风险评估；第二，加强区域公共卫生危机监测系统的建设；第三，强化区域信息共享系统，帮助提供关联度更大、更可靠的信息，为基于实证的公共卫生行动提供信息参考；第四，通过一系列倡议活动的开展增强区域级国家数据的可比性；第五，通过扩大和使用全球突发疫情告警与响应网络（GOARN）伙伴以及其他在紧急公共卫生事件的识别、应急准备和应急响应等方面有特长的专家，加强技术响应网络的建设；第六，建立相关专家网，加强国家和参考实验室之间的联系，以便于得到新发疾病和其他公共卫生风险方面的专业化实验室服务。

（八）监测与评价机制

可持续的监测评价体系有助于更加透明地展现能力建设进展，有利于吸引和协调关键利益相关方，促进其对地区卫生治理的持续投

---

① 《亚太地区新发疾病防治战略和国际卫生条例（2005）》，2010年，世界卫生组织西太平洋区域办事处，资料号：WPR/RC61/9，第34—35页。

资。在资源稀缺的环境中，这项工作显得尤其重要。针对 APSED 实施过程中地区内各国评估标准不统一以及缺乏监督的情况，APSED（2010）将"监测与评价"加入重点建设的领域，以弥补 2005 年 APSED 文件的缺陷。

第一，APSED（2010）继续采用"结构化能力建设"的方法，允许各国自主制订国家工作计划，并确定实施进度、指标和时间基线。[①] 自主制订国家工作计划使地区内各国能够及时了解自身的进展情况、确定最紧迫的需求和能力建设的时间进度，尤其对于加强卫生能力较弱、卫生资源贫乏的国家的积极性有重要作用。因此，APSED（2010）继续沿用这一机制，给予成员国充分的自主权和灵活性。

第二，为了弥补 2005 年 APSED 缺乏统一的区域评价指标的缺陷，APSED（2010）在《国际卫生条例（2005）》国家核心能力建设监测体系的基础上，结合地区内各国核心能力建设计划实施进度报告，对公共卫生核心能力建设评估的国际指标进行了本土化修订，形成了 APSED（2010）的监督评价体系指标。这一指标基本与《国际卫生条例（2005）》核心能力监测框架一致，并包含了《国际卫生条例监测问卷》，[②] 这一方面能保证地区监测评价与国际规范的一致性，另一方面也适应地区情况，并能减轻地区评价机构在数据采集上的压力。

第三，APSED（2010）通过强化技术咨询小组的监测与评价职能，来促进地区监测和评估的机制化和常态化。技术咨询小组作为地区内重要的"二轨"机构和地区认知共同体，既囊括了地区公共卫生专家和机构，又与地区内各国政府有着非正式却密切的联系。因此，由技术咨询小组来履行地区监测和评价职能，一方面能确保监测的有效性和独立性，另一方面也能对地区政策和各国政策产生实质性的影响。

---

① 《亚太地区新发疾病防治战略和国际卫生条例（2005）》，2010 年，世界卫生组织西太平洋区域办事处，资料号：WPR/RC61/9，第 36 页。

② 世界卫生组织西太平洋区域办事处：《亚太地区新发疾病和突发公共卫生事件战略：推动 2016 年后国际卫生条例的实施》，菲律宾马尼拉：世界卫生组织西太平洋区第六十七届会议，2016 年，第 45 页。

第三节　本土化进程中卫生治理规范的演化

APSED（2010）旨在建立一套对地区卫生安全承担集体责任的卫生合作体系。通过相关应急准备规划、预防、早期检测，以及对新发疾病和其他公共卫生危机的快速反应，试图建立一条预防和应对新发疾病以及其他紧急公共卫生事件的集体协作治理路径，以可持续地增强国家和地区卫生治理能力，维护地区共同卫生安全。与 2005 年的 APSED 相比，APSED（2010）在涵盖卫生治理内容、发展过程、实施方式以及体系的完整程度方面都存在不同。总体来看，APSED（2010）体现出更明显的地区"共同卫生安全"责任观和地区"集体协作治理"的特征（见表 4 – 7）。

表 4 – 7　　　　　　　　　APSED 与 APSED（2010）对比

领域	APSED	APSED（2010）
愿景和目标	着重强调对管理地区新发传染病（e-merging infectious disease）的迫切需求	强调对区域新发疾病（emerging dis-eases）和其他公共卫生紧急事件的"集体责任"
具体目标	五个相互关联的目标：降低风险、早期探测、快速反应、有效准备、伙伴关系	五个相互关联的目标：风险降级、早期探测、快速反应、有效准备、伙伴关系
重点领域	五个重点领域：监测、风险评估与应急响应、实验室、人畜共患病、传染性疾病的预防与控制、风险沟通	八个重点领域：监测、风险评估与应急响应、实验室、人畜共患病、传染性疾病的预防与控制、风险沟通、公共卫生应急准备、地区级应急准备、告警与响应、监督和评价
范围	新发传染病	包括新发疾病在内的所有紧急公共卫生威胁
时间	2006—2010 年	2011—2015 年
融资方式	应急式融资	预先式融资

续表

领域	APSED	APSED（2010）
制定过程	"自上而下"的方法，借鉴"非典"的经验教训	采取"自下而上"的办法，加强国家和区域磋商，并借鉴2009年"甲流"大流行的经验教训
实施方式	循序渐进的方法，以确保具备"最低能力" 标准化方式，在实施过程中灵活性较低 更关注资源缺乏和能力欠缺的国家	为每个重点领域和阶段制定一个清晰的目标 非标准化的方法，在设计和执行时更加灵活 为资源有限的国家继续努力，也要地区内所有国家充分参与

资料来源：Ailan Li and Takeshi Kasai, "The Asia Pacific Strategy for Emerging Diseases: A Strategy for Regional Health Security", *Journal of Western Pacific Surveillance and Response*, Vol. 2, No. 1, 2011, p. 8。

第一，APSED 着重强调对管理地区新发传染病（emerging infectious disease）的迫切需求，而 APSED（2010）则强调对区域新发疾病（emerging diseases）和其他公共卫生紧急事件的"集体责任"。APSED（2010）涉及的疾病范围由新发传染病扩展到新发疾病和其他公共卫生紧急事件，在2005年版本基础上实现了治理疾病范围的扩展，与《国际卫生条例（2005）》更协调一致。另外，APSED（2010）明确提出了地区公共卫生治理的"集体责任"，为建立地区卫生集体协作治理路径奠定基础。

第二，在重点领域方面，APSED 包括监测和应对、实验室、人畜共患病、感染控制、风险沟通五个领域。而 APSED（2010）在保持这五个重点领域不变的基础上，加入了三个新领域，分别是公共卫生应急准备，地区级应急准备、告警与响应，以及监督和评价。APSED（2010）进一步完善了地区公共卫生治理能力建设体系，在地区迈向《国际卫生条例（2005）》的渐进式遵约之路上更近了一步。

第三，APSED（2010）的卫生融资方式由 APSED 的应急式转变为预先式，将临时资源分配机制转变为依据准备情况而建立的资源分配机制，以确保融资和资源分配具有可持续性，从而对新发疾病及其他突发公共卫生事件的长期准备工作提供支持。

第四，APSED（2010）的制定过程是"自下而上"的，在技术咨询小组评估各国实施进展和需求变化的基础上，通过多次国家级和区域层级的磋商，并借鉴地区应对 2009 年"甲流"大流行的经验教训，由地区专家共同体制定出来的。相较于 APSED 由部分国家和精英倡议，由世卫组织地区办公室制定，APSED（2010）体现出更明显的内生性和本土性。

第五，在实施方式方面，APSED 采取循序渐进的方法，以确保地区内各国可以具备公共卫生治理的"最低能力"，并在实施过程中采用标准化方式，灵活性较低。同时，APSED 着重于促进地区"共同卫生安全"观的形成和合作的政治共识的达成，机制化进展缓慢。另外，APSED 更关注卫生资源缺乏和卫生能力欠缺的国家，针对性较强，而普适性较弱。而 APSED（2010）反复强调地区在公共卫生安全方面的"集体责任"和公共卫生治理方面的"集体协作"，并为每个重点领域和阶段制定了清晰的目标，以更加制度化的计划促进这些目标的实现。同时，APSED（2010）采用非标准化的方法，在设计和执行时更加灵活。另外，APSED（2010）在强调为资源有限的国家继续努力的同时，更关注地区内所有国家的充分参与，进一步提升了地区公共卫生"集体协作治理"机制的普适性和常态化。

小　　结

本章考察了地区卫生协作治理集体身份的建构过程。东盟在建立起共同的卫生安全利益认知后，通过参与 APSED 制定和实施的实践进程，与地区内外卫生治理利益相关方保持了互动进程，还促使部分国家逐步弱化对《国际卫生条例》集体治理规范和国家核心能力建设规范的抵制。事实上，APSED 并没有强制力，也几乎没有公开的、显而易见的劝服、学习和社会化，但是它提供了一个基于共同规则和持续互动的平台。东盟各国通过每一次参与讨论和实施的实践进程，不断强化着共有认知，建立起彼此信任和相互依存的协作关系，并重新界定了各行为体的身份，进而孕育出对地区卫生协作治理的集体认同。同时，东盟地区卫生治理机制的持续发展也成为 APSED 演化的重要参照，使其得以保持对地区卫生治理发展的引领作用。随着 APSED 被东盟各国广泛接受，并引发地区卫生治理制度变迁，APSED 根据地区卫生需求和能力的变化，开始增强与《国际卫生条例》的一致性。

第一，APSED 在实施过程中始终努力将自己定位为一个区域集体，以符合本区域利益和敏感性的方式遵守《国际卫生条例》，应对本区域卫生安全挑战。虽然《国际卫生条例》中的很多标准和目标在 APSED 中被弱化了，但是地区卫生合作治理的实践进程得以保持。APSED 既成为规定东盟地区卫生治理行为"适当性"的规范，也为东盟的地区卫生合作与卫生协作治理机制发展提供了支持。在 APSED 下，实现《国际卫生条例（2005）》的核心能力要求对于东盟国家来说已经不仅是国际规范或国际法的要求，还是其自我主导的内生需求。在东盟地区卫生协作治理的集体中，既有敦促公共卫生治理能力提升的同行压力，也有由各国卫生部、世卫组织区域办事处以及东盟秘书处组成的政治—认知共同体，共同促进着东盟地区卫生治理能力的提升。

第二，东盟在认可 APSED 作为地区管理新发传染病和区域卫生合作首要框架的基础上，建立了跨部门、多层次、囊括地区内外多利益相关方的地区集体协作治理网络，并将东盟秘书处也纳入 APSED 的行政组织框架中，以便于和各利益相关方进行更密切的互动。于是，大多数东盟国家，甚至包括卫生治理能力较差的柬埔寨和老挝，以及起初在政治上有所抵制的缅甸，都试图增加由国家主导的对传染病疫情的监测和报告，增强与区域各国的风险沟通，并在 APSED 列为优先建设目标的三个 IHR 核心能力建设方面取得明显进步。同时，东盟在"实验室"和"人畜共患病"两个领域都建立了本土独立的战略和机制，而不只是单纯地依赖世卫组织体系。虽然在公共卫生治理核心能力建设方面，东盟地区还是存在明显的不平衡，但是地区卫生协作治理集体身份的建构为推进卫生协作治理机制发展奠定认同基础。

　　第三，APSED 也随着地区卫生治理实践进程的发展而演化，从而使新的地区卫生治理规范与地区需求、能力，以及多利益相关方的互动规律更加契合，以保持其对地区卫生治理发展的引领。与 APSED"自上而下"的制定过程不同，2010 年 APSED 的修订是由地区技术咨询小组通过加强与地区内各国磋商，并召开多次会议"自下而上"推动的。事实上，技术咨询小组自 2006 年成立以来，通过提供技术建议、召集项目工作组、确定外部顾问、评定和修订计划，形成了地区公共卫生治理专家共同体。技术咨询小组有着共同的卫生愿景，有着合作开展地区公共卫生治理的信念，对地区传染病防控有着相似的观点，认为需要在多边主义合作的框架下采取相应行为。随着地区卫生协作治理的推进和技术咨询小组互动的增加，东盟秘书处和区域外的合作伙伴也通过加入互动交流成为这个专家共同体的新成员，他们既接受了认知共同体原有的规范、行为方式和愿景，又参与到新的知识生产之中。

　　针对 APSED 实施过程中地区内各国评估标准不统一以及缺乏监督的情况，APSED（2010）将"监测与评价"加入重点建设的领域，并建立了一套对地区公共卫生安全承担集体责任的机制建设规划。通过建立监控、风险评估与响应领域的区域协作机制，集监测、诊断和治疗为一体的实验室体系，人畜共患病的区域协作机制，传染病防控和风险沟通的区域系统化协作机制，公共卫生应急准备双层协作模式和地区应急准备、告警与响应的协作机制，可持续地增强国家和地区公共卫生治理能力，维护地区公共卫生共同安全。与 2005 年的 APSED 相比，APSED（2010）涵盖的卫生治理内容、发展过程、实施方式，以及体系的完整程度都有所不同，体现出更明显的地区"共同卫生安全责任观"和"区域集体协作治理"的特征。在这一时期，本土规范在地区卫生治理的实践进程中发生着演化，在内容上与国际规范表现出更强的一致性，但在实施方式方面已经基本形成了本土特色模式。同时，新的本土规范在继续强调为资源有限国家努力的同时，更关注地区内所有国家的充分参与。

第 五 章

东盟的地区卫生协作治理制度化

东盟参与 APSED 和 APSED（2010）长达十年的本土化实践进程孕育了地区卫生安全共同利益观，并建构了地区卫生协作治理的集体身份。东盟国家对地区卫生协作治理的集体身份认同在持续的规范本土化的实践中得以巩固，加深了该身份被激活的程度，进而增强了东盟国家参与卫生协作治理的意愿，改变其行为偏好，促进了地区卫生协作治理体系的基本建立。随着东盟共同体的建立，协作治理的集体身份也在东盟社会文化共同体的框架下得到进一步巩固。

与此同时，本土卫生治理规范也随着东盟地区卫生治理机制的发展而持续演化。"埃博拉"疫情后，全球各界呼吁世卫组织建立和加强应急系统的统一性。在此背景下，本土卫生治理规范在地区专家共同体的推动下，再次发生了演化，《亚太地区新发疾病及突发公共卫生事件战略》（以下简称 APSED Ⅲ）形成。APSED Ⅲ再次提升了治理目标，要求地区内各国加强公共卫生核心能力建设，实现《国际卫生条例（2005）》的要求，显现出了与国际规范更高程度的一致性，工具性也越发明显。而东盟地区卫生治理在既有机制的基础上，逐步与地区其他非传统安全治理机制套叠，展现出机制"跨部门性"增强、机构间"协调性"增强，以及不同治理领域的"机制互嵌性"日益明显三个特征。这说明东盟地区卫生协作治理机制化的发展路径更加独立，也突出了区域对全球卫生治理的独特价值。

第一节　本土化实践进程中地区卫生协作治理的制度化

自 2007 年东盟秘书处被纳入 APSED 体系，成为其常态化机制的协调管理机构后，东盟以传染病防控为核心的地区卫生合作发展与 APSED 的实施呈现出更加融合的态势，并基本实现了地区卫生协作治理的制度化。一方面，APSED 利用东盟的区域合作平台，协调地区在监测、预防和控制方面的国家间合作。[①] 东盟地区也成为 APSED 实施的主要场域，东盟地区卫生治理实际上承载了 APSED 的主要内容。另一方面，APSED 的实施也促进了东盟传染病防控和公共卫生危机应对的规范化，促进东盟在传染病防控领域形成"集体协作治理"路径。总体来看，APSED（2010）在先前 APSED 实施的基础上，进一步从地区和次地区层次推动协作治理网络和伙伴关系网络的发展，形成了跨部门和多层次的集体协作治理机制。

一　疫情监测、风险评估和应对的区域协作机制

APSED（2010）将改进及时的 EBS 系统、风险评估、RRT 的有效性以及暴发调查的其他方面（包括培训国家现场流行病学专家）作为其优先领域。在东盟地区，成员国已经在开发基于指标的监测（包括症状监测）方面取得了长足进步，并且已经建立了 EBS 系统，同时还通过现场流行病学培训项目和改良的现场流行病学培训（FET）培训了掌握相关技能的人员。[②] 其中，东盟成员国在 2005 年签署《东盟灾害管理和应急响应协定》的基础上，于 2011 年成立了东盟人道主义救援协调中心（AHA Centre），在地区灾害管理合作中发挥协调作用，也是

---

① WHO, *Asia Pacific Strategy for Emerging Diseases Progress Report 2015*: *Securing Regional Health*, Manila：WHO Regional Office for the Western Pacific，2015，p. 35.

② 世界卫生组织西太平洋区域办事处：《亚太地区新发疾病和突发公共卫生事件战略：推动 2016 年后国际卫生条例的实施》，菲律宾马尼拉：世界卫生组织西太平洋区第六十七届会议，2016 年，第 27 页。

东盟地区卫生治理走向跨部门、多层次治理的重要制度化标志。

事实上，2005 年的《东盟灾害管理和应急响应协定》第二十条就已经明确提出建立东盟人道主义救援协调中心，以促进成员国之间以及成员国与相关的联合国机构和国际组织之间在减灾救灾中的协调与合作。① 然而，由于《东盟灾害管理和应急反应协定》直至 2009 年底才被所有成员国批准，正式生效，2010 年起才开始进行《东盟灾害管理和应急反应协定》的实施工作。《东盟灾害管理和应急反应协定工作计划 2010—2015》包括灾害风险评估、预警和监测、灾害防治、备灾与应急反应以及灾后重建五个部分，并将行动划分为 2010—2012 年第一阶段和 2013—2015 年第二阶段。② 其中，卫生设施的灾害安全（Disaster Safety of Health Facilities）是该工作计划的一个重要部分，展现出了公共卫生治理与"安全"产生了更深刻的交织，并逐步与灾害管理和应急行动的相关机制融合，形成了应对"更广泛的人的安全"威胁的融合机制。

同时，2010 年，东盟多部门联合疫情调查和应对的最低标准（ASEAN Minimum Standards on Joint Multisectoral Outbreak Investigation and Response）建立。2011 年 11 月，东盟各国在第 19 届东盟峰会上签署了建立东盟人道主义救援协调中心的协议，该中心总部设立在印尼雅加达，将作为区域灾害管理的运作协调机构，为东盟成员国之间以及与国际社会的合作伙伴之间的信息交流与共享提供平台，也聚合与协调着地区内外合作治理。东盟人道主义救援协调中心最基本的一项责任是收集和分析地区灾害信息，有助于东盟地区有针对性地进行公共卫生灾害的准备和提前制订应急反应计划。该中心进行知识共享和信息交流的方式与世卫组织基本一致，即对可能发生或正在发生的灾害进行监测，并将整合后的信息通过国家联络点传达给成员国。2012 年，东盟灾害监测与反应系统（ASEAN-DMRS）建立并投入使用，为实现地区自主灾害管理和有效决策提供科学依据。随后 AHA

---

① ASEAN, *ASEAN Agreement on Disaster Management and Emergency Response*, Vientiane: The ASEAN Foreign Ministers Meetings, July 26, 2005, p. 19.

② ASEAN, "AADMER Work Programme for 2010 – 2015", Jakarta: ASEAN Secretariats, March 2010.

中心还建立了网络应急指挥中心（Web EOC）、东盟灾害信息网络（ADI Net）和东盟灾害应急物流系统（DELSA）。东盟地区卫生治理已经不仅仅局限于公共卫生部门之下，而是逐步开始走向"跨部门化"和多个领域治理机制的"内嵌"，进一步实现了东盟地区治理的内部机制整合，避免了不必要的机制重叠和资源浪费。

此外，在东盟地区卫生治理"分工"与"协作"的框架下，泰国被东盟指派为"提高国家和区域在流行病监测、防备、疫情预警和快速应对新发感染方面的能力"的协调员。① 凭借自身发展水平较高的公共卫生治理能力和与全球卫生治理各利益相关方密切的合作关系，泰国在提高地区公共卫生监测和应对能力方面发挥了重要作用。

在快速反应能力的提升方面，东盟地区卫生治理能力较弱的国家在地区合作的框架下进步明显。其中，老挝卫生部在美国疾控中心和世卫组织的支持下，于 2009 年建立了国家快速反应项目，每年从人类和动物卫生部门选出八名国家和省级受训人员参加快速反应能力培训，从而响应旨在统一人类和动物医学的"一个健康"倡议。2012年，老挝卫生部对快速反应培训毕业生进行了网络化建设，2013 年，全国 17 个省的 31 名毕业生组成的网络已成为老挝及时应对疫情和在地方一级提供快速反应培训的核心人力资源，并在应对"登革热"疫情的过程中发挥了重要作用。② 与此同时，越南和柬埔寨也分别于2009 年和 2011 年建立了国家快速反应能力项目。世卫组织也持续参与到东盟 10 + 3 的公共卫生治理网络中，在柬埔寨的手足口病疫情、中国的 H7N9 禽流感疫情和东盟登革热疫情中，这种世卫组织和东盟10 + 3 治理网络的伙伴关系为地区有效开展疫情防范、监测和应对提供了技术支持和人资支持。③

在地区实验室网络的建设方面，高效率、可靠的公共卫生实验室服

---

① ASEAN, *ASEAN Response to Combat Avian Influenza*, ASEAN Secretariat, April 1, 2006, https：//asean. org/? static_ post = asean-response-to-combat-avian-influenza-by-asean-secretariat-3, 2020 – 12 – 11.

② WHO, *Asia Pacific Strategy for Emerging Diseases Progress Report* 2013：*Securing Regional Health*, Manila：WHO Regional Office for the Western Pacific, 2013, p. 15.

③ WHO, *Asia Pacific Strategy for Emerging Diseases Progress Report* 2015：*Securing Regional Health*, Manila：WHO Regional Office for the Western Pacific, 2013, pp. 35 – 36.

务是新发疾病和其他公共卫生事件监控与响应系统的基础，也是治理公共卫生安全威胁的关键因素。东盟地区在加强公共卫生实验室系统方面取得了长足进步，多数会员国目前已经有加强实验室能力的国家工作计划，各国开展优先疾病的实验室检测和发现未知病原体的能力得到改善。[①] 2009 年东盟 10 + 3 联合实验室（APL）网络建立，通过互联网进行疫情信息共享、专业防控的讨论和检测试验，促进了地区协作防控"甲流"。在东盟地区，由于各国内部和不同国家之间实验室能力各不相同，国家、地区及全球实验室网络的建立对于协助开展公共卫生监控和应对至关重要。东盟—中日韩新发传染病项目（10 + 3 EID）在日本国家传染病研究所（National Institute of Infectious Diseases of Japan）的支持下，对东盟 10 + 3 联合实验室（APL）的工作人员进行技术培训。[②]

2011 年，东盟—中日韩现场流行病学培训网络（APT FETN）建立。在泰国公共卫生部的支持下，东盟—中日韩现场流行病学培训网络在泰国设立了一个常设协调办公室，该办公室和指导委员会组成该机制的主要结构。其中，主席每年轮换一次，该网络每三个月举行一次指导委员会会议、视频会议，并在疫情或其他紧急情况期间举行特别视频会议。FETP 从本质上不同于大多数培训课程，因为它们是基于能力，并围绕着边做边学的原则构建的。[③] 由于这些实地实习是在现有的国家公共卫生基础设施内进行的，因此学习过程本身就已经促使卫生人员参与到卫生系统之中，有利于发现各国卫生系统真正的问题。同时，FETP 还加强了区域间的联系，促进区域内外认知共同体的形成，为区域公共卫生治理提供共享知识。

直至 2015 年，包括柬埔寨、老挝、越南在内的大多数东盟国家都建立了现场流行病学培训（FETP）。2012 年 10 月，10 + 3 现场流

①　世界卫生组织西太平洋区域办事处：《亚太地区新发病和突发公共卫生事件战略：推动 2016 年后国际卫生条例的实施》，菲律宾马尼拉：世界卫生组织西太平洋区第六十七届会议，2016 年，第 32 页。

②　Bounpheng Philavong et al., "ASEAN's Pioneering Initiative on Multisector Pandemic Preparedness, Response", in Kumnuan Ungchusak et al., *Good Practice in Responding to Emerging Infectious Diseases Experience from ASEAN Plus Three Countries*, 2012, p. 130.

③　WHO Regional Office for South-East Asia and Western Pacific, *Asia Pacific Strategy for Emerging Diseases*: *Technical Papers*, Delhi: WHO Regional Office for South-East Asia, 2010, p. 14.

行病学培训（10＋3 FETN）在越南胡志明市举行，就当时区域流行的手足口病和其他严重肠病毒感染疾病的监测、临床管理和实验室能力进行培训。东盟十国和中、日、韩三国，以及东盟秘书处、美国疾病预防控制中心、世卫组织，牛津大学的代表共同参与，并得到了巴斯德研究所和澳大利亚国际开发署的支持。会议针对培训情况和各国代表的报告，制定了地区应对手足口病的行动，指派越南开展临床医生能力建设，指派东盟秘书处与东盟实验室伙伴关系举办和分享实验室培训讲习班，指派菲律宾开发通用的手足口病调查工具，指派泰国进行 HFMD 监测系统的评估。[①] 2014 年 12 月，针对突发公共卫生事件风险评估的区域培训在泰国曼谷举行，并根据当时"埃博拉"疫情在西非肆虐的情况，有针对性地为区域联合监测和防备潜在的"埃博拉"疫情做出了部署和技术指导。同时，泰国卫生部在世卫组织的支持下，举行了 10＋3 现场流行病学培训和加强应对"埃博拉"准备和联合应对讲习班，为东盟与中、日、韩联合应对埃博拉疫情制定了相关机制和步骤，并达成了 10＋3 疫情信息共享的共识。此外，10＋3 现场流行病学培训和联合应对讲习班还根据输入性埃博拉病例的情况，制订了区域桌面演练的基本计划和演练标准，[②] 进一步提升了地区监测、防备和疫情预警能力。

　　同时，《亚太地区 2010—2015 年加强卫生实验室服务战略》（*Asia Pacific Strategy for Strengthening Health Laboratory Services*）于 2010 年被制定，并于 2011 年底举行了亚太区域加强新发传染病实验室第一次会议，这是东盟人类卫生实验室和动物卫生实验室第一次正式举行的联席会议，[③] 进一步促进了东盟 10＋3 联合实验室的发展和多部

[①]　APT FETN, "Filed Epidemiology and surveillance of Hand, Foot, and Mouth Disease? Severe Enteroviral Infection Among ASEAN Plus Three Countries Workshop", Ho Chi Minh City, Vietnam, October 29 – 30, 2012, http：//www. aseanplus3fetn. net/index. php? s＝3&j＝workshop_oct_ 2012.

[②]　WHO, *Asia Pacific Strategy for Emerging Diseases Progress Report 2015：Securing Regional Health*, p. 5.

[③]　WHO, *Securing Regional Health though APSED：Building Sustainable Capacity for Managing Emerging Diseases and Public Health Events：Progress Report 2012*, Manila：WHO Regional Office for the Western Pacific, 2012, p. 16.

门、跨领域东盟卫生协作治理的发展。该会议启动了一个项目，重点加强对东盟新发危险病原体的实验室检测，以支持 APSED 的实验室工作计划，[①] 东盟地区各层级和各领域不同的实验室之间的协作治理也实现了进一步发展。

在地区多层级、多部门的公共卫生实验室增强协作的同时，各国也不断地提高着其公共卫生实验室能力。例如，柬埔寨于 2013 年制定并试行了实验室管理系统（LIMS），提升了当地实验室数据收集、分析和共享的能力；新加坡着力于加强公立医院临床实验室的诊断能力，以保持发现和应对新发传染病疫情的能力；而菲律宾制定了一份临床标准化手册，其中包括传染病暴发期间的标本收集、运输和转诊指南，并举办了一个讲习班培训各层级公共卫生实验室工作人员熟悉新手册的标准化程序。[②]

二 成熟的人畜共患病多部门协作机制

人畜共患病是 APSED 制定以来地区长期防控的重点领域之一，在先前区域协作治理人畜共患病的基础上，东盟于 2010 年批准了地区动物卫生和人畜共患病区域机制，以建立统一的框架来防控人畜共患病的威胁。[③] 2011 年，东盟建立了区域动物卫生信息网（ARAHIS）。[④] 该系统旨在通过及时分享有关牲畜疾病的信息，来增进地区公共卫生治理各利益相关方之间的信息沟通，改善区域疾病控制。作为澳大利亚国际开发署资助的"加强东盟动物健康管理和生物安全"项目的一部分，东盟区域动物卫生信息网由澳大利亚动物卫生服务开发公司（AusVet Animal Health Services）开发，建立在东盟畜牧问题部门工作组的合作下，并受到了澳大利亚国际开发署、国际动物组织巴黎总部、东京区域办事处、曼谷区域协调办

① WHO, *Asia Pacific Strategy for Emerging Diseases Progress Report 2015：Securing Regional health*, pp. 49 – 50.

② WHO, *Asia Pacific Strategy for Emerging Diseases Progress Report 2015：Securing Regional Health*, p. 24.

③ ASEAN, *ASEAN Regional Mechanism on Animal Health and Zoonoses Endorsed*, Jakarta：ASEAN Secretariat, May 12, 2010, http：//www. aseansec. org/24668. htm#Article-2, 2020 – 04 – 14.

④ 东盟区域动物卫生信息网的网址为http：//www. arahis. oie. int/ 。

事处和美国独立实验室委员会（ACIL）的支持，是地区公共卫生治理"公私伙伴关系"的成功案例。该系统以当时东盟现有区域动物卫生信息系统的功能为基础，进一步扩展了其功能，并与国际动物组织东南亚口蹄疫运动和东盟动物健康和生产信息系统（AHPISA）实现了互联互通。

同时，东盟地区已经形成了较为成熟的防控"禽流感"的能力。例如，2013 年"禽流感"疫情期间，地区内卫生能力较弱、卫生资源贫乏的柬埔寨也实现了有效的多部门协同应对。首先，首相洪森指示卫生部和农林渔业部与其他相关部委和社会各部门共同应对疫情。这是柬埔寨国内首次针对公共卫生跨部门协作治理下达的最高层级的政治指令，极大地促进了柬埔寨多部门协同治理的发展。随后，柬埔寨各层级的行政机构展开了联防联控工作，卫生部、农业部、森林和渔业部门共享疫情信息，实现了信息的互联互通，同时柬埔寨还在社区以工作小组的形式推动基层应对工作，疫情在短时间内得到了有效控制。为了进一步增强公共卫生协作治理，柬埔寨在世卫组织的技术支持和美国国际开发署的财政支持下，于 2013 年 6 月下旬举办了一次讲习班。与会者包括来自卫生部、农业部和国家兽医研究所的代表，制订了一项初步行动计划，[①]进一步提升跨部门协作治理的能力。另外，东盟国家还把动物卫生要素纳入流感监测系统，例如印度尼西亚已经建立了快速反应小组，以便改善以社区为基础的监测。在老挝、柬埔寨和印度尼西亚，大量捐助资金已用于支持大流行病的防范和应对，包括发展监测系统。处理流感病毒的实验室能力得到了提高。[②]

三 传染病控制的地区协作机制

传染病控制是东盟地区公共卫生合作的推动力，也是合作治理的

---

① WHO, *Asia Pacific Strategy for Emerging Diseases Progress Report 2013*: *Securing Regional Health*, Manila: WHO Regional Office for the Western Pacific, 2013, p. 31.

② Piya Hanvoravongchai et al., "Pandemic Influenza Preparedness and Health Systems Challenges in Asia: Results from Rapid Analyses in 6 Asian Countries", *BMC Public Health*, Vol. 10, No. 10, 2010, p. 322.

起点，在"非典"后已经实现了快速机制化的发展。现有的机制和网络包括东盟疾病监测网络、东盟—中日韩传染病联系点系统、东盟—中日韩非典防治网络、东盟传染病专家组、民航"防非"程序标准化机制、东盟—中国卫生部长会议机制、东盟—中日韩流行病学网络、东盟—中日韩卫生发展高级官员会议机制、东盟—中日韩卫生部长会议机制、东盟—中日韩新发传染病项目、东盟—中日韩现场流行病学培训网络、湄公河流域疾病监测项目、区域快速遏制疾病演习、东盟高致病性禽流感工作组、禽流感区域基金、东盟动物健康信托基金、东盟疾病监测秘书处，以及东盟—中国公共卫生合作基金。

2007 年《东盟宪章》签署，确立了建设东盟共同体的目标。其中，卫生健康问题为建设东盟社会文化共同体（ASCC）的重要支柱之一，并表明东盟意识到该地区的发展能力首先取决于该地区的集体健康能力，以及通过集体行动改善地区公共卫生状况的承诺。同时，东盟社会文化共同体蓝图建立了有关健康与发展的战略框架（2010—2015 年）以指导地区卫生治理的具体行动。这两份文件指出"东盟有必要改善获得适当和负担得起的卫生保健、医疗服务和药品的机会，并促进健康的生活方式"，并把传染病防控作为区域优先议程之一，① 进一步推动了东盟地区传染病防控的机制化发展。

2009 年 5 月 8 日，东盟关于"甲流"的卫生部长特别会议召开，并得到了中日韩的大力支持。此次会议形成了联合声明，10 + 3 各国承诺继续执行国家大流行病防范计划，加强传染病的监测和应对，并建立有效的沟通。这次会议中东盟以集体的身份呼吁世界卫生组织应该审查流感大流行的各个阶段，并促进透明、公平地获得疫苗和病毒分享机制。2010 年 1 月，东盟提高抗病毒药物和大流感疫苗可及性的会议举行。东盟各国卫生部以及食品药品部门承诺共同制定区域政策，确保抗病毒药物和大流行性流感疫苗的供应，并为其国内生产、进口和注册提供便利。②

① Acuin J. Firestone et al. , "Southeast Asia: An Emerging Focus for Global Health", *The Lancet*, Vol. 377, No. 9765, 2011, pp. 534 – 535.

② Bounpheng Philavong et al. , "ASEAN's Pioneering Initiative on Multisector Pandemic Preparedness, Response", in Kumnuan Ungchusak et al. , Good Practice in Responding to Energing Infections Diseases Experience from ASEAN Plus Thress Countries, 2012, p. 127.

2009 年 11 月，世卫组织—东盟公共卫生措施会议（WHO-ASEAN Meeting On Public Health Measure）建议在指定的入境口岸（POE）设立关于突发公共卫生事件应急规划，随后于 2010 年 2 月举行非正式专家磋商，马来西亚和泰国分享了在入境点加强公共卫生措施和应对能力的经验。① 此次会议审查了东盟 2009 年"甲流"大流行期间在边境实施的公共卫生措施，并起草了《入境点公共卫生应急规划指南》，以根据《国际卫生条例（2005）》支持未来的公共卫生应急准备和反应。在各国之间的联系中，入境点对于支持针对新出现的传染病和公共卫生风险的集体防御系统至关重要。一些国家，如菲律宾，已经将这一领域的工作纳入现行的工作计划。针对东盟—中日韩各国人员流动和出入境旅行，地区于 2008 年制定了东盟—中日韩健康旅行倡议（ASEAN Plus Three Initiative for Healthy Tourism and Travel）和健康旅行框架和工作计划（Healthy Tourism Strategic Framework and Work Plan），将地区跨境旅行和人员流动规范化。

同时，由于地区内"登革热"的高发，东盟传染病专家小组（AEGCD）从 2011 年起将 6 月 15 日定为"东盟登革热日"（ASEAN Dengue Day），由各国轮流担任东道国。在 APSED（2010）、东盟新发传染病中期计划（ASEAN Medium Term Plan on Emerging Infectious Diseases 2012—2015）和东盟社会文化共同体蓝图（ASCC Blueprint）的指导下，新加坡环境卫生机构主导建立了"团结一致应对登革热疫情"（UNITE Dengue）网络，为东盟成员国提供登革热发病率报告、病毒监测信息和蚊类识别指南，成为信息沟通和疾病监测与报告的重要平台。在协作研究方面，东南亚传染病临床研究网络、伊斯兰间热带医学网络（INTROM）、东南亚教育部长热带医学和公共卫生网络（SEAMEO-TROPMED）构建的协作研究网络，进一步加强了地区内公共卫生从业人员的专业知识和研究能力，提高了地区防治登革热的能力。此外，在疫苗研发合作方面，东盟提出了登革热疫苗倡议（DVI），东盟药品、诊断、疫苗和传统药物创新网络倡议（ASEAN-

---

① WHO Regional Office for South-East Asia and Western Pacific, *Asia Pacific Strategy for Emerging Diseases: Technical Papers*, Delhi: WHO Regional Office for South-East Asia, 2010, p. 75.

NDI）和东盟登革热疫苗接种宣传指导委员会（ADVASC）。因此，东盟通过建立联合监测平台、协作研究网络、疫苗合作倡议形成了地区内协作治理网络。同时，东盟还通过加入"消除登革热项目"（Eliminate Dengue Program）① 和伊斯兰间热带医学网络（INTROM），形成了与地区外利益相关方的合作。这种多层次、跨部门的协作治理推动了东盟成员国和区域内外卫生治理利益相关方的合作与创新，从而促进了地区防控"登革热"和其他传染病的能力提升。

2015 年，东盟地区已经形成了以地区卫生部长会议机制和卫生发展高官机制为决策机构，以地区传染病专家组为技术支持，以东盟 10 + 3 合作框架、伙伴关系网络为基础的地区传染病治理"多部门协作"框架（见图 5 - 1）。

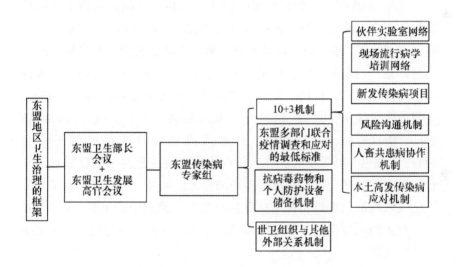

图 5 - 1　东盟地区治理的"多部门协作"框架

资料来源：Mely Caballero-Anthony et al. , "Health Governance and Dengue in Southeast Asia", *NTS Report No. 2*, May 2015, p. 8。

---

① "消除登革热项目"（Eliminate Dengue Program）由澳大利亚、巴西、哥伦比亚、印度尼西亚和越南五个国家组成。

四　风险沟通和地区公共卫生应急准备协作机制

在地区风险沟通地区协调机制方面，APSED（2010）指出，将以一种更加系统化的方式加强地区公共卫生风险沟通能力，通过确定三大沟通要件的组织协作框架，以"主动准备"而不是"被动响应"的方式增强总体风险沟通能力。因此，东盟一方面通过宣传"共同卫生安全"观念和"集体卫生治理责任"意识，增强地区对于公共卫生治理共同利益的认知和对于风险沟通的共识；另一方面，东盟通过与内外公私伙伴合作，建立并加强风险沟通基础设施和协调机制，并注重信息科技基础设施的发展，利用信息科技提高沟通效率。

直至 2015 年，东盟会员国已经建立了相应机制并培训了开展风险沟通工作的关键人员。在应对"禽流感""登革热""中东呼吸综合征""寨卡"等疫情，以及各种自然灾害的过程中，东盟地区风险沟通计划、指南和程序已被用于实践。会员国还发布了针对当地人群需求的信息和沟通材料。但在协调风险沟通和其他部门的行动方面，东盟地区仍任重道远。[①] 2009 年，亚欧基金公共卫生网（The ASEF Public Health Network）建立，日本政府通过日本保健信托基金（JTF2）提供 300 万美元，在五年内为东盟建成公共卫生政策对话平台，提高了地区公共卫生风险沟通的能力。另外，该网络强调了公共卫生领域跨部门合作和民间社会在公共卫生治理中的重要作用，[②] 并指出有效的风险沟通是促进跨部门合作和民间社会参与地区公共卫生治理的关键。

同时，东盟继续依照之前的治理框架，指派马来西亚管理东盟风险沟通资源中心（ASEAN Risk Communication Resource Centre），

---

① 世界卫生组织西太平洋区域办事处：《亚太地区新发疾病和突发公共卫生事件战略：推动 2016 年后国际卫生条例的实施》，菲律宾马尼拉：世界卫生组织西太平洋区第六十七届会议，2016 年，第 40 页。

② UNSCI, *Avian and Pandemic Influenza Related Program and Projects of the Inter-Governmental Entities in Asia and the Pacific*, Asia-Pacific Regional Hub of United Nations System Influenza Coordination, June 2011, p. 7.

协调东盟国家的风险沟通合作。① 在这个过程中，大部分东盟国家，尤其是卫生能力较弱的东盟国家风险沟通能力稳步提升。例如，老挝 2013 年在中央和省级设立了一个联络工作队（communications task force），作为政府系统内外伙伴之间的协调机制，并制定了呈报疫情信息的条例。② 而柬埔寨在其卫生部中的传染病控制署设立了一个风险沟通小组，一方面对各级工作人员进行风险沟通培训，另一方面制定了风险沟通标准操作规程，建立了机制化的风险沟通机制。越南卫生部通过设立部级紧急通信委员会，加强了其风险沟通的能力，并根据本国公共卫生情况制定了卫生紧急情况风险沟通战略（Risk Communication Strategy 2012—2016），为风险沟通的标准操作规程提供了指导框架。此外，越南还开展了一项包含全面风险传播内容的大流行遏制演习，以便卫生工作人员可以练习公开演讲、信息开发和传播规划，以减轻恐惧，驳斥谣言，并向公众提供必要的信息。

在地区公共卫生协作应急准备机制方面，东盟于 2012 年提出了"东盟 2020 健康愿景"，并制订了《2020 年健康生活方式的区域行动计划》。该计划意识到东盟地区卫生问题是与其他社会文化问题互相联动的，因此，东盟地区公共卫生治理政策应充分考虑"东盟社会文化共同体支柱下其他问题（社会问题、教育问题、环境问题和灾害管理等）的共同解决"，并指出"卫生治理政策的制定应围绕东盟成员国实际需求，而不是国际上的普遍要求"，强调了东盟地区独特的环境和需求。另外，该计划还提出要建立管理卫生治理行动的区域性机制，以推动地区卫生政策制定，协调区域卫生治理行动，实现区域内外行动的协调和联动。2014 年 11 月，东盟成员国在缅甸内比都发表了与"东盟 2020 健康愿景"相一致的"东盟共同体后 2015 愿景"，再次重申了以"集体行动"和"区域

---

① WHO, *Asia Pacific Strategy for Emerging Diseases Progress Report 2013*：*Securing Regional Health*, Manila：WHO Regional Office for the Western Pacific, 2013, p. 39.

② WHO, *Asia Pacific Strategy for Emerging Diseases Progress Report 2013*：*Securing Regional Health*, Manila：WHO Regional Office for the Western Pacific, 2013, p. 39.

协作"应对和适应公共卫生威胁新挑战。[①]

在区域层次，日本政府通过日本保健信托基金（JTF2）于 2009—2013 年间提供 2885 万美元支持东盟地区快速遏制大流行性流感库存倡议（Japan/ASEM Initiative for the Rapid Containment of Pandemic Influenza Stockpile Component），有助于增加东盟大流行防备医疗物资的储存，并试图将新加坡建设成为亚洲区域抗病毒及个人防护装备储备基地。[②] 2012 年 10 月，新加坡开发了一个新的区域数据库，由会员国提供登革热和手足口病的周度或月度数据。同时，该数据库还与传染病研究和政策中心（CIDRAP）、旅行健康网站以及国家政府监测网站等进行了联网，通过跨部门协作，提升地区公共卫生应急准备能力。[③]

在次区域层次，东盟认可湄公河流域疾病监测网络和三河流域合作机制（ACMECS）等合作网络以及共享疫情信息的重要性，并承诺将加大抗病毒药物、医疗设备与个人防护设备的储备，建立地区药物储备库共享系统，将加强检测技术和疫苗方面的实验室合作，[④] 进一步将东盟地区公共卫生应急体系扩展为集防控、治疗和科研为一体的全方位治理体系。为了进一步发展和更有效地进行卫生融资和资金分配，湄公河流域疾病监测网络基金会于 2012 年 1 月在泰国正式注册，成立了一个协调办公室，成为法律实体，并确立了七项核心战略，包

① ASEAN, "*Nay Pyi Taw Declaration on the ASEAN Community's Post-2015 Vision*", Nay Pyi Taw, November 12, 2014, http：//www. asean. org/images/pdf/2014_ upload/Nay% 20Pyi% 20Taw% 20Declaration% 20on% 20the% 20ASEAN% 20Communitys% 20Post% 202015% 20Vision%20w. annex. pdf, 2021 – 01 – 10.

② UNSCI, *Avian and Pandemic Influenza Related Program and Projects of the Inter-Governmental Entities in Asia and the Pacific*, Asia-Pacific Regional Hub of United Nations System Influenza Coordination, June 2011, pp. 14 – 15.

③ WHO, *Asia Pacific Strategy for Emerging Diseases Progress Report 2013：Securing Regional Health*, Manila：WHO Regional Office for the Western Pacific, 2013, p. 52.

④ ASEAN, *Joint Ministerial Statement of the ASEAN + 3 Health Ministers Special Meeting on Influenza A（H1N1）*, Bangkok, May 8, 2009, http：// asean. org/jointministerialstatement-oftheasean3healthministersspecialmeetingoninfluenzaah1n1bangkok8may20092/, 2020 – 04 – 20；中华人民共和国国家卫生和计划生育委员会，东盟与中日韩（10 + 3）卫生部长应对甲型 H1N1 流感特别会议部长联合声明，2009 年 5 月 11 日，http：// www. nhfpc. gov. cn/mohwsyjbgs/s9989/200905/40490. shtml，最后浏览日期：2020 年 4 月 20 日。

括加强跨境沟通和信息交流、促进有关人类健康与动物疫病部门之间的合作并加强社区监测、开发人力资源并提升各国流行病学能力、提高信息和通信技术能力、提高实验室能力、加强风险沟通、开展和应用政策研究。该网络目前侧重于传染病传播和研究方面的合作，并侧重于加强其成员的研究能力。①

在这一阶段，湄公河流域疾病监测网络的治理活动也超越了卫生部门的局限，形成了多层次、多部门协作的趋势。尤其是针对湄公河地区边境艾滋病、疟疾等传染病高发的特点，湄公河流域疾病监测网络加强了海关和移民部门的合作。一方面，湄公河流域疾病监测网络建立了由卫生、海关、移民和边境官员组成的"多部门边界反应小组"，通过跨界分享人力资源和专门知识，进行联合疫情调查，协助卫生和农业部门有效防控传染病；另一方面，湄公河流域疾病监测网络还与泰国玛希隆大学（Mahidol University）合作，对边境卫生官员进行地理信息系统（GIS）和其他分析技术培训，并增开边境地区的社会、政治和经济介绍课程，以增强公共卫生工作人员对边境地区本土特色和传统的了解，有助于增加民众对其的信任，增强卫生治理的效果。

三河流域合作机制公共卫生部门 2010—2012 年行动计划是 2006—2008 年计划的更新版，反映了其机制内国家的现状、优先事项和需求，以指导该组织到 2012 年的合作。该计划的目标是在三河流域倡议以及与东盟等其他区域合作框架内，在各级建立更密切的国家和区域合作，预防和控制传染病的传播，采取综合办法，加强国家和区域的准备和反应能力。在这段时期内，三河流域倡议主要进行了以下公共卫生治理活动：第一，建立和加强包括人类和动物部门的实验室能力在内的国家和区域监测和应对能力；第二，通过合作活动和现有信息共享系统和网络，通过《国际卫生条例（2005）》传染病监测、预防和控制国家协调中心促进信息共享；第三，促进跨界新发复发传染病的防控，特别是禽流感和大流行性流感；第四，加强三河流域国家的合作，并与其他现有的区域框架，如东盟和湄公河流域合作

---

① Katherine C. Bond et al., "The Evolution and Expansion of Regional Disease Surveillance Networks and Their Role in Mitigating the Threat of Infectious Disease Outbreaks", *Emerging Health Threats Journal*, Vol. 6, No. 103402, 2013, p. 3.

监测网络就人员能力建设、信息共享和疾病监测、预防和控制进行跨界合作，同时考虑《国际卫生条例（2005）》对指定机场、港口和陆地过境点的核心能力要求；第五，推动三河流域国家的国家协调流行病防备计划，特别是在边境省份和地区建立边境检查站。①

在国家层次，2015 年，多数会员国已经在突发公共卫生事件准备领域建立了国家级协调机制，尤其是动物卫生和人类健康相关部门之间的应对人畜共患病的机制。另外，通过《国际卫生条例》机制进行的突发公共卫生事件交流和验证能力已经得到了显著改善，并能够使用应急行动中心（EOC）应对突发公共卫生事件，协调有流行倾向疾病的风险评估和管理。② 例如，2012—2013 年，老挝基于其卫生需求和卫生能力在卫生部内设立了应急行动小组，虽然与机制化的应急行动中心还有差距，但是该应急行动小组在协调 2013 年登革热疫情的应对工作中发挥了一定的作用。而越南在美国疾病预防控制中心和世卫组织的技术支持下，已经在卫生部建立了应急行动中心，并在 2013 年通过模拟演习进行了机构功能测试，取得了很大的进展。③ 然而，东盟国家普遍存在的问题是，地区公共卫生紧急应对机制还仅停留在"被动响应"层次，而未上升到"主动准备"的层面，因此，东盟地区公共卫生应急机制的主动性、可持续性和功能还需要进一步改善。

第二节　本土化进程中地区卫生协作治理机制的新发展

东盟国家对地区卫生协作治理的集体身份认同在进一步参与

---

① UNSCI, *Avian and Pandemic Influenza Related Program and Projects of the Inter-Governmental Entities in Asia and the Pacific*, Asin-Pacific Regional Hub of United Nations System Influenza Coordination, June 2011, p. 105.

② 世界卫生组织西太平洋区域办事处：《亚太地区新发疾病和突发公共卫生事件战略：推动 2016 年后国际卫生条例的实施》，菲律宾马尼拉：世界卫生组织西太平洋区第六十七届会议，2016 年，第 23 页。

③ WHO, *Asia Pacific Strategy for Emerging Diseases Progress Report 2013: Securing Regional Health*, p. 46.

APSED（2010）实施的实践中得以巩固，加深了该身份被激活的程度，增强了东盟国家参与集体协作卫生治理的意愿，从而改变了其行为偏好，促进了地区卫生协作治理体系的基本建立。随着本土规范被东盟各国广泛接受，并带来地区卫生治理机制的改变，本土规范逐渐由主导性转变为工具性，开始通过增强与国际规范的一致性来引领地区卫生治理发展。因此，APSED Ⅲ 的核心内容体现出与《国际卫生条例（2005）》核心原则更强的一致性。在 APSED Ⅲ 引领下，东盟地区卫生协作治理体现出机制"跨部门性"增强、机构间"协调性"增强，以及不同治理领域的"机制互嵌性"日益明显三个特征。

一　APSED（2010）实施深化了地区对集体协作治理的认同

APSED 于 2005 年制定，并于 2010 年进行了修订，为指导地区内各国加强新发疾病及突发公共卫生事件应对能力、保障卫生安全，提供了一个集体行动的框架，旨在通过渐进式、分步骤的方式促进地区内各国达到《国际卫生条例（2005）》的核心能力要求。

2015 年对 APSED（2010）的实施情况评价显示，APSED（2010）有效增强了地区内各国公共卫生治理能力，各国也充分肯定了其提供的"集体协作治理"路径的价值。该报告首先强调了本区域仍面临着共同的卫生安全威胁，接着进一步强调各国需要采取集体行动加强公共卫生系统以应对共同的卫生安全威胁，履行集体治理的责任，维护共同的利益：

> 当今的卫生安全威胁，尤其是新发疾病爆发能够快速地扩展并影响多个国家，从而强调需要各国采取共同的准备和应对措施，采用国家、区域和全球范围内共同的战略方向，这也是实现可持续发展目标（SDG），尤其是与全民健康覆盖相关目标的手段……各国在确保卫生安全方面有共同的责任，正如近来出现的埃博拉、中东呼吸综合征（MERS）、寨卡病毒和黄热病爆发等引起国际关注的公共卫生事件所显示的，公共卫生事件会对一个国家的社会经济总体健康水平产生影响。为了预测、控制和应对持续的、不可避免的卫生安全威胁，194 个国家同意实施的《国

际卫生条例（2005）》是会员国和世卫组织履行共同责任以保护全球卫生安全的法律框架……①

该报告指出，APSED（2010）的实施取得了明显效果，有效提高了地区公共卫生治理和卫生危机应对能力。APSED 所提供的"集体协作治理"方法适用于本地区。具体地说，APSED 通过促进各国建立用于新发传染病和突发公共卫生事件的通用能力，通过逐步推进的方式建立公共卫生治理能力，通过集体协作和共同努力以实现共同维护"共同卫生安全"的目标，并对于动员和吸引外部卫生投资具有重要价值：

> APSED 于 2005 年制定，该版 APSED 关注于如何构建最低程度的系统，如快速反应队伍（RRT）、EBS 系统和现场流行病学培训项目（FETP）。2010 年，基于会员国评价以及自 2009 年甲型 H1N1 流感和其他公共卫生事件中汲取的经验教训对 APSED 进行了修订。APSED（2010）关注如何满足所有 IHR 核心能力要求，将最低程度的组成部分由之前的五个扩展到八个，增加了突发公共卫生事件准备（PHEP），区域准备、预警和应对以及监测和评价（M&E）……在过去十年中，APSED 和 APSED（2010）已成为协助指导地区各国实施和加强《国际卫生条例（2005）》核心能力的规范和集体行动框架……与十年前相比，地区在新发传染病和突发公共卫生事件监测、准备和应对方面准备得更加充分，会员国也一致认为该战略是落实《国际卫生条例（2005）》的一个重要和有意义的集体主义路径……具体而言，会员国的能力在以下方面得到了提高：监测与应对，借助现场流行病学培训项目发展人力资源，重点疾病和不明疾病的实验室诊断能力，针对人畜共患病协调人和动物卫生部门的工作，通过《国际卫生条例》机制开展会员国与世卫组织之间的沟通，

---

① 世界卫生组织西太平洋区域办事处：《亚太地区新发疾病和突发公共卫生事件战略：推动 2016 年后国际卫生条例的实施》，菲律宾马尼拉：世界卫生组织西太平洋区第六十七届会议，2016 年，第 1—14 页。

以及监测与评价等……本区域的事件监测系统平均每年发现和管理 200 次事件。这些事件包括霍乱、登革热和人感染新亚型流感病例等，说明大流感的风险持续存在。此外，在这个联系日益加强的世界上，寨卡病毒、中东呼吸综合征输入性病例、黄热病不断给卫生系统带来挑战。反复发生的疫情和突发公共卫生事件凸显了本区域对源自本区域内、外的新发疾病威胁的脆弱性，说明仍有必要通过集体的方式展开地区协作治理，以进一步加强对新发传染病和突发公共卫生事件的防范与应对……鉴于本区域至今仍面临着共同的卫生安全威胁，各国有共同的公共卫生治理责任和利益，因此 APSED 的"集体协作治理"思路对本区域的公共卫生治理和卫生安全威胁应对仍具有重要意义。①

总体来看，APSED（2010）的实施在促进地区公共卫生能力加强的同时，也进一步深化了地区对于"共同卫生安全"观念的认知和"集体协作治理"方式的认同，实现了实践与观念的共同进化（co-evolution）。

二　"自下而上"形成的 APSEDⅢ

2015 年 7 月，一年一度的技术咨询小组会议召开，会议评估了 APSED（2010）的实施情况，并建议在汲取过去十年实施 APSED 经验教训的基础上，根据变化中的世界形势、地区各国公共卫生需求和能力再次更新该战略的内容：

> 地区持续面临着卫生安全威胁，需要进一步加强 IHR 核心能力。尽管在多个领域已经取得了显著进展，但还存在许多挑战。在既往版本的 APSED 中，尽管已经给予感染预防和控制（IPC）很大的关注，但该领域的进展仍不充分。为了使感染预防和控制工作更加可持续，该领域应依托于已建立的卫生系统。

---

① 世界卫生组织西太平洋区域办事处：《亚太地区新发疾病和突发公共卫生事件战略：推动 2016 年后国际卫生条例的实施》，菲律宾马尼拉：世界卫生组织西太平洋区第六十七届会议，2016 年，第 2—16 页。

此外，还注意到，尽管认识到了风险评估的重要性，但相关技术和工具并未得到系统性地应用。既往发生的事件表明，还需要给予发达国家关注。即使拥有先进的卫生保健体系，输入性的传染病病例、抗菌药物耐药性微生物，以及卫生服务工作者感染预防和控制措施的适当性仍然具有挑战……就 APSED Ⅲ 的制定来说，也有许多事件对新战略的制定提供了支持，尤其是人感染甲型禽流感、西非埃博拉病毒病暴发、韩国的 MERS 暴发以及斐济发生的 Winston 气旋。这些事件提供了重要的经验教训，支持持续加强突发公共卫生事件准备和应对的基本组成部分，以改善卫生安全。主要经验教训包括：传染病是无法预测的，人群普遍易感，因此所有会员国、区域和全球必须为预料外的事件做好准备；尽管亚太地区在建立相关能力方面取得了显著进展，但由于亚太地区持续面临着卫生安全威胁，因此进一步加强和维持突发公共卫生事件准备的基本组成部分是必不可少的；在疾病暴发和突发公共卫生事件发生之间的时间投资于相应的准备工作是有益的，因其能够最大化地利用资源并提供一个良好的应对体系；在传染性疾病暴发和突发公共卫生事件准备和应对的过程中，需要与其他部门以及来自多个利益相关方的国家、区域和全球性倡议有更高程度的合作、协调和联系；疾病暴发可能造成远超其健康维度的社会、政治和经济影响；考虑上述经验教训，尤其是埃博拉的快速和广泛影响，APSED Ⅲ 中体现了持续加强卫生系统的基本组成部分，以及确保与其他战略相联系的重要性，从而可以创建一个可进行有效准备和应对的基于风险的全风险方法。①

技术咨询小组为了获得会员国对于更新 APSED（2010）下一步方向的观点、想法和意见，于 2015 年 9 月至 2016 年 5 月期间自下而上地启动了多层次的非正式磋商，在地区内各国、技术专家共同体和合作伙伴之间开展了大量的咨询活动，以确保更新后的文件符合地区实际需求

---

① WHO Regional Office for the Western Pacific, *Asia Pacific Strategy for Emerging Diseases and Public Health Emergencies*, Manila: Regional Committee for WHO Regional Office for the Western Pacific, WPR/RC67/9, August 31, 2016, pp. 75 – 76.

并适合新的环境。磋商过程中采用了多种形式，包括国家现场磋商、视频会议、电话会议以及对许多问题的书面反馈等（见图 5-2）。

在新文件涉及的内容和方向上，各国再次对"APSED 作为地区共同努力实现《国际卫生条例（2005）》核心能力要求以及构建国家应对卫生安全威胁的集体协作治理框架"表示认可，并同意 APSED 的愿景、目标、分目标和方法仍然有意义。[①] 同时，各国指出更新版的 APSED 还是应基于地区实际情况，为地区内各国管理所有新发传染病和突发公共卫生事件提供一个灵活的本土方案。尽管各国在磋商时普遍支持将重点领域由八个重新包装为六个，但部分会员国希望保持涉及人畜共患病和感染预防和控制的重要工作领域不变。[②]

在新文件的名称上，公共卫生专家建议在名称中加入"突发公共卫生事件"等关键词，以更符合文件所涉及内容和新变化的需要。该倡议得到了地区内各国的广泛支持，但同时，各国也认为 APSED 的缩写应当保留，因其已经得到广泛认可，继续使用一个熟悉的框架有助于会员国达到 IHR 的核心能力建设要求，[③] 如果此时运用全新的名称不利于倡议的推广。事实上，自 2010 年 APSED（2010）起，其内容已经超越 2005 年最初的新发传染性疾病范畴，但是为了地区认知的延续性，2010 年技术咨询小组一致决定不修改文件名称，而继续沿用 APSED。然而，在后续的实施中，APSED 所代表的狭窄的公共卫生威胁范畴确实影响了部分人对于该战略的正确认知，而误以为 APSED（2010）仅针对新发传染性疾病。因此，专家共同体普遍建议在保留 APSED 关键词的基础上，对文件名称进行扩充和修改，以更恰当地体现其内容。

---

① 世界卫生组织西太平洋区域办事处：《亚太地区新发疾病和突发公共卫生事件战略：推动 2016 年后国际卫生条例的实施》，第 75 页。

② WHO Regional Office for the Western Pacific, *Asia Pacific Strategy for Emerging Diseases and Public Health Emergencies*, p. 77.

③ 世界卫生组织西太平洋区域办事处：《亚太地区新发疾病和突发公共卫生事件战略：推动 2016 年后国际卫生条例的实施》，第 75 页。

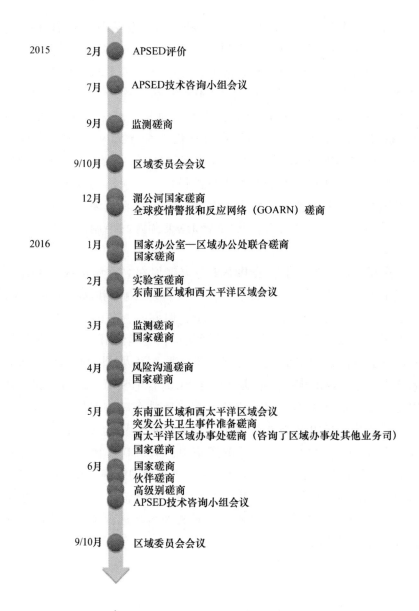

图 5 - 2 APSED Ⅲ "自下而上"的制定过程

资料来源：WHO Regional Office for the Western Pacific, *Asia Pacific Strategy for Emerging Diseases and Public Health Emergencies*, Manila: Regional Committee for WHO Regional Office for the Western Pacific, WPR/RC67/9, August 31, 2016, p. 78。

在 2016 年 6 月 28—30 日召开的 APSED 技术顾问小组会议上，各方对《亚太地区新发疾病及突发公共卫生事件战略》（以下简称 APSED Ⅲ）草案进行审议后达成一致意见，并承诺通过加强区域协作确保国家和区域的卫生安全，做到"一个都不能掉队"。① APSED Ⅲ草案汲取了实施 APSED 和既往事件的经验教训，反映了国家、区域和全球环境的变化，是实现《国际卫生条例（2005）》核心能力和建立国家预防、检测、应对和缓解卫生安全威胁能力的共同行动框架。

最终，在经历了 22 轮各层级的磋商之后，APSED Ⅲ于 2016 年 9—10 月被成功制定，也标志着亚太地区公共卫生治理进入一个崭新的时代。

三　APSEDⅢ与地区卫生集体协作治理体系的基本建立

APSED Ⅲ旨在通过"集体协作"改善区域内公共卫生体系、加强区域间"联系和协调"以及致力于持续的集体绩效改善，加强突发公共卫生事件准备和应对能力，实现本地区对公共安全承担"集体责任"和实现对突发公共卫生事件的预防、检测和应对。② APSED Ⅲ依据六个相互联系的分目标进行实施框架的组织，这六个目标构成了目标和目的的基础，并充分融入 APSED Ⅲ的实施框架。这个行动框架允许会员国在实施过程中保持灵活性，并充分纳入地区内各国的需求、工作重点、既往的经验教训，以及变化中的经济、环境、人口和社会因素，并关注到 APSED Ⅲ与地区内外其他相关倡议的协调与配合。③

2014 年"埃博拉"疫情的暴发引发全球各界对世卫组织改革的议论，全球各界呼吁世卫组织建立和加强应急系统的统一性，强化全球卫生应急队伍，进一步加速建立《国际卫生条例》核心能力和有韧性的国家卫生系统，改进《国际卫生条例（2005）》，加快研发以

---

① 世界卫生组织西太平洋区域办事处：《亚太地区新发疾病和突发公共卫生事件战略：推动 2016 年后国际卫生条例的实施》，第 11 页。

② 世界卫生组织西太平洋区域办事处：《亚太地区新发疾病和突发公共卫生事件战略：推动 2016 年后国际卫生条例的实施》，第 18 页。

③ WHO Regional Office for the Western Pacific, *Asia Pacific Strategy for Emerging Diseases and Public Health* Emergencies, p. 17.

及建立可持续的国际公共卫生融资机制。[①] APSED Ⅲ的内容与变化中的世界公共卫生治理局势相契合，体现了如下六个特点。

第一，APSED Ⅲ并不是"另起炉灶"，而是建立在 APSED（2010）的关键原则之上，包括以国家为中心的集体核心能力建设系统，囊括多利益相关方的多层次平台，保证评估、计划和行动程序的持续灵活性、强大的连通性和协调性，等等，[②] 保持了连续性。

第二，APSED Ⅲ强调在保持自身灵活性的基础上，与其他国际性和区域性全球治理框架的协调一致。这些倡议包括《减少灾害风险仙台框架》、《联合国气候变化框架公约》、可持续发展目标（SDG）、全民健康覆盖和《全球卫生安全议程（GHSA）》。

第三，基于自下而上的磋商，技术咨询小组会议确立了 APSED Ⅲ的八个重点领域，其中，第一至七个重点领域与 APSED（2010）基本一致，包括突发公共卫生事件准备，监测、风险评估和应对，实验室，人畜共患病，卫生服务过程中的预防，风险沟通，区域准备、预警和应对。第八个重点领域在 APSED（2010）的基础上进行了扩展，发展为国家、区域和全球整合的监测和评价体系，包括年度进展报告、模拟演练、暴发回顾和联合外部评估（JEE）。

第四，APSED Ⅲ在保留既往 APSED 的原则和主要方法的基础上，在部分特定领域增加了一些关注点。例如，它将以国家为中心扩展为"将国家、社区和人放在中心位置"，更关注广泛的"人的安全"。另外，它强调"全风险"和"健康一体化"，为加强管理所有突发公共卫生事件所需的公共卫生治理核心能力和核心体系提供通用平台，进一步扩大了治理范畴，为联合备灾和跨部分应急协作奠定基础。此外，APSED Ⅲ进一步强调共同行动的集体伙伴关系的重要性，为利益相关方参与提供一个集体协作平台的同时，采用逐步推进的方法发展或加强突发公共卫生事件准备，并通过持续的学习对实施方法灵活地进行改进。同时，APSED Ⅲ囊括了更广泛的公共卫生安全威

---

① WHO, *Developing ASPED Ⅲ: Information for Member State Consolation*, Manila and Delhi: WHO Regional Office for South East Asia and Western Pacific, April 2016, p. 8.

② WHO, *Developing ASPED Ⅲ: Information for Member State Consolation*, Manila and Delhi: WHO Regional Office for South East Asia and Western Pacific, April 2016, p. 12.

胁，包括新发传染病，抗菌药物耐药性，生物恐怖，食品和饮水安全，疫苗可预防疾病，虫媒病毒病，化学、放射和核威胁，自然危害，气候变化，全民健康覆盖，等等。

第五，APSED Ⅲ强调前瞻性和可持续性，倡导在公共卫生治理领域将"被动应对"转化为"主动准备"，并需要增强财务的可持续性。[①] 并开始倡导将国家监测、风险评估和应对体系与区域和国际水平的体系相连接的重要性，实现区域公共产品和全球公共产品的协调和标准对接，提高了和国际规范的一致性。

第六，APSED Ⅲ提出各国可以基于自身能力需求和现状，采取多元实施方式，为各会员国提供了更大的灵活性。考虑到卫生安全大环境的潜在变化，APSED Ⅲ的灵活性将确保其持续有效，有助于各国"因地制宜"开展公共卫生治理与合作。因此，APSED Ⅲ将保留与之前相同的实施方法，包括与合作伙伴共同努力、实施中保持灵活性、自现实事件中学习、与其他倡议相连接，以及关注公共卫生安全需要的基本要素等。在国家层面，实施 APSED Ⅲ 的方法应当与每个会员国的国情相适应，APSED 行动可在其具体的项目中实施，也可纳入已有的突发公共卫生事件计划或更广的国家卫生计划。在区域层面，APSED Ⅲ的区域协调和管理机制新增了会员国论坛，给予会员国更大的灵活性和自主权。

同时，APSED Ⅲ也提供了四种实施方式，以增加 APSED Ⅲ 的灵活性：其一，作为共同框架，进一步加强过去十年实施 APSED 过程中在建立国家和区域管控新发传染病和突发公共卫生事件能力方面取得的成就，以进一步提高区域卫生安全，并就优先行动达成一致；其二，作为共同方法，推动不同倡议和外部支持之间的协调，以最大限度地加强国家和区域层面的多部门合作；其三，作为区域性机制，共同地监测进展、推动持续性的集体行为改进，并改善区域性的准备和应对工作；其四，作为战略框架，用于倡导和动员本国和外部的财务和技术资源。[②]

---

① 世界卫生组织西太平洋区域办事处：《亚太地区新发疾病和突发公共卫生事件战略：推动 2016 年后国际卫生条例的实施》，第 15 页。

② WHO Regional Office for the Western Pacific, *Asia Pacific Strategy for Emerging Diseases and Public Health* Emergencies, p. 16.

　　考虑到项目的可持续开展和各利益相关方的认知一致性，APSED Ⅲ最终没有采纳最初技术专家共同体提出的将八项重点领域合并为六项的建议，还是保持了八项重点合作领域。然而与 APSED（2010）的八个重点领域不同的是，APSED Ⅲ一方面对重点领域的顺序进行了调整，将"突发公共卫生事件准备"提升至八个重点领域的第一位。作为所有重点领域的基础，"突发公共卫生事件准备"既需要其他重点领域的配合才能实现，也成为其他重点领域的系统性统领要素。重点领域顺序的调整既体现出该地区协作治理需求的优先次序的转变，也体现出地区公共卫生治理能力的提升，因此需要系统性地整合各项治理能力以增强协同效应。另一方面，APSED Ⅲ增加了一个新的重点领域，该新领域重点关注"卫生服务环境下的准备和预防"，同时将 APSED（2010）中"传染病的预防与控制"领域删除。尽管自 APSED（2005）开始，感染预防和控制已经取得了部分进展，但仍需要在该领域投入以使卫生服务过程中的感染传播风险降至最低，并应对东南亚地区日益严重的抗菌药物耐药性（AMR）。因此，感染预防和控制、临床管理、抗菌药物耐药性和医院准备被整合到一个范围更广的重点领域，并被命名为"卫生服务过程中的预防"。该重点领域更加强调公共卫生和临床服务之间的联系，并将其作为整个强健的卫生系统的一部分，用于预防、检测和应对新发疾病，尤其是个别案例和小规模事件可以得到良好的管理，从而预防疾病传播。[1]

　　最终，形成了 APSED Ⅲ的八个关键领域，即突发公共卫生事件准备，监测、风险评估和应对，实验室，人畜共患病，卫生服务过程中的预防，风险沟通，区域准备、预警和应对，以及监测和评价。这八个领域构成了一个公共卫生核心能力建设系统，这个系统以"突发公共卫生事件准备"为中心，为了实现"区域和全球针对卫生安全威胁的准备、预警和应对"，通过共同学习以持续不断地改进国家和区域系统，提高地区监测、风险评估和应对能力，提高风险沟通、实验室、人畜共患病，以及卫生服务过程中的感染预防能力，并通过

---

① 世界卫生组织西太平洋区域办事处：《亚太地区新发疾病和突发公共卫生事件战略：推动 2016 年后国际卫生条例的实施》，第 20 页。

纳入《国际卫生条例（2005）》监测和评价框架中的四个组成部分，在地区层次为全球监测和评价做出贡献。

（一）突发公共卫生事件准备区域协作机制

突发公共卫生事件准备是 APSED Ⅲ 的核心，也是实现更广泛的公共卫生治理目标的基础。尽管该领域自 2005 年 APSED 实施以来已经取得了显著进展，但仍存在很多挑战。2015 年地区技术咨询小组针对 APSED（2010）实施的评估以及地区内各国"自下而上"的反馈显示，本地区需要继续在人力、资源、时间和信息四个方面加强突发公共卫生事件管理能力。另外，虽然多数会员国已经有国家新发传染病或大流行性流感的防控计划，但多数会员国没有针对全风险的应对计划或建立公共卫生应急多部门协作机制。此外，多数会员国已经建立了国家级协调机制，尤其是动物卫生和人类健康相关部门之间的协调机制以应对人畜共患病，但这些机制通常仅仅在事件应对期间启动，而不是以持续启用的方式工作，并且这些机制的功能还需要进一步改善。同时，《国际卫生条例（2005）》国家联络点（IHR NFP）的功能（包括通行的 24/7 沟通系统）需要进一步完善。①

因此，APSED Ⅲ 的"突发公共卫生事件准备"领域在关注应急计划制订的同时，也强调做好系统性常态化准备，即在整个卫生系统（和其他部门）设置关键的职能、人、资源、工具和设施，从而可以有效和高效地实施这些计划。卫生部门需要与其他部门的行为者（如农业/林业、教育、环境、外事、安全、贸易和工业，以及公民社会）合作开展突发公共卫生事件的防控计划和应对，并确保建立了有效的计划并拥有适当的资源。② 在突发公共卫生事件准备方面，APSED Ⅲ 基本上沿袭了 APSED（2010）"双层次协作模式"，仍然从"应急计划的制订"和"加强系统准备度"两个维度增强地区公共卫生应急准备的能力。

---

① WHO Regional Office for the Western Pacific, *Asia Pacific Strategy for Emerging Diseases and Public Health* Emergencies, Manila: Regional committee for WHO Regional office for the western pacific, 2016, p. 22.

② 世界卫生组织西太平洋区域办事处：《亚太地区新发疾病和突发公共卫生事件战略：推动 2016 年后国际卫生条例的实施》，菲律宾马尼拉：世界卫生组织西太平洋区第六十七届会议，2016 年，第 21—22 页。

其中，"应急计划的制订"包括应急计划本身、持续的计划和协调过程两个组成部分。而"加强系统准备度"旨在确保卫生部门和其他部门中的所有组织结构和资源均可用，着重于建立多部门协调与合作机制，确保有持续和协调的规划、管理和应对流程，促进快速有效地展开公共卫生应急行动。[①] APSED Ⅲ 要求地区建立和强化公共卫生"中央指挥和控制中心"，并进一步通过集体治理，使用事件管理系统（IMS）[②] 和应急行动中心（EOC）[③] 应对突发公共卫生事件，协调有流行倾向疾病的风险评估和管理。尤其是对于应急行动中心的功能、对事件管理系统的熟悉程度以及培训和演练需要得到进一步关注，并考虑在国家、区域和全球层面将这些组织结构连接在一起。

在事件管理系统的建立、完善和使用方面，各国应建立和维持基于 IMS 原则的突发公共卫生事件应对方案，包括明确的职责分工、沟通和报告流程、常用术语以及可扩展性和灵活性，从而使事件管理系统的范围和功能可以适应于不断变化的需求。[④] 另外，各国应确保应对的组织结构具有充分和适当的物质资源，确保多部门协调、沟通和信息共享机制在国家和次国家层面能够运行，并能够根据需要分配和动员资源。此外，各国应开展多利益相关方共同参与的突发事件管理培训和模拟演练，以确保突发事件管理系统的功能性。其中多利益相关方应包含各国卫生部门、世界卫生组织、其他非卫生部门、联合国机构、安全当局、公立和私营部门组织，以及公民社会，而培训和

---

① WHO Regional Office for the Western Pacific, *Asia Pacific Strategy for Emerging Diseases and Public Health* Emergencies, Manila: Regional committee for WHO Regional office for the western pacific, 2016, pp. 21 – 22.

② 根据 2015 年世界卫生组织《公共卫生应急行动中心框架》，事件管理系统（IMS）是一种应急管理组织结构和系列方案，可为指导政府机构、私营部门、非政府组织和其他行为者以协调一致的方式开展工作（主要是应对和缓解所有类型突发事件影响）提供方法。事件管理系统还可应用于支持其他方面的应急管理，包括准备和恢复。

③ 根据 2015 年世界卫生组织《公共卫生应急行动中心框架》，应急行动中心（EOC）是开展突发公共卫生事件应对准备规划、战略政策和协调应对的机构和职能，其中包括向现场应急人员和应对机构提供支持。

④ WHO Regional Office for the Western Pacific, *Asia Pacific Strategy for Emerging Diseases and Public Health* Emergencies, p. 23.

演练项目应主要包括事件管理、应急行动中心运行和应对的后勤保障①三大板块的内容（见图5-3）。

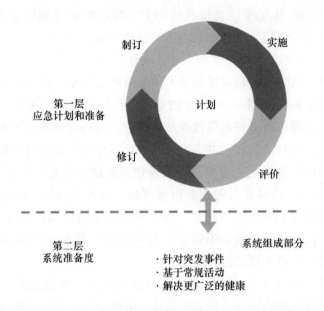

图5-3　APSED Ⅲ突发公共卫生事件规划和准备的"双层次协作"机制

资料来源：WHO Regional Office for the Western Pacific, *Asia Pacific Strategy for Emerging Diseases and Public Health Emergencies*, Manila: Regional Committee for WHO Regional Office for the Western Pacific, WPR/RC67/9, August 31, 2016, p. 21。

在应急行动中心的建立和检验方面，各国一方面应加强包括人力资源、财务和信息管理、后勤和资源动员在内的突发公共卫生事件管理能力，建立和加强卫生应急行动中心，协调卫生部门和其他部门间的准备和应对工作；另一方面，各国应确保应对组织结构能够快速地获得专家的技术建议和后勤方面的专业人员，具有快速部署应急人员和物资的机制，具有接受过应急响应培训的人员，能够确保应对人员的安全，包括在需要时提供心理学支持。

---

① 世界卫生组织西太平洋区域办事处：《亚太地区新发疾病和突发公共卫生事件战略：推动2016年后国际卫生条例的实施》，第24—25页。

此外，各国还应该建立和维持系统性的突发事件准备和应对协调机制，纳入多利益相关方，通过立法、谅解备忘录、机构间协议和操作流程确保各部门和机构的角色和职责清晰明确，有效协作。同时，各国还应该在原有项目实施的基础上，继续加强《国际卫生条例》国家联络点、入境口岸的信息沟通和协作治理。

（二）监测、风险评估和应对区域协作机制

监测、风险评估和应对是最大限度地降低突发公共卫生事件的卫生和社会影响的基础。[1] 风险评估是指，在风险管理框架下，对不同来源的信息进行持续和系统地收集整理，从而确定风险水平以指导决策的过程，它对于确保公共卫生风险的适当应对，以及对资源进行优先排序和动员来说至关重要。风险评估包括两个方面：（1）确认和描述威胁；（2）对脆弱性的分析和评价，涉及易感性、威胁因素暴露和应对能力。当与其他信息（如事件影响评估、是否有可用的应对措施，以及这些措施的有效性）相结合时，风险评估可为指导进一步的应对决策提供情报。[2]

因此，APSED Ⅲ 提出了"跨部门循环模式"来加强地区内部不同层级部门之间的协作。将监测数据、其他类型卫生信息以及来自卫生之外其他部门的数据相整合，从而可以利用多重信息来源开展及时的风险评估以指导决策。同时，各国还应定期对风险评估提供反馈，从而可以在需要的情况下及时地采取纠正措施。而风险沟通是该过程的组成部分，在整个风险评估周期中均可做出贡献并可生成信息。

另外，针对具体事件的"跨部门协作循环"，APSED Ⅲ 强调在公共卫生事件发展的不同阶段，不同信息来源参与风险监测和评估的比重也应随着实际情况的变化而变化。各国应在统一协作的基础上，根据实际情况对多元信息来源进行评估和组合，保持灵活的和一定程度的自主性（见图 5 - 4）。[3]

---

① WHO Regional Office for the Western Pacific, *Asia Pacific Strategy for Emerging Diseases and Public Health* Emergencies, p. 25.

② 世界卫生组织西太平洋区域办事处：《亚太地区新发疾病和突发公共卫生事件战略：推动 2016 年后国际卫生条例的实施》，第 27 页。

③ WHO Regional Office for the Western Pacific, *Asia Pacific Strategy for Emerging Diseases and Public Health* Emergencies, p. 27.

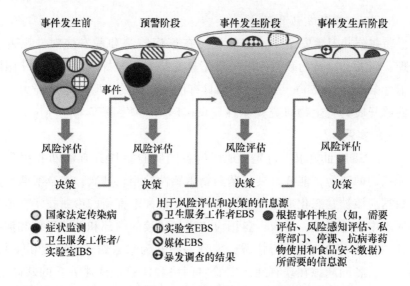

图 5 - 4　APSED Ⅲ 中针对公共卫生突发事件不同阶段的信息源组合

资料来源：WHO Regional Office for the Western Pacific, *Asia Pacific Strategy for Emerging Diseases and Public Health Emergencies*, Manila: Regional Committee for WHO Regional Office for the Western Pacific, WPR/RC67/9, August 31, 2016, p. 28。

2015 年针对 APSED (2010) 评价结果显示，地区内各国的风险沟通能力存在差异。就建立风险沟通并将其作为风险评估和风险管理程序的重要功能来说，在本区域仍存在挑战。此外，还需要进一步强调，在开发公共信息并监测其影响时，应提供沟通活动有效性方面的证据。获取的新信息和沟通媒介（如社交媒体和网络）的增加，为风险沟通的技术和资源带来了新的挑战。反之，社交媒体也可能成为一项有用的健康风险沟通工具，它也可被用于监测风险认知情况以及风险沟通的有效性。具体来说，有以下几个行动计划：将风险沟通作为预防、准备、应对和恢复的核心要件；加强风险沟通、监测和风险评估之间的运行联络；建立社区参与以及将风险认知评估整合到风险评估和风险管理程序中的机制；加强新媒体在风险沟通中的使用，包括社交媒体和社交网络；正式确立常规评估风险沟通有效性的机制。①

————————

①　世界卫生组织西太平洋区域办事处：《亚太地区新发疾病和突发公共卫生事件战略：推动 2016 年后国际卫生条例的实施》，第 41—42 页。

（三）实验室协作网络

在公共卫生安全中，实验室可在疾病监测和暴发应对、患者管理、研发，以及为政策制定提供信息支持方面发挥重要作用。《国际卫生条例（2005）》要求会员国具有优先疾病的实验室诊断能力，并能够开展具有生物研究安全性（biosafety）和生物安全性（biosecurity）的实践。[①]

APSED Ⅲ 要求，首先，地区内各国实验室均具有诊断和报告优先疾病的能力，能够开展抗菌药物敏感性检测。其次，来自实验室的数据应该被常态化地用于监测和风险评估和审查新的诊断技术在地方环境中的适用性。再次，各国应该通过持续的内部和外部评估和演练评估实验室的功能运行情况，发现差距并为采取纠正措施提供支持。最后，各国应该在现有地区实验室网络和实验室伙伴关系的基础上，将地方层次的、国家层次的实验室和地区与全球层次的实验室进行连接，并将各层级实验室和其他卫生治理部门相连接，构建一个跨部门、多层级的协作治理网络。

（四）人畜共患病区域协作机制

自 2005 年 APSED 实施以来，地区在应对人畜共患病方面已经取得了进展，多数国家目前已经建立了协调机制，然而，随着东南亚地区牲畜抗菌素耐药性的日益凸显，人畜共患病带来的卫生安全威胁面临更多不确定性。此外，2014 年西非埃博拉疫情表明文化背景和社区行为对于应对人畜共患病的威胁来说至关重要。

因此，APSED Ⅲ 倡导地区内各国应在持续加强公共卫生集体治理的基础上，对政策制定、应对准备规划、改善信息共享以及与公众沟通进行投入，继续强调建立和发展多部门与利益相关方合作和协调，尤其是建立与动物卫生和环境卫生部门间的协作机制。

地区内各国将采用"多部门、多利益相关方"的方法管理人畜共患病，主要通过与利益相关方共享监测信息的方式，为出现的人畜共患病提供早期预警，从而采取协调一致的应对。另外，通过制定标准

---

① WHO Regional Office for the Western Pacific, *Asia Pacific Strategy for Emerging Diseases and Public Health* Emergencies, p. 31.

化的程序对人畜共患性的事件进行常规的联合评价、围绕应急行动中心组织开展应对工作，以及采用事件管理系统提高风险评估能力。此外，通过采用健康一体化方法建立和维持系统性的协调、沟通和信息共享机制，并通过政策、立法、机构间协议或其他方式确保对不同机构的角色和职能有明确的书面规定，通过在地方、国家和跨国家层面开展联合培训和模拟演练，评价动物—人类—环境相交点的多部门协调、沟通和信息共享的有效性，发现差距并改善准备和应对协调。①

（五）卫生服务过程中的预防机制

运行良好的卫生系统是预防和应对疾病暴发和突发公共卫生事件的前提。2015 年对 APSED（2010）的实施情况的评价显示，地区卫生服务系统还存在系统的脆弱性，包括卫生服务工作者培训不足、医院监测和应对体系脆弱、感染预防和控制系统薄弱，以及卫生服务信息系统和协调机制需要加强等。②

因此，APSED Ⅲ 倡导地区内各国加强卫生服务系统在常规实践中的有效性和安全性，并能够改善突发公共卫生事件发生期间实施情况和适应性的行动。这包括：应急能力需求规划、治疗优先排序、易耗品供应、加强临床管理、感染预防和控制。该重点领域采用政府一体化方法解决与卫生保健中预防相关的复杂问题。卫生机构单一的工作计划应与相同领域内其他卫生服务机构的准备和应对计划相协调，从而可以在发生大规模的公共卫生事件时以最有效的方式利用资源。其中，各国应重点在感染预防和控制、临床管理、抗菌药耐药性和卫生机构的准备方面加强该领域的建设。

（六）风险沟通区域协作机制

风险沟通是《国际卫生条例（2005）》要求各国应建立的核心能力之一，它对于个体和社区做出知情决策、采取积极的行为改变并维持对卫生当局的信任是必需的。2015 年针对 APSED（2010）的评价结果显示，地区内各国风险沟通能力差异较大，显示出严重的不平衡

---

① WHO Regional Office for the Western Pacific, *Asia Pacific Strategy for Emerging Diseases and Public Health* Emergencies, pp. 34 – 35.

② 世界卫生组织西太平洋区域办事处：《亚太地区新发疾病和突发公共卫生事件战略：推动 2016 年后国际卫生条例的实施》，第 36 页。

性。同时，虽然社交媒体和网络的兴起为风险沟通的技术和资源带来了新的挑战，但是，社交媒体也可能成为一项有用的健康风险沟通工具，它可以被用于监测风险认知情况以及风险沟通的有效性。①

APSED Ⅲ关注于加强突发卫生事件沟通、实施沟通和行为改变沟通这三个维度的能力，并倡导各国建立多利益相关方、跨部门的风险沟通系统。通过对目标风险评估开展利益相关方分析，确认意见领袖和最适于进行公众沟通的沟通媒介，并确保不同应对部门之间关键的风险沟通信息同步，建立和维持风险沟通官员的登记体系，将风险沟通作为预防、公共卫生防范、应对和突发公共卫生事件后恢复工作的核心。②

另外，APSED Ⅲ倡导各国加强跨所有部门的风险沟通、监测和风险评估之间的运行联络，将风险管理周期的所有阶段均纳入风险沟通。并建立社区内所有群体参与以及将风险认知评估整合到风险评估程序中的机制，使用新信息和沟通媒介加强风险沟通能力。最后，建立一个能够在干预实施后尽快对风险沟通的有效性和社区参与方法进行常规评价的系统，确保风险沟通集体协作体系的可持续性。

（七）区域准备、预警和应对机制

APSED（2010）中区域准备、预警和应对的关注点是加强区域层面已有的监测、风险评估、信息共享、防范和应对体系。通过共享风险和运行沟通，在地区层面已经建立和实施了区域基于事件的监测（EBS）和基于指标的监测系统，并实现了人员的快速部署，以支持会员国开展突发公共卫生事件准备和应对。世卫组织国家办公室作为会员国的第一联络点可以利用区域和全球性的快速响应机制，例如全球疫情警报和反应网络（GOARN）。③

APSED Ⅲ中的区域准备、预警和应对将对全球的准备、预警和应对做出贡献，并且与2016年创建的世卫组织卫生应急项目（WHO

---

① WHO Regional Office for the Western Pacific, *Asia Pacific Strategy for Emerging Diseases and Public Health* Emergencies, pp. 39 – 40.

② 世界卫生组织西太平洋区域办事处：《亚太地区新发疾病和突发公共卫生事件战略：推动2016年后国际卫生条例的实施》，第41页。

③ WHO Regional Office for the Western Pacific, *Asia Pacific Strategy for Emerging Diseases and Public Health* Emergencies, pp. 42 – 43.

Health Emergencies Programme）形成联动。① 首先，APSED Ⅲ倡导地区内各国建立基于多重信息源的区域风险评估系统，并通过建立区域应急行动中心促进开展联合的准备规划和模拟演练，在世卫组织总部、区域、国家和其他应急行动中心之间建立联系，形成协同联动效应。

其次，APSED Ⅲ倡导地区内各国建立区域快速响应机制，在各国建立突发公共卫生事件应急机制，建立和维持一项可用于区域和全球快速部署以应对疾病暴发和突发公共卫生事件的专家登记，并利用、维持和扩展现有的技术和运行网络，通过联网和伙伴关系，加强准备和快速应对工作。

最后，APSED Ⅲ倡导地区内各国采用创新技术进行信息共享，并通过现场流行病学培训项目和突发公共卫生事件管理的培训项目和演练进一步加强地区公共卫生人力资源建设。

（八）监测和评价机制

一个持续性的计划和审查过程的监测和评价职能有助于协调关键的利益相关方，促进其更加透明地反映所取得进展，并加强持续的优先领域设定，而在资源稀缺的环境中，这项工作尤其重要。在之前版本的 APSED 文件中，"监测和评价"与《国际卫生条例》核心能力监测框架相一致，并包含了《IHR 监测问卷》。另外，技术咨询小组年度会议针对区域实施进展的审查过程和"《国际卫生条例》水晶演练"（IHR Crystal Exercise）也成为地区简单的监测和评价机制的重要组成部分。

在 APSED（2010）建立的监测和评价系统的基础上，APSED Ⅲ监测和评价旨在建立国家和亚太地区区域性的系统，以共同学习和持续改进，地区内各国应继续引领监测和评价程序，并在规划、实施和监测的过程中寻求卫生以外部门的参与。② 该框架由四个部分组成，即年度报告、事后回顾、模拟演练、联合外部评估（JEE）。其中，

---

① WHO Regional Office for the Western Pacific, *Asia Pacific Strategy for Emerging Diseases and Public Health* Emergencies, p. 43.

② 世界卫生组织西太平洋区域办事处：《亚太地区新发疾病和突发公共卫生事件战略：推动 2016 年后国际卫生条例的实施》，第 46 页。

年度报告由两部分组成，包括各国向世界卫生大会自行报告《国际卫生条例（2005）》核心能力建设进展和向地区技术咨询小组会议报告 APSED 实施进展和意见反馈。而事后回顾包括用于衡量会员国能力运行情况的计划性疫情审查以及对疾病暴发和突发公共卫生事件区域性应对回顾。在没有疫情或突发公共卫生事件可供审查时，地区内各国可通过演练检验模拟条件下的应对流程，从而发现可改进的领域。此外，《国际卫生条例（2005）》的能力评价将由内部和外部专家组成的团队共同进行，以促进透明性和问责。在这个过程中，APSED Ⅲ将采用世卫组织及其合作伙伴开发的联合外部评估工具，并在实施联合外部评估的过程中为会员国提供支持。①

与此同时，APSED Ⅲ要求各国将监测和评价系统纳入国家工作计划，以衡量卫生系统的功能运行情况，推动系统完善并确保"集体卫生安全"下的"共同责任"。首先，它要求各国密切协调国家和区域规划和审查过程，并在各级引导实现持续的学习和系统完善；其次，它要求各国关注监测和评价程序衡量系统是否能够运行，而不仅仅评估是否已经建立能力；再次，它通过监测和评估程序推动合作伙伴的建立，包括来自多部门的利益相关方；最后，它通过年度报告、事后回顾、演练和联合外部评估，希望提供透明性和问责有效性。②

APSED Ⅲ的愿景、目标、分目标和八个重点领域的实施计划，都体现出该文件对"集体协作治理"路径的坚持和强化。APSED Ⅲ的愿景强调各国对地区公共卫生安全的"集体责任"，同时试图通过地区内外的"集体协作"，来加强区域内各国的公共卫生体系建设，强化区域内外的"合作与协调"，以实现卫生治理集体绩效的改善。

四 APSED Ⅲ时代地区卫生集体协作治理的新态势

世卫组织 2014 年在协调各国应对"埃博拉"疫情的无力使其

---

① WHO Regional Office for the Western Pacific, *Asia Pacific Strategy for Emerging Diseases and Public Health* Emergencies, pp. 45 – 46.

② 世界卫生组织西太平洋区域办事处：《亚太地区新发疾病和突发公共卫生事件战略：推动 2016 年后国际卫生条例的实施》，第 47—48 页。

遭受了全球各界广泛的批评，全球卫生治理"去中心化"呼声日益高涨，凸显了全球卫生治理体系的结构化缺陷，区域作为全球卫生治理的场域的可能性和必要性正在上升。从可能性来说，区域结构在一个"去中心的全球主义"（decentered globalism）世界里可以在如下三个方面发挥功能，即保留当地特色的堡垒、全球合作弱化的退路和实现多元国际关系的有效平台。① 从必要性来说，区域结构可以弥补全球卫生治理在国家和全球层次之间的治理空白，并成为连接国家层次和全球层次之间的、提供沟通协调和多层次权力博弈的中介平台。区域既不同于全球卫生治理结构的松散，也不同于国家治理结构的高度同质化，形成了介于两者之间独特的张力。并且，在区域层次的公共卫生治理合作更着眼于基于"需求"的互动，有助于在卫生治理合作中塑造共同的身份认同和利益建构。而国家作为公共卫生治理的主体，在区域这个更紧密互动的网络中将会产生更多的实践互动。

因此，APSED Ⅲ时代的东盟地区公共卫生治理在新形势和新环境下又迸发出了新的生机与活力。总体来看，这一时期东盟地区公共卫生"集体协作治理"体现出更明显的"融合"态势，主要体现在地区卫生治理机制的"跨部门性"增强、机构间"协调性"增强，以及不同治理领域的"机制互嵌性"日益明显三个方面。

（一）地区卫生治理机制的"跨部门性"增强

第一，"跨部门协作"在东盟地区卫生政策制定和卫生议程设置中占据突出位置。"东盟2020健康愿景"指出东盟地区卫生问题与其他社会文化问题是互相联动的，因此，东盟地区公共卫生治理政策应充分考虑"东盟社会文化共同体支柱下其他问题（社会问题、教育问题、环境问题和灾害管理等）的共同解决"，并强调了东盟地区独特的环境和需求，指出"卫生治理政策的制定应围绕东盟成员国实际需求，而不是国际上的普遍要求"。《2020年健康生活方式的区域行动计划》也提出要建立管理卫生治理行动

---

① 张云：《国际关系中的区域治理：理论建构与比较分析》，《中国社会科学》2019年第7期。

的区域性机制，以推动地区卫生政策制定，协调区域卫生治理行动，实现区域内外行动的协调和联动。同时，东盟在内部还应该建立更多的跨部门联系，将经济、文化、劳工、卫生等议题都纳入互相联动的体系中考虑，包括高级别政策论坛、专家共同体、伙伴关系和跨部门行动等多层次、多领域的卫生治理网络应该被建立。① 同时，《2015 年后东盟卫生发展议程》中也强调了跨部门信息共享、技术交流和政策制定，② 地区卫生治理不再局限于单一部门或单一领域，实现了立体式发展。

第二，东盟地区采用"健康一体化"的方法进行"跨部门协作治理"。健康一体化理念强调人类健康与动物健康和环境健康息息相关，因此，"跨部门协作治理"是实现"健康一体化"，应对共同卫生安全的重要途径。它强调采用"预防性"的措施，而不是突发公共卫生事件发生后的消极应对。另外，它还强调需要在人类卫生部门、动物卫生部门和环境部门之间开展有效合作，以控制动物源性的新发疾病，为大流行性疾病的防范做出贡献，并且在源头降低人畜共患的风险和食源性疾病风险。2018 年东盟签署了《东盟预制食品卫生检查和认证体系部门互认安排》。菲律宾于 2017 年建立了食品和饲料快速警报系统（PhilRASFF），马来西亚于 2019 年 3 月在卫生部设立了食品安全控制部门，新加坡食品署（Singapore Food Agency）于 2019 年 4 月成立，越南制订了食品安全应急和反应计划，并正在三个省开展一个由单一机构管理食品安全的试点项目。③

第三，审查《国际卫生条例（2005）》执行情况的联合外部评价进一步促进了东盟地区卫生治理的"跨部门性"。联合外部评价是由

---

① ASEAN, *Regional Action Plan on Healthy ASEAN Lifestyles*, Jakarta：ASEAN Secretariat, August 16, 2012, https：//asean. org/? static_ post = regional-action-plan-on- healthy-asean-lifestyles, 2020 – 12 – 02.

② ASEAN, *ASEAN Post-2015 Health Development Agenda 2016-2020*, Jakarta：ASEAN Secretariat, 2018, https：// asean. org/? static_ post = asean-post-2015-health-development-agenda-2016-2020, 2020 – 12 – 29.

③ WHO, *Progress Reports on Technical Programmes 2020*, pp. 10 – 11.

"全球卫生安全议程"（GHSA）领导，由十个国家①组成多边指导小组设立的，它允许各国自愿参与公共卫生应急准备工作的联合外部评估，东盟国家中柬埔寨、老挝、缅甸、泰国和越南已经自发参与到联合外部评价机制中，文莱、马来西亚也在区域框架下进行了联合评估。开展联合外部评价使各国能够确定加强其卫生安全的优先行动，促进与利益攸关方的伙伴关系，并加强跨部门协作，以充分调动各方面资源。②

（二）地区卫生治理机构间的"协调性"增强

第一，东盟地区继续在 APSED Ⅲ 的框架下强化人畜共患病防控机制，推动国家、次区域和区域层面多层次、多部门利益相关方的协调与合作，为东盟成员国、联合国粮农组织、世界动物卫生组织、世界卫生组织（WHO）和其他合作伙伴加强在源头应对人畜共患病威胁的"协作治理"提供协调机制。③ 2017 年 10 月，在粮食及农业组织、澳大利亚政府、美国国际开发署（USAID）、亚洲开发银行（ADB）、世界动物卫生组织、欧盟疾病规划和高致病性疾病（EU-HPED）的技术支持下，东盟建立了动物卫生和人畜共患病协调中心（ACCAHZ），并指派马来西亚负责未来四年的机构运行，泰国负责接下来四年的机构运行，中心的资金将由东盟成员国捐资提供。东盟动物卫生和人畜共患病协调中心体现了东盟通过跨部门协作确保对紧急动物卫生和人畜共患病快速反应的决心和承诺，以保护地区内人民和牲畜的健康。④ 东盟动物卫生和人畜共患病协调中心还旨在促进食品、动物和人类健康的安全和保障、扶贫以及东盟共同体的福祉和生计。另外，针对人畜共患病的跨部门合作，东盟

---

① 多边指导小组由加拿大、智利、芬兰、印度、印度尼西亚、意大利、肯尼亚、沙特、韩国和美国组成。

② WHO, *Progress Reports on Technical Programmes*, Manila: WHO Regional Office for the Western Pacific, WPR/RC68/11, 2017, p. 3.

③ 世界卫生组织西太平洋区域办事处：《亚太地区新发疾病和突发公共卫生事件战略：推动 2016 年后国际卫生条例的实施》，第 58 页。

④ ASEAN, *Agreement on The Establishment of The ASEAN Coordinating Centre For Animal Health and Zoonoses*, Singapore, October 2017, http://agreement.asean.org/media/download/20161108071810.pdf, 2020 – 12 – 02.

地区建立了联合风险评估（JRAs）机制，将人—动物—环境界面的风险途径和健康风险都纳入地区公共卫生治理的人畜共患病协调框架中。通过这种跨部门三方合作，实现真正有效的区域人畜共患病风险监测和疫情预警。

第二，东盟地区在 APSED Ⅲ 的框架下，建立了突发公共卫生事件多部门准备和应对计划，协调地区内各国防备、监测和应对公共卫生安全威胁行动。2014 年"埃博拉"疫情促进了世卫组织以应急系统为核心的改革，新设立的世界卫生组织卫生应急项目（WHE）增强了东盟地区多部门联合实现卫生安全的势头，建立了一系列区域跨部门突发公共卫生事件准备、监测和应对机制，包括东盟突发公共卫生事件协调理事会工作组（ACCWG）、东盟突发公共卫生应急行动中心（PHEOC）和东盟生物离散虚拟中心（AB-VC）。这些加强本区域公共卫生安全应急系统的努力经受了 2020 年"新冠肺炎"疫情的严峻考验，[①] 不仅在卫生部门内部，而且在整个政府和全社会机制中动员非卫生部门行为者和社区参与，灾害管理系统和紧急行动中心被有效地用于东盟地区联合应对疫情。同时，东盟各国也越来越多地利用社会倾听和行为见解为应急工作提供信息，特别是在大流行病期间。例如，2020 年 3—5 月对菲律宾卫生工作者的一项调查发现，心理健康是一个普遍关注的问题，因此，菲律宾卫生部在世卫组织的支持下，帮助卫生工作者获得了心理咨询和支持服务。

第三，东盟地区在 APSED Ⅲ 的框架下，建立地区实验室网络协调机制，促进地区公共卫生检测和实验能力的有效提升。一方面，根据地区技术咨询小组会议的建议，东盟地区内实验室能力有限的国家开始制定大流行期间实验室检测战略指南，目前该地区十个国家的 150 多个实验室参与了该项目，为建设和扩大应对"新冠肺炎"疫情的国家实验室能力和网络奠定了重要基础。[②] 另外，地区

① WHO, *Progress Reports on Technical Programmes 2020*, Manila: WHO Regional Office for the Western Pacific, WPR/RC71/8, 2020, p. 4.

② WHO, *Progress Reports on Technical Programmes 2020*, Manila: WHO Regional Office for the Western Pacific, WPR/RC71/8, 2020, p. 5.

建立了东盟应对所有灾害和突发威胁的公共卫生实验室网络和东盟区域公共卫生实验室网络（RPHL），通过加强标本转送、生物安全、质量管理，提高了实验室的功能和检测能力。同时，柬埔寨、老挝和越南这一类实验室能力较弱的国家通过制定政策，将实验室和国家公共卫生监测系统联系起来，[①] 以系统联动的方式提高实验室能力。

（三）不同领域的"机制互嵌性"日益明显

第一，东盟地区在 APSED Ⅲ 的框架下实行公共卫生治理"全风险"准备和应对，以突发公共卫生事件为核心的所有公共卫生安全威胁都在治理范围之内，为公共卫生和其他灾害管理提供通用平台。这一时期东盟地区卫生治理的范畴不仅包括传染病，还包括来自自然灾害、社会环境变化以及区域灾害带来的公众焦虑等更广泛的"人的健康"的威胁，并与《全民健康覆盖迈向更高水平的健康——西太平洋区域行动框架》、可持续发展目标和《全民健康覆盖区域战略》形成显著的一致性。此外，为了打破监测系统的局限性，东盟各国在世卫组织地区办公室的指导下，制定了一种综合多个信息来源的风险评估方法，该机制在地区多种灾害管理和治理领域实现了"机制内嵌"，也在地区联防联控、协作应对"新冠肺炎"疫情的过程中发挥了重要的作用。

第二，东盟地区在 APSED Ⅲ 的平台基础上，建立了包括应急行动中心、风险沟通和灾害后监测的通用系统，当疾病暴发升级为大规模突发公共卫生事件时，可利用灾害管理系统推动实施协调一致的应对措施，公共卫生治理机制和灾害管理机制实现了"机制互嵌"。例如东盟突发公共卫生事件紧急行动中心网络（ASEAN EOC Network）是在东盟灾害管理与紧急应对协议（AADMER）、2009 年东盟区域准备和协调联合救灾和紧急行动标准作业程序（ASEAN SASOP）和 2010—2015 年东盟灾害管理与紧急应对协议中的灾害安全卫生设施等机制的基础上于 2016 年建立的，并于"新冠肺炎"疫情防控期间发展了一个专注于公

---

① WHO, *Meeting of the Regional Technical Advisory Group on the Asia Pacific Strategy for Emerging Diseases and Public Health Emergencies* (*APSED Ⅲ*): *Advancing Implementation of the International Health Regulations* (2005): *Meeting Report*, p. 9.

共卫生突发紧急事件的协调中心，是东盟灾害管理和应急机制在公共卫生治理领域的"机制互嵌"。在国家层次上，部分东盟国家已让灾害风险管理部门参与推进其卫生安全和大流行病规划当中，在应对"新冠肺炎"疫情的过程中，各国通过灾害风险管理协调机构和社区动员实现了公共卫生紧急事件的应对和全社会联防联控，体现出"机制互嵌"在东盟地区卫生治理和紧急应对中的价值。

第三，东盟地区充分利用信息科技和新媒体实现地区全风险治理的跨部门合作和"机制互嵌"。东盟生物离散虚拟中心利用大数据分析跟踪"新冠病毒"的传播，通过风险评估为东盟突发公共卫生事件紧急行动中心网络提供技术支持，是东盟地区信息合作机制与公共卫生机制、灾害管理机制的"机制互嵌"。卫生资源可用性监测系统（Health Resources Availability Monitoring System）为优化卫生资源配置、降低资源损耗、提高卫生资源利用效率提供了信息科技支持。而区域公共卫生实验室网络（RPHL）是在美国倡导的"全球卫生安全议程"（GHSA）平台下的机制发展和融合，同时，东盟还发展了一个东盟社会文化共同体下应对所有灾害和突发威胁的公共卫生实验室网络，并与区域公共卫生实验室网络互相配合。而这两个实验室也将会融入东盟灾害和突发威胁管理更广阔的机制之中。此外，在东盟风险沟通资源中心和东盟风险评估和沟通中心的协助下，东盟各国有效利用社会媒体与地区民众进行公共卫生风险沟通和疫情通报，有利于全社会联防联控的动员和提高民众对政府的信任。

第三节　本土卫生治理规范的演化与渐进式遵约路径

2005—2015 年这十年间，APSED 经历了从 2005 年最初的版本到 APSED（2010）再到 APSED Ⅲ 的演化。作为帮助地区实现《国际卫生条例（2005）》核心能力要求的区域本土规范，APSED 在这十年间也发生着自我演化（见表 5-1）。

表 5 - 1　　　　　APSED、APSED（2010）和 APSED Ⅲ 的对比

领域	APSED	APSED（2010）	APSED Ⅲ
愿景和目标	强调对管理地区新发传染病（emerging infectious disease）的迫切需求	强调对区域新发疾病（emerging diseases）和其他公共卫生紧急事件的"集体责任"	强调对突发公共卫生事件和公共卫生安全承担"集体责任"，加强突发公共卫生事件准备和应对能力
具体目标	五个相互关联的目标：降低风险、早期探测、快速反应、有效准备、伙伴关系	五个相互关联的目标：降低风险、早期探测、快速反应、有效准备、伙伴关系	六个相互关联的目标：有效准备、降低风险、早期检测和评估、快速适当应对和后续恢复、可持续筹资、加强预防
重点领域	五个重点领域：监测、风险评估与应急响应、实验室、人畜共患病、传染性疾病的预防与控制、风险沟通	八个重点领域：监测、风险评估与应急响应、实验室、人畜共患病、风险沟通、公共卫生应急准备、传染性疾病的预防与控制地区级应急准备、告警与响应、监测和评价	八个重点领域：突发公共卫生事件准备；监测、风险评估和应急响应；实验室；人畜共患病；卫生服务过程中的预防；风险沟通；地区级应急准备、告警与响应；国家、区域和全球整合的监测和评价体系
范围	新发传染病	包括新发疾病在内的所有紧急公共卫生威胁	以突发公共卫生事件为核心的所有公共卫生安全威胁
时间	5 年	5 年	5—8 年灵活的实施时间设定
发展过程	"自上而下"的方法，通过各种评估和评价来支持执行，并借鉴"非典"的经验教训	"自下而上"的办法，加强国家和区域磋商，并借鉴 2009 年"甲流"大流行的经验教训	"自下而上"的办法，通过强国家和区域磋商，建立在先前的规范、实施经验、评估和各国反馈的基础上
实施方式	循序渐进的方法，以确保具备"最低能力"；标准化方式，在实施过程中灵活性较低；更关注资源缺乏和能力欠缺的国家	满足核心能力的基本要求；非标准化的方法，在设计和执行时更加灵活；为资源有限的国家继续努力，也要地区内所有国家充分参与	加强核心能力建设，实现国际规范要求；非标准化的方法，保持灵活性，但加强了联合外部评估确保地区内所有国家的充分参与

资料来源：Ailan Li and Takeshi Kasai, "The Asia Pacific Strategy for Emerging Diseases：A Strategy for Regional Health Security", *Journal of Western Pacific Surveillance and Response*, Vol. 2, No. 1, 2011, p. 8, APSED Ⅲ 部分为笔者添加整理。

2005 年，该地区卫生治理能力普遍较差，卫生体系不健全，卫生治理存在严重的区域内部不平衡。因此，APSED 基于地区实际卫生能力和当时最紧迫的公共卫生治理需求——防控"禽流感"，提出了建设"最低限度"的公共卫生治理能力的目标，并将传染病防治和人畜共患病作为最优先的项目来实施。在这段时期，地区内各国逐步就"共同的卫生安全"达成了"共有认知"，并对合作与集体治理方式做出政治承诺。

随着地区公共卫生治理"最低能力"的基本形成，地区专家共同体"自下而上"地推动了 APSED 内容和实施方式的修订，形成了 APSED（2010）。在这个实践过程中，APSED（2010）在保持本土自主性和灵活性的同时，明确了其作为帮助地区实现《国际卫生条例（2005）》目标的独特遵约路径的定位，并在结合地区实际能力和需求的基础上，将治理目标提升为"满足《国际卫生条例（2005）》核心能力的基本要求"。与 2005 年 APSED 相比，APSED（2010）显示出了更强的国际规范遵从性和一致性。

2015 年，地区专家共同体再次提出对 APSED（2010）进行修订，以更适应地区实际能力发展和需求变化，并与全球环境更加契合。APSED Ⅲ 再次提升了治理目标，要求地区内各国加强公共卫生核心能力建设，实现《国际卫生条例（2005）》的要求。APSED Ⅲ 显现出了更强的对国际规范的遵从性和一致性，并将自己定位为"与《国际卫生条例（2005）》相一致的区域性工具"，是区域履行《国际卫生条例（2005）》的义务，进行公共卫生治理核心能力建设的"渐进式"路径的最高层级。

在这条"渐进式"核心能力建设的路径中，APSED 作为指导性本土规范，也在本土实践的进程中实现了自我演化。其核心能力的层次要求不断向国际规范靠拢，与《国际卫生条例（2005）》的一致性越来越高。虽然这在某种程度上会造成地区本土特色的弱化，但 APSED Ⅲ 仍保持着基于区域实际情况、保持区域自主性和灵活性的"初心"，并摸索出了一条跨部门、多层次的"集体协作治理"路径（见图 5 - 5）。

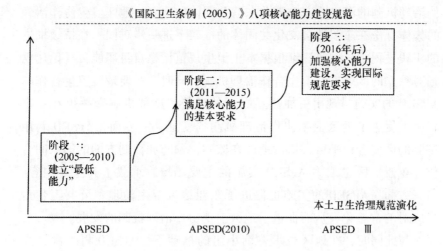

图 5 - 5　《国际卫生条例（2005）》核心能力建设的
地区"渐进式"路径和本土规范的演化

资料来源：WHO，*Developing ASPED Ⅲ*：*Information for Member State Consolation*，Manila and Delhi：WHO Regional Office for South East Asia and Western Pacific，April 2016，p. 10。

　　APSED 不完美，它以降低部分标准和目标为代价，也不是促进国家遵约的最有效途径。但它是在区域情境下对国际规范的独特回应，通过缩小全球卫生规范的"雄心壮志"与地方现实的"无能为力"之间的差距，加强了区域卫生合作，提高了地区内国家对《国际卫生条例》的遵守程度，并将继续为各国相对坦诚地倾听和表达能力建设方面的困难提供平台。

小　　结

　　本章考察了地区卫生协作治理制度化的进程。本书认为东盟的地区卫生协作治理机制的产生和发展不是一蹴而就的，而是由规范本土化推动的、渐进性变迁的结果。它存在于地区卫生合作的实践进程中，通过与规范本土化持续互动，提升了协作治理集体身份被激活的程度，增强了东盟国家协作治理的政治意愿，从而实现了地区卫生协作治理机制的渐进改变。随着东盟共同体的建立，地区卫生协作治理的集体身份在东盟社会文化共同体的框架下进一步巩固。在持续推进的实践进程中，东盟逐渐根据本土卫生规范调整自身职能，开始建立相对独立的区域本土卫生合作治理机制。同时，东盟地区卫生合作与APSED 的实施呈现出更加"互嵌"的态势，这种机制套叠也在一定程度上促进了地区卫生协作治理机制的变迁。一方面，APSED 利用东盟的区域合作平台，协调地区在监测、预防和控制方面的国家间合作，东盟地区也成为 APSED 实施的主要场域，承载了其主要内容；另一方面，APSED 的实施也促进了东盟地区卫生治理和公共卫生危机应对的常态化，从而促进了地区卫生协作治理机制的发展。

与此同时，在地区技术咨询小组的推动下，APSED 再一次"自下而上"地发生了演化。此次修订还是应基于地区实际情况和全球卫生治理环境的变化，为地区内各国管理新发疾病和突发公共卫生事件提供一个灵活的本土方案。因此，APSED Ⅲ 在保持 APSED（2010）关键原则不变的基础上，再次提升了治理目标。要求地区内各国加强公共卫生核心能力建设，实现《国际卫生条例》的集体治理规范要求，显现出与国际规范更强的一致性。虽然这在某种程度上会造成本土特色的弱化，但 APSED Ⅲ 仍保持着基于区域实际情况、保持区域自主性和灵活性的"初心"，帮助东盟摸索出一条跨部门、多层次和囊括多利益相关方伙伴关系的集体协作治理之路。

在东盟参与讨论、制定和实施 APSED 长达十五年的实践进程中，本土化一方面通过降低标准和设立优先次序，来保证东盟各国最大限度地参与地区卫生合作实践，与地区内外利益相关方持续互动；另一方面逐步削弱本土行为体对国际规范的抵制，促进主导性地区卫生治理观念和路径偏好形成。正如阿米塔·阿查亚指出的，本土化在长时段发展的过程中，当本土行为体进一步熟知且更多地体验到新的观念、功能和工具之后，对新规范的抵制会减弱，或许会转向规范的根本性变化和规范位移。① 因此，APSED Ⅲ 时代的东盟地区卫生治理在

---

① ［加］阿米塔·阿查亚：《重新思考世界政治中的权力、制度与观念》，白云真、宋亦明译，上海人民出版社 2019 年版，第 207 页。

新形势和新环境下又迸发出了新的生机与活力。在既有机制的基础上，东盟地区卫生治理机制逐步与其他非传统安全治理机制套叠，展现出机制"跨部门性"增强、机构间"协调性"增强以及不同治理领域的"机制互嵌性"日益明显三个特征。这说明东盟地区卫生协作治理机制化的发展路径更加独立，更展现出区域结构对全球卫生治理的独特价值。

第六章　结论及展望

一　研究结论

长期以来，东盟十国在世卫组织的碎片化组织结构下被分散在两个不同的区域办事处管辖下，难以形成有效合作。域外大国对该地区卫生治理活动的持续深度参与也没能促成广泛的地区卫生合作。而东盟却在国家同质性低、区域一体化程度不高，以及各国卫生治理能力普遍偏弱的不利条件下成功推进了地区卫生合作，并将中、日、韩三国也纳入其中，成为东亚区域合作的典范。

东盟基于地区卫生治理的现实需求，以联合国可持续发展目标和千年发展目标为愿景，通过对《国际卫生条例（2005）》中集体治理规范和国家核心能力建设规范进行本土化改造和适应，构建出独特的地区卫生治理规范框架，促进了地区内国家与域内外卫生治理利益相关方的合作，进而推动了以联防联控传染病为核心的地区卫生合作快速发展，逐步形成了多层次、跨部门的地区卫生协作治理。规范本土化引领下的东盟地区卫生协作治理实践促进了地区卫生合作机制数量显著增加，合作内容持续扩展，提升了东盟各国应对卫生安全威胁的国家核心能力，有效缓解了该地区卫生治理能力发展不均衡的现象，为发展中国家和地区探索出一条独特的治理能力提升与遵约之路。

因此，本书的研究问题是：为什么东盟能够推进地区卫生合作？在借鉴主导性实践理论与规范本土化理论的基础上，本书认为东盟之所以能够推进地区卫生合作是因为成功地对国际卫生治理规范进行了本土化。规范本土化是促进地区卫生协作治理制度化的关键因素，二者的互动推进了地区卫生合作的发展。具体来说：

第一，渐进式制度化进程与规范本土化进程的互动推进了地区卫生合作。

东盟的地区卫生合作呈现过程性、渐进性、包容性与灵活性。渐进的制度化进程与本土卫生治理规范的持续演化，使东盟得以在差异性较大的情境下推进地区卫生合作，在东亚地区卫生合作中实现"小马拉大车"并保持中心性。东盟内部同质化程度低，各国对主权高度敏感，并不具备良好的地区合作条件。再加上东盟各国卫生治理能力普遍较弱且内部不平衡，由中小国家组成的东盟想要推动地区卫生合作，往往需要走渐进式制度化路径，并对国际规范加以充分改造。渐进式制度化路径为参与者提供了充分的灵活性和舒适度，而对相应的国际规范进行有针对性的本土化改造，目的是使之既保持普遍性，又具有本土化或情境化特征，从而能够更好地服务于渐进式制度化建设。在东盟的地区卫生合作发展的过程中，"以退为进"的规范本土化为渐进式制度发展与遵约之路得以开拓奠定知识基础，而制度发展则成为本土规范演化的重要参照。长期以来，东盟十国在世卫组织的碎片化组织结构下被分散在两个不同的区域办事处管辖下，难以形成有效合作。域外大国长期以来对该地区卫生治理活动的深度参与也没能促成广泛的地区卫生合作。而东盟却在国家同质性低、区域一体化程度不高，以及各国卫生治理能力普遍偏弱的不利条件下成功推进了地区卫生合作，逐步形成了以东盟社会文化共同体为基本框架的地区卫生协作治理机制，卫生治理能力也得到了明显提升。更难能可贵的是，东盟的地区卫生合作还将中、日、韩三国也纳入其中，成为东亚合作的典范，实现了卫生领域的"小马拉大车"。正如新加坡学者马凯硕等所言，东盟的劣势也正是它的优势。① 在东南亚这样一个多样化和异质性突出的地区，东盟能够将松散、低制度化和物质力量

---

① ［新加坡］马凯硕、孙合记著：《东盟奇迹》，翟崑等译，北京大学出版社 2017 年版，第 226—256 页。

薄弱的劣势转化为引领地区合作的优势，是当今世界一个虽然存在悖论，却充满活力的"奇迹"（见图6-1）。

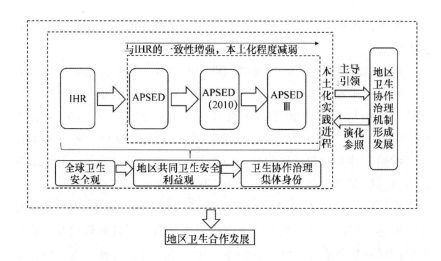

图6-1　规范本土化与卫生协作治理机制在东盟地区卫生合作中的互动
资料来源：笔者自制。

第二，规范本土化通过塑造共同利益认知与集体身份，主导了地区卫生协作治理机制的发展

首先，规范本土化通过强调东盟面临的共同卫生安全威胁，框定集体协作治理的共同收益，塑造了各国对共同的地区卫生安全利益的认知。2005年，东盟地区卫生治理能力普遍较弱，公共卫生体系不健全，地区卫生治理存在严重的不平衡。虽然大部分东盟国家都表示愿意接受并遵守《国际卫生条例》，但却缺乏落实的能力，"遵约"和"集体卫生治理"成为空谈。APSED为东盟国家提供了一个履行《国际卫生条例》中监测、报告和应对义务的地区性规范框架。东盟首先通过强调传染病带来的共同卫生安全威胁，并以区域联防联控"禽流感"为例，灌输合作治理所带来共同收益的增加，并促成了世卫组织东南亚区和西太平洋区在APSED框架下的双区域合作，弥合了东盟十国在世卫组织治理体系中的分裂。在这段时期，东盟各国在一系列高层次会议中逐步就"地区卫生安全的共同利益"达成了共有认知，并对合作与集体治理做出政治承诺。其次，规范本土化通过赋予东盟各国共同的实践经历，让东盟能够以共同卫生安全利益认知为基础，通过与地区内外卫生治理利益相关方持续互动，在地区卫生合作的实践进程中逐渐塑造出彼此信任和相互依存的协作关系，并构建起共同的卫生治理愿景，从而建构出地区成员国与"他者"相区别的卫生协作治理集体身份。这种集体身份在东盟社会文化共同体的框架下得到进一步的巩固。最后，规范本土化提升协作治理集体身份被激活的程度，增强了东盟国家协作治理的政治意愿，改变了其卫生治理偏好，从而促进了地区卫生协作治理机制的形成和发展。

第三，地区卫生协作治理机制的持续发展成为本土规范演化的重要参照，使规范本土化得以保持对地区卫生合作的引领作用。

在长达十五年的实践进程中，规范本土化一方面通过降低标准和设立优先次序，来保证东盟各国最大限度地持续参与卫生合作，与地区内外利益相关方保持互动；另一方面逐步削弱本土行为体对国际规范的抵制，促进主导性地区卫生治理观念和路径偏好形成。当本土规范被地区广泛接受，并引发较稳定的制度化时，本土化规范逐渐由主导性转变为工具性，并通过增强与国际规范的一致性来引领地区卫生治理发展。2005 年，APSED 基于地区实际卫生能力和当时最紧迫的公共卫生治理需求——防控"禽流感"，提出了建设"最低限度"的公共卫生治理能力的目标，并将传染病防治和人畜共患病作为最优先的项目来实施。虽然本土化后的卫生治理规范降低了部分标准，并暂时删减了部分目标。但正是这种"退步"换来了东盟各国的广泛参与和政治承诺，使地区卫生合作进程得以保持。随着东盟各国卫生治理"最低能力"的基本形成，地区专家共同体"自下而上"地推动了 APSED 内容和实施方式的修订。修订后的 APSED（2010）在保持本土自主性和灵活性的同时，结合地区实际能力和需求，提升了合作目标，并展现出与国际规范更高程度的一致性。随着地区卫生治理能力的持续增强以及地区卫生协作治理机制的初步建立，地区专家共同体于 2015 年再次提出对 APSED（2010）进行修订，以更适应地区实际能力发展和需求变化，并与全球环境更加契合。修订后的 APSED

Ⅲ再次提升了治理目标，要求地区内各国加强公共卫生核心能力建设，实现《国际卫生条例》的要求，并将自己定位为"与《国际卫生条例》相一致的区域性工具"，是促进地区实现集体治理规范和核心能力建设规范的渐进式路径中的最高层级。基于地区卫生能力和需求的变化，本土规范也随之渐进地增强与国际规范的一致性，从而得以保持对地区卫生合作进程的引领。

第四，对国际规范的强需求和生成技术规范的弱能力是东盟接受国际卫生规范的内在动因，而规范本土化为具有柔性制度偏好和渐进式制度建构习惯的东盟提供了一条地方规范塑造地方卫生治理机制的路径。

首先，由于独特的自然和社会环境，东盟各国面临着巨大的公共卫生治理需求。但同时，由中小国家组成的东盟经济发展水平普遍不高，制定和落实卫生治理规范的能力普遍偏弱，且内部发展严重不平衡，东盟需要国际规范的输入为本地区开展更为有效的卫生治理提供借鉴和思路。因此，对国际规范输入的高需求和生成技术规范的弱能力是东盟接受国际卫生规范的内在动因。其次，渐进式柔性制度具有灵活性、适应性和包容性，更契合于以多元性和异质性为特征的东盟环境，能确保制度的尽快落实和最大限度调动各方积极性，使实践进程得以保持。因此，规范本土化引领的渐进式柔性制度建构是与东盟背景最契合的制度化路径，也成了东盟的制度习惯。最后，在当今多元文明兴起和全球卫生治理日趋"去中心化"的背景下，渐进式柔性制度指导下的治理呈现出动态强化态势，通过降低合作"门槛"确保各方能够尽快采取行动应对紧迫性问题，而行为体预期则会随着互动进程的持续实现累积性提升，在压力增长以及声誉竞争的推动下，呈现出加速治理的趋势。因此，规范本土化引领下的渐进式柔性制度建构路径是东盟基于自身的能力和需求做出的选择，不仅能够有效推进地区卫生合作机制发展，也成为全球卫生治理新形势下地方规范塑造地方治理的独特模式。

第五，东盟能动性是推动规范本土化与地区卫生合作的动力，体现为政治意愿塑造、本土知识形成与包容性治理网络构建三个方面

东盟能动性是贯穿整个实践互动进程、沟通地区内外卫生治理行为体以及改变规范和行为的核心动力。其中，东盟能动性体现在以下三个方面。

（1）政治意愿塑造。公共卫生治理问题本质上不是一个技术问题，而是一个政治问题。一方面，全球和国家之间的治理协调问题需要靠政治解决；另一方面，公共卫生问题往往会成为政治斗争的工具。因此，合作的政治意愿对有效的全球卫生治理至关重要。鉴于脆弱、敏感的政治环境，东盟的地区卫生合作不仅是技术工作，更是政治工作。一个承诺落实国际规范的政治环境，与技术和融资同等重要。想要实现《国际卫生条例》所倡导的以共同责任和应对为核心的集体治理规范，首先需要创造接受该规范的政治环境，才能实现规范对国家行为和制度的重塑。因此，政治意愿是东盟进行地区卫生合作、与卫生治理利益相关方进行良性互动的基本前提。正如前文所提到的，东盟对"非典"和"禽流感"疫情进行了"安全化"的表述和认知扩散，将以传染病为核心的公共卫生议题提升到区域的"共同卫生安全威胁"的地位。同时，APSED也将疫情监测和应对列为区域和国家安全的优先事项。这种对共同的威胁的认知在建立共同利益方面发挥了关键作用，以确保东盟各国在疾病监测和卫生治理核心能力建设方面的合作。东盟成员国不干涉主权的定义也在这种"安全化"语境下发生了细节上的转变，即不干涉应建立在确保其公民和地区整体健康的基础之上。于是，在这种地区内"同行压力"的影响下，东盟各国多次通过会议和声明重申政治承诺，促使地区卫生合作的政治势头达到了前所未有的高水平。虽然东盟对地区共同卫生安全的威胁认知、利益建构和观念塑造仍不会挑战以国家为中心的安全概念，也不会牺牲国家自主权，但它提升了东盟主权不干涉原则与集体卫生行动的兼容性。东盟自成立以来的组织

扩张与机制发展正是在辩论、对话和达成共识的进程中形成的，[①]
其地区卫生合作也表现为清谈带动实际合作进程。而清谈之所
以能够带动合作进程，是因为各国合作的政治意愿在清谈中得以
建立。

（2）本土知识的形成。由中小国家组成的东盟通常很难凭借物
质实力和资源与大国竞争。但随着权力的流散和地方性知识兴起，东
盟也能通过建构本土知识，促进包括大国在内的多利益相关方达成共
识和产生认同，在合作中掌握更多主动权和话语权。东盟的地区卫生
合作不在于获得国家治理层面的强制力，也不在于追求超国家性，而
旨在建立一种协调性权威，以建立和创新地区知识为目标。[②] 认知偏
好、认知互动和认知共建是东盟促进地区本土知识形成的重要因素。
第一，规范本土化基于地区的实际需求和能力现状，并保持对原有地
区规范的高敏感度，以充分尊重地区认知偏好的方式进行。从而确保
本土知识主导下的地区卫生合作能够获得东盟各国信任，从内部获得
团结协作的动力。另外，地方性的卫生治理知识还能够引导外部行为
体按照当地标准和诉求参与合作，缓解东盟国家对外部援助的疑虑，
推动国际合作的顺利开展。第二，规范本土化在保留国际规范核心特
征的基础上兼顾地区特色，从而确保卫生能力弱的国家也能够接受，
并有能力落实本土规范。这不仅有助于提升规范塑造行为的可能性和
有效性，还能保证东盟的中小国家能在该实践进程中保持主导地位。
其中，技术咨询小组会议和伙伴论坛是东盟与各行为体进行卫生治理
认知互动的主要平台。更重要的是，本土知识共同体成为地区卫生知
识和技能传输的中枢，带动了地区卫生人力的发展。学习了本土知识
的卫生人员对地区卫生治理的议程设置和实践活动有很大影响，一方
面本土卫生治理知识可以通过培训的方式持续传播，成为地区卫生治
理的制度基础；另一方面，地区内卫生工作人员以本土知识为指导进
行卫生治理实践，也在潜移默化中推动着地区卫生治理结构转型。第

---

① Alice D. Ba，（*Re*）*Negotiating East and Southeast Asia：Region，Regionalism，and ASEAN*，Stanford，C. A. ：Stanford University Press，2009，p. 10.

② 张云：《知识—认知共同体与东亚地区公共卫生治理》，《世界经济与政治》2020
年第 3 期。

三，本土实践共同体以本土知识的共享为基础，并与本土知识持续相互建构。东盟和 10 + 3 地区卫生协作治理规范和机制是在对话、协商和互动的进程中被孕育和塑造的。正是因为东盟对本土知识和地方关系的重视，使东盟能够在多样性和异质性的地区协调和主导卫生合作进程。

（3）包容性治理网络的构建。包容性治理网络由规范本土化与地区卫生协作治理机制的互动产生。首先，规范本土化建立在争取关键利益相关方支持的基础上，促进了地区卫生外交。在国家层次上，它促进了东盟十国和东盟—中日韩的卫生外交，促进了东盟国家和域外卫生援助国的卫生外交。在非国家层次上，它促进了世卫组织和地区公私卫生合作伙伴的卫生外交，促进了东盟各国卫生部门、环境部门、农林部门、学术机构、非政府组织和社会组织之间的卫生外交，这种多层次交织的卫生外交网络有利于弥合分歧，推进协作治理和地区合作。其次，规范本土化使东盟得以依靠区域现有框架，而不是"另起炉灶"，从而减少协作治理机制建设成本，增强信任。而这种基于现有机制的制度化发展势必衍生出不同领域的机制互嵌与融合，在东盟地区突出表现为卫生治理与灾害应对合作网络的高度重叠。最后，规范本土化进程加速了地区多层次合作网络的融合。东盟的地区体系正在发展为一个多层次、多样化进程的复合体，这是一种复杂的地区进程网络和社会关系网络，官产学界都积极参与了这一合作进程，第一轨道、第二轨道和第三轨道既分别运行，又互为补充，越来越多拓宽和深化地区合作的平台得以创建。① 其中，连接第一和第三轨道的第二轨道是东盟包容性治理网络的核心。以技术咨询小组为代表的第二轨道为官员、高校和研究机构以及世卫组织工作人员提供了定期交流和互动的渠道，并扩大至卫生融资领域，成为卫生援助提供方和接收方对接供给和需求、配置卫生资源的平台。东盟与地区内外行为体建立的这种受信任的、多层次的包容性网络是共享知识、弥合异见的强大力量。

---

① 秦亚青：《全球治理：多元世界的秩序重建》，世界知识出版社 2019 年版，第 181 页。

二　区域对全球卫生治理的价值

2008 年金融危机之后，逆全球化浪潮兴起，原有的以民族国家为单位、由全球性国际组织主导的全球治理体系发展受阻。2020 年初，一场突如其来的新冠肺炎疫情更加剧了国际秩序走向的不确定性和逆全球化浪潮的抬头。世卫组织在协调各国应对疫情的无力凸显了全球卫生治理体系的结构化缺陷，"去中心化"呼声日益高涨，区域作为全球卫生治理场域的可能性和必要性正在上升。

从可能性来说，区域结构可以在一个"去中心的全球主义"（decentered globalism）世界里发挥以下三个功能，即保留当地特色的堡垒、全球合作弱化的退路和实现多元国际关系的有效平台。① 全球卫生安全的实现在很大程度上取决于区域成功地发展和维持管理新发疾病和紧急公共卫生事件的系统与能力。② 诸如世界卫生组织之类的全球卫生治理组织尽管在治理规范和核心能力建设领域进行了协调一致的努力，但由于其缺少对地区特殊性和敏感性的考虑，全球卫生治理在地区的实施并不算成功。在建立信任、信心和真正提高治理能力方面，区域治理似乎比宏大的全球治理框架更成功。此外，区域合作的重要性在于它创造了一个外交上的"安全空间"，并给予不自觉遵约的国家以"同行压力"，使其提高卫生治理能力建设的技术任务是在具有政治后果的环境中进行，从而促进各国主动报告疫情，并自觉提升治理能力。

从必要性来说，区域作为介于全球和国家之间重要的层次，可以弥补全球卫生治理在国家和全球层次之间的治理空白，并成为连接国家与全球之间的、促进沟通与协调的补充性平台。区域既不同于全球

---

① 张云：《国际关系中的区域治理：理论建构与比较分析》，《中国社会科学》2019年第 7 期。

② Ailan Li and Takeshi Kasai, "The Asia Pacific Strategy for Emerging Diseases: A Strategy for Regional Health Security", *Western Pacific Surveillance and Response Journal*, Vol. 2, No. 1, 2011, pp. 6 – 9.

治理结构的松散，也不同于国家治理结构的高度同质化，不同行为体互动的频密程度在区域体系中明显高于全球体系。① 换句话说，全球治理的区域转向实际上是全球治理的权力和资源在新形势下的再整合。并且，区域卫生合作更着眼于"基于需求的互动"，国家能够在区域这个更紧密的网络中产生更多的实践互动，有助于塑造共同的利益认知和身份认同。事实上，在新冠肺炎疫情的全球防控中，无论是疫情判断还是具体措施，区域组织的应对措施似乎更有针对性。并且，此次新冠肺炎疫情暴发时间的差序性也突出了全球卫生治理的区域性特征，地区卫生治理也随之得到更多重视。

因此，区域作为长期以来被全球卫生治理忽略的层次，值得我们关注和研究。尤其是在当今逆全球化浪潮抬头、国际秩序走向不确定的情况下，区域对全球卫生治理结构的连接、缓冲作用以及对全球卫生治理资源的整合、再分配作用得以凸显。区域治理与合作将成为全球卫生治理的新形式，并与现有的治理体系兼容共存。同时，这启示我们有必要将多元参与者纳入全球卫生治理体系，创造政治环境促进规范性和技术性知识转移。通过加强区域合作，世界卫生组织总部和地区办公室之间分散的联邦式结构也能在一定程度上得以改善。因此，通过"区域框架来解决全球问题"将会成为逆全球化浪潮下的全球卫生治理的新趋势。

逆全球化浪潮下全球卫生治理的新变化既对中国参与全球卫生治理提出了严峻挑战，也提供了重要的战略机遇。因此，首先，中国要在尊重和继续参与现有治理体系的基础上，提升在全球卫生治理规则制定中的话语权，积极贡献中国智慧。其次，中国可以立足周边地区，将地区性或跨区域性的卫生治理合作与"南南合作"以及"一带一路"倡议互补结合，根据各地区实际需求和本土政治文化特色制订计划，实现卫生合作政策和卫生外交方式的"因地制宜"。最后，拓展卫生治理资源的来源，注重培育多元主体共同参与全球卫生治理。通过多元利益相关方的共同合作促进地区卫生治理的政治技术网络生成

---

① 张云：《新冠疫情下全球治理的区域转向与中国的战略选项》，《当代亚太》2020年第 3 期。

和地方性知识共同体建立，为全球卫生治理的顺利实施奠定基础。

三　研究不足与未来研究方向

由于研究资料的有限和研究水平的局限，本书尚存在以下四个方面的不足：第一，本书尝试以"实践理论"为视角，将不同范式的理论融合为同一个分析框架，但是尚未构成由高度抽象和普适的变量关系组成的理论。同时，鉴于国际关系实践理论处于发展阶段，本书仍借鉴了大量的建构主义分析思路，实践理论的发展和视角扩展仍任重道远。第二，本书对东盟卫生合作相关事实材料的掌握仍然有限。一方面由于学界对该问题研究仍不丰富，相关研究依旧属于"拓荒"性质；另一方面疫情原因使笔者难以通过田野调查对该问题进行深入了解。尽管笔者通过访谈研究获得了部分一手材料，但仍无法完全弥补缺乏充分田野调查的缺憾。第三，囿于篇幅，本书聚焦于单地区研究，尚未对其他地区的案例进行跨区域比较研究。第四，由于研究议题的跨专业性质，本书涉及大量的专业知识和名词翻译。虽然笔者尽量参考世界卫生组织和东盟的官方翻译，但不同官方机构的翻译本身也存在一定差异性。因此，本书可能会存在在个别专业术语上的翻译不精准问题。

针对该研究议题，笔者认为还有以下研究扩展空间：第一，通过跨区域比较，进一步验证本书理论框架的解释力。例如，南太平洋部分国家也参与了规范本土化的实践进程，也有地区性国际组织，但为何未形成地区卫生合作机制。第二，囿于研究层次和篇幅，本书定位于从区域层面探讨东盟卫生合作的发展以及东盟对国际卫生治理规范的本土化，因而不单独对其内部各国进行系统的探讨与比较，各国相关机制的发展情况散见于对地区卫生合作发展的阐述中。在下一步的研究中，笔者将从区域层次转向国别层次，比较地区合作框架下不同东盟国家卫生治理的情况和对卫生治理规范内化的情况。第三，比较不同国际卫生治理规范在东盟的扩散进程。这三点将作为笔者未来研究的方向，也是本书的进一步延伸。

附　　录

一　公共卫生专业词汇英文缩略语

专业词汇英文缩写	专业词汇中文翻译
AADMER	东盟灾害管理和应急反应协定
ABVC	东盟生物离散虚拟中心
ACCAHZ	东盟动物卫生和人畜共患病协调中心
ACCWG	东盟突发公共卫生事件协调理事会工作组
AEGCD	东盟传染病专家组
AFHSC	美国军队卫生监测中心
AFRIMS	美国军方医学研究所
AHA Center	东盟人道主义救援协调中心
AHMM	东盟卫生部长会议
AHTF	东盟动物健康信托基金
AHRN	亚洲减少伤害网络
AI	禽流感
AMR	抗菌药物耐药性
APCASO	亚太艾滋病服务组织委员会
APN +	亚太艾滋病患者网络
APNSW	亚太性工作者网络

续表

专业词汇英文缩写	专业词汇中文翻译
APT	东盟—中日韩 10＋3
APT EID	东盟—中日韩新发传染病项目
ARARC	风险沟通和评估中心
ASAP	亚太艾滋病协会
ASEAN-BCA	东盟艾滋病商业联盟
ASEAN-NDI	东盟药品、诊断、疫苗和传统药物创新网络
ATFOA	东盟艾滋病特别工作组
ARAHIS	东盟区域动物卫生信息网
APL	东盟 10＋3 联合实验室
APSED	亚太地区新发疾病防治战略
ASPED 2010	亚太地区新发疾病防治战略 2010
APSED Ⅲ	亚太地区新发疾病和突发公共卫生事件战略
AWP	东盟艾滋病毒/艾滋病工作计划
CAM	补充和替代医学
CCS	国家合作战略
CSR	传染病监测和应对
COVAX	新冠肺炎疫苗实施计划
CARAM-Asia	亚洲艾滋病和流动人口协调行动
DHF	登革热出血热
DON	疫情新闻
DoD-GEIS	美国国防部全球新发感染监测和反应系统
DVI	登革热疫苗倡议
EBS	基于事件的监测
EID	新发传染病
EOC	应急行动中心
FETP	现场流行病学培训项目
GAVI	全球疫苗免疫联盟
GHI	全球卫生倡议

续表

专业词汇英文缩写	专业词汇中文翻译
GHO	全球卫生观测
GHSA	全球卫生安全议程
GISRS	全球流感监测网络
GOARN	全球疫情警报和反应系统
GPHIN	全球公共卫生信息网
HTF	卫生专责小组
HCAI	卫生保健相关感染
HPAI	高致病性禽流感
IHME	美国华盛顿大学健康数据与评估研究所
IBS	基于指标的监测
IGWG	政府间工作小组
IHR	《国际卫生条例》
IHR NFP	《国际卫生条例》国家归口单位
IMS	事件管理系统
INFOSAN	国际食品安全当局网络
IPAPI	预防禽流感国际伙伴关系
IPC	感染预防和控制
ISR	《国际公共卫生公约》
JE	日本脑炎/乙脑
JEE	联合外部评价
M&E	监测和评价
MBDS	湄公河流域监测网络
OIHP	国际公共卫生办公室
PAHO	泛美卫生组织
PASB	泛美卫生局
PHEIC	国际关注的突发公共卫生事件
PHEOC	东盟突发公共卫生事件应急行动中心网络
PHEP	突发公共卫生事件准备

续表

专业词汇英文缩写	专业词汇中文翻译
PMM	传染病国际社会组织邮件通报/新发疾病监测项目
POE	入境口岸
PPE	个人防护设备
RPHL	区域实验室网络
RRT	快速反应队伍
SAGE	战略咨询专家组
SEARO	世界卫生组织东南亚区办事处
SEAICRN	东南亚传染病临床研究网络
SDGs	可持续发展目标
SHI	社会健康保险
SOMHD	东盟卫生发展高官会议
TAG	技术咨询小组
TB	肺结核
TM	传统医学
UHC	全民健康覆盖
UNSIC	联合国流感协调系统
UPR	普遍定期审议
WER	每周流行病学报告
WHA	世界卫生大会
WHO	世界卫生组织
WHO-SEAJPH	世界卫生组织东南亚公共卫生期刊
WPRO	世界卫生组织西太平洋区域办事处
WPSAR	世界卫生组织西太区监测和应对期刊

二　东盟落实 IHR 2005 核心能力建设规范的相关机制

IHR 2005 核心能力	促进核心能力建设的政策	促进核心能力建设的机制
预防（prevent） 国家立法、政策和融资 《国际卫生条例》 协调、沟通和倡议 抗菌素耐药性 人畜共患病 食品安全 生物安全 免疫接种	东盟—中日韩新发传染病信息共享和沟通议定书（Protocol on Communication and Information Sharing on Emerging Infectious Diseases in the ASEAN Plus Three Countries） 东盟卫生第三分组：加强卫生系统和获得保健的机会（ASEAN Health Cluster 3: Strengthening Health Systems and Access to Care） 东盟卫生第四分组：确保食品安全（ASEAN Health Cluster 4: Ensuring Food Safety） 区域食品安全战略（Regional Strategy for Food Safety） 防治抗菌素耐药性的区域战略（Regional Strategy on prevention and containment of AMR） 抗菌素耐药性的行动纲领（Action Agenda for AMR） 东盟消除狂犬病战略（ASEAN Rabies Elimination Strategy）	东盟卫生部长会议（AHMM） 东盟卫生发展高官会议（SOMHD） 东盟动物卫生信托基金（ASEAN Animal Health Trust Fund） 东盟—中日韩新发传染病项目（ASEAN Plus Three Emerging Infectious Diseases Programme） 东盟—中日韩全民健康覆盖网（ASEAN Plus Three Universal Health Coverage Network） 东盟动物卫生合作（ASEAN Cooperation on Animal Health） 东盟传染病专家组（AEGCD） 东盟食品安全监管框架（ASEAN Food Safety Regulatory Framework） 东盟区域动物卫生信息网（ASEAN Regional Animal Health Information System） 东盟登革热日（ASEAN Dengue Day） 东盟动物卫生和人畜共患病协调中心（ASEAN Coordinating Centre for Animal Health and Zoonoses）
探测（detect） 国家实验室系统 实时监测 报告 人力发展	亚太加强卫生实验室服务战略（Asia Pacific Strategy for Strengthening Health Laboratory Services） 东盟兽医流行病学能力发展和网络的区域战略（ASEAN Regional Strategy for Veterinary Epidemiology Capacity Development and Networking）	湄公河流域监测项目（Mekong Basin Disease Surveillance） 东盟—中日韩实验室伙伴关系（ASEAN Plus Three Partnership Laboratories） 东盟—中日韩现场流行病学培训网络（ASEAN Plus Three Field Epidemiology Training Network） 东盟公共卫生实验室网络（Public health laboratories network under the ASEAN Health Cluster 2 on Responding to All Hazards and Emerging Threats） 东南亚传染病临床研究网络（SEA-ICRN） 东盟药品、诊断、疫苗和传统药物创新网络（ASEAN-NDI） 东盟生物离散虚拟中心（ASEAN Bio Diaspora Virtual Center） 区域公共卫生实验室网络（Regional Public Health Laboratories Network）

IHR 2005 核心能力	促进核心能力建设的政策	促进核心能力建设的机制
应对（respond） 准备 应急操作 公共卫生和安全部门联动 医疗对策和人员部署 风险沟通	东南亚紧急防范和应对区域标准框架（Southeast Asia Region Benchmarks for Emergency Preparedness and Response Framework） 西太平洋健康灾害管理框架（Western Pacific Framework for Disaster Management for Health） 东盟卫生保健部门一体化协议书（ASEAN Sectoral Integration Protocol for Health Care） 遏制高致病性禽流感的区域框架（Regional Framework for Control and Eradication of Highly Pathogenic Avian Influenza, HPAI） 东盟逐步消除高致病性禽流感战略（ASEAN Regional Strategy for Progressive Eradication of HPAI） 东盟区域准备和协调联合救灾和紧急行动标准作业程序（ASEAN Standard Operating Procedure for Regional Standby Arrangements and Coordination of Joint Disaster Relief and Emergency Operations） 东盟多部门联合疫情调查和应对的最低标准（ASEAN Minimum Standards on Joint Multisectoral Outbreak Investigation and Response）	东盟灾害管理与紧急应对协议（ASEAN Agreement on Disaster Management and Emergency Response） 东盟人道主义救援协调中心（ASEAN Coordinating Centre for Humanitarian Assistance on Disaster Management） 东盟灾害管理与紧急应对协议中的灾害安全卫生设施（Disaster Safety of Health Facilities in the AADMER Work Programme） 东盟风险沟通资源中心（ASEAN Risk Communication Resource Centre） 东盟军事医学中心（ASEAN Centre for Military Medicine） 东盟突发公共卫生事件应急行动中心网络（ASEAN Emergency Operations Centre Network for Public Health emergencies） 东盟紧急公共卫生协调理事会工作组（ASEAN Coordinating Council Working Groupon Public Health Emergencies）
入境口岸的卫生紧急应对卫生危险（Hazards and Health Emergencies at Points of Entry） 入境点 化学事件 辐射紧急事件	化学和辐射安全区域战略（Regional Strategy for Chemical and Radiological Safety）	东盟健康第二分组：应对所有危害和威胁（ASEAN Health Cluster 2: Responding to all Hazards and Threats） 东盟—中日韩健康旅行倡议（ASEAN Plus Three Initiative for Healthy Tourism and Travel） 健康旅行框架和工作计划（Healthy Tourism Strategic Framework and Work Plan）

资料来源：Gianna Gayle Herrera Amul and Tikki Pang, "Regional Health Security: An Overview of Strengthening ASEAN's Capacities for the International Health Regulations", *Global Health Governance*, Vol. XII, No. 2, Fall 2018, pp. 38 – 39；部分为个人补充整理。

三　新冠肺炎疫情初期东盟国家的应对举措

国家	主要法规和新机制	国家的应对举措				
		关闭边境	旅行限制	关闭不必要的公共场所	隔离或监测	提供经济刺激
文莱	卫生部协调机制	被马来西亚关闭	有明确时间期限的旅行限制	4月6日起禁止大规模集会。网上课程一直开到5月中旬。建议商场限制每次服务的顾客数量，并为餐厅提供外卖订单	4月6日开始，对所有公民和游客实行为期两周的隔离	为医疗工作者和受大流行病影响的个人提供特别援助
柬埔寨	《国家紧急状态法》2020 - 04 - 10	被接壤国家关闭	多次旅行限制	4月1日关闭赌场和学校。3月31日禁止"共享信息"	4月8日起对所有入境游客实施隔离	财政资源仅面向医疗部门和部分法定登记和认证机构
印度尼西亚	《紧急卫生法》2020 - 03 - 31	封锁与东帝汶的边界	4月2日起旅行限制	规模的社会限制被实施，国内城市间的空中、陆地和海上运输暂停，以防止斋月临近时大规模的人口流动	禁止外国人入境和过境印度尼西亚	推出经济刺激方案
老挝	应对新冠特别工作小组2020 - 03 - 29	3月31日关闭所有国家口岸	禁止，并暂停办理各种证件	3月19日，学校、酒吧、娱乐场所和主要购物中心被勒令关闭。禁止10人以上的集会。关闭全国的私人医院和诊所	3月30日全国禁止外出，关闭所有国家机关，包括关闭省级边境。从外面返回的公民需要进行14天的自我隔离	初步经济刺激计划

续表

国家	主要法规和新机制	国家的应对举措				
		关闭边境	旅行限制	关闭不必要的公共场所	隔离或监测	提供经济刺激
马来西亚	行动管制令 2020-03-16	关闭边境	3月16日起禁止所有游客入境，禁止公民出国旅游	采取全国性封闭式管制措施	3月18日起开始施行隔离政策	三套经济刺激计划
缅甸	新冠肺炎控制和紧急应对委员会 2020-03-31	除了货物和牲口，关闭了中缅边境，并被印度关闭边境	3月30日停止所有国际航班	所有不直接参与抗击疫情的经济部门从4月7日起关闭。酒吧和购物中心都在限时营业	封锁只针对仰光，从国外返回的工作人员和密切接触者必须隔离14天	为受影响的企业和卫生部门设立了财政援助
菲律宾	3月9日杜特尔特总统签署行政命令，宣布进入卫生紧急状态。3月23日专门法案出台	无边界共享	所有航班都被取消直到4月14日，外国人被禁止入境，菲律宾公民和特别官员除外	礼拜者被要求待在家里，关注网上的庆祝活动	逐步关闭岛屿	地方和社会保障财政支持方案
新加坡	（短期措施）新冠肺炎法案 2020-04-07	被马来西亚关闭	1月31日，禁止所有中国游客入境，并于3月24日禁止所有短期访客（不含新加坡公民、永久居民和长期准证持有者）入境新加坡或在新加坡过境转机	4月3日，学校和所有非必要的企业关闭。禁止所有非家庭成员举行任何规模的聚会。4月9日，如果人们持续聚集在户外，公园和体育馆将关闭	4月5日超过2万名外来务工人员的所有宿舍都被隔离	4月6日，第三轮支持措施公布

续表

国家	主要法规和新机制	国家的应对举措				
		关闭边境	旅行限制	关闭不必要的公共场所	隔离或监测	提供经济刺激
泰国	3月26日全国实施《紧急状态法》	3月22日关闭所有边境	3月22日起禁止外国人入境	从4月10日起，酒类销售点被禁止。学校继续关闭至7月1日	4月3日开始全国宵禁从晚上10点至上午4点	4月7日，内阁出台了第三项刺激措施。贷款利率将下调
越南	1月31日防控新冠的全国指导委员会	3月31日关闭边境	2月1日禁止所有来往中国的航班	从4月1日起，禁止20人以上的公众集会，并暂停非必要的公共服务	从2月中旬开始，隔离已经完全放在了几个高风险地区。4月1日为期15天的全国封锁开始	4月初，一揽子财政计划面向受疫情影响最严重的人群

注：表格涉及时段为2020年1—5月。

资料来源：Riyanti Djalante et al.，"COVID-19 and the ASEAN Responses：Comparison and Analysis through Policy Science"，*Progress in Disaster Science*，Vol. 8，2020，pp. 8 - 9。

参考文献

一　中文

（一）著作

蔡伟芹：《公共卫生：定义与内涵外延研究》，吉林大学出版社 2019 年版。

郭岩主编：《卫生事业管理》，北京大学医学出版社 2011 年版。

刘兴华：《国际规范与国内制度改革》，南开大学出版社 2012 年版。

秦亚青：《全球治理：多元世界的秩序重建》，世界知识出版社 2019 年版。

世界卫生组织：《2007 年世界卫生报告——构建安全未来：21 世纪全球公共卫生安全》，人民卫生出版社 2007 年版。

汪新生主编：《中国—东南亚区域合作与公共治理》，中国社会科学出版社 2005 年版。

吴文成：《选择性治理：国际组织与规范倡导》，上海人民出版社 2017 年版。

杨维中主编：《"一带一路"国家传染病风险评估与对策建议》，人民卫生出版社 2019 年版。

［丹麦］德里克·比奇、拉斯穆斯·布伦·佩德森著：《过程追踪法：基本原理与指导方针》，汪卫华译，格致出版社、上海人民出版社 2020 年版。

［菲律宾］梅里·卡巴莱诺－安东尼编著：《非传统安全研究导论》，余潇枫、高英等译，浙江大学出版社 2019 年版。

［加］阿米塔·阿查亚：《构建安全共同体：东盟与地区秩序》，王正

毅、冯怀信译，上海人民出版社 2004 年版。

〔加〕伊曼纽尔·阿德勒、文森特·波略特主编：《国际实践》，秦亚青等译，上海人民出版社 2015 年版。

〔加〕阿米塔·阿查亚：《重新思考世界政治中的权力、制度与观念》，白云真、宋亦明译，上海人民出版社 2019 年版。

〔美〕詹姆斯·罗西瑙主编：《没有政府的治理》，张胜军等译，江西人民出版社 2001 年版。

〔美〕彼得·卡赞斯坦、罗伯特·基欧汉、斯蒂芬·克拉斯纳编：《世界政治理论的探索与争鸣》，秦亚青等译，上海人民出版社 2018 年版。

〔美〕托马斯·E. 诺沃特尼、〔美〕伊洛娜·基克布施、〔瑞士〕迈克拉·托尔德：《21 世纪全球卫生外交》，郭岩译，北京大学医学出版社 2017 年版。

〔美〕西奥多·夏兹金等主编：《当代理论的实践转向》，柯文等译，苏州大学出版社 2010 年版。

〔美〕亚历山大·温特著：《国际政治的社会理论》，秦亚青译，上海人民出版社 2000 年版。

〔瑞士〕艾伦·罗斯坎、〔美〕伊洛娜·基克布施：《全球卫生谈判与导航：全球卫生外交案例研究》，郭岩译，北京大学医学出版社 2014 年版。

〔瑞士〕丹尼尔·勒夫贝尔：《创新卫生伙伴关系：多元化的外交》，郭岩译，北京大学医学出版社 2014 年版。

〔新加坡〕马凯硕、孙合记：《东盟奇迹》，翟崑等译，北京大学出版社 2017 年版。

〔新西兰〕尼古拉斯·塔林主编：《剑桥东南亚史》，王士录、贺圣达等译，云南人民出版社 2003 年版。

〔英〕巴瑞·布赞等：《新安全论》，朱宁译，浙江人民出版社 2003 年版。

（二）期刊

陈拯：《建构主义国际规范演进研究述评》，《国际政治研究》2015 年第 1 期。

方芳：《安全化分析：国际安全研究新视角》，《理论探索》2014 年第 6 期。

广西社会科学院东南亚研究所课题组：《抗"非"：防治、开放与合作——东南亚"非典"疫情及其应对》，《东南亚纵横》2003 年第 6 期。

贺圣达、李晨阳：《非典型肺炎对东盟的影响》，《学术探索》2003 年第 10 期。

华亚溪、郑先武：《安全化理论视角下的新冠肺炎疫情及其多层次治理》，《太平洋学报》2020 年第 1 期。

晋继勇：《公共卫生安全：一种全球公共产品的框架分析》，《医学与社会》2008 年第 9 期。

晋继勇：《全球公共卫生问题安全化——以世界卫生组织规范变迁为例》，《国际论坛》2008 年第 2 期。

李伟丰等：《东盟国家出入境动植物检疫法律法规及管理现状》，《检验检疫科学》2008 年第 1 期。

李晓燕：《东亚地区合作进程：一种"实践理性"的解释》，《世界经济与政治论坛》2017 年第 3 期。

刘雪莲：《百年大变局下中国参与全球治理的国内动力》，《探索与争鸣》2019 年第 1 期。

刘雪莲：《充分认识全球治理体系变革的局限性》，《探索与争鸣》2020 年第 3 期。

马朝旭：《全球治理向何处去》，《求是》2013 年第 5 期。

马琳等：《我国参与全球卫生治理回顾与展望》，《南京医科大学学报》（社会科学版）2014 年第 4 期。

潘亚玲：《国际规范的生命周期与安全化理论——以艾滋病被安全化为国际威胁为例》，《欧洲研究》2007 年第 4 期。

庞中英：《社会地区主义——东亚从 SARS 风暴中能学习到什么?》，《国际政治研究》2003 年第 3 期。

齐峰、朱新光：《论中国—东盟自由贸易区公共卫生安全合作机制的构建战略》，《太平洋学报》2006 年第 3 期。

齐尚才：《扩散进程中的规范演化：1945 年以后的航行自由规范》，

《国际政治研究》2018 年第 1 期。

强世功：《从"知识/权力"的角度看政治学的重建》，《国际政治研究》2013 年第 1 期。

秦亚青、魏玲：《结构、进程与权力的社会化——中国与东亚地区合作》，《世界经济与政治》2007 年第 3 期。

秦亚青：《关系本位与过程建构：将中国理念植入国际关系理论》，《中国社会科学》2009 年第 3 期。

秦亚青：《实践过程与东亚地区治理》，《南大亚太评论》2018 年第 2 期。

秦亚青：《行动的逻辑：西方国际关系理论"知识转向"的意义》，《中国社会科学》2013 年第 12 期。

涂晓艳：《传染病与安全研究的现状与思考》，《国际政治研究》2013 年第 4 期。

王丹、刘继同：《中国参与湄公河地区全球卫生合作的基本类型及特点》，《太平洋学报》2019 年第 4 期。

王明国：《制度实践与中国的东亚区域治理》，《当代亚太》2017 年第 4 期。

魏玲：《本土实践与地区秩序：东盟、中国于印太构建》，《南洋问题研究》2020 年第 2 期。

魏玲：《东南亚研究的文化路径：地方知识、多元普遍性与世界秩序》，《东南亚研究》2019 年第 6 期。

魏玲：《关系平衡、东盟中心与地区秩序演进》，《世界经济与政治》2017 年第 7 期。

魏玲：《小行为体与国际制度：亚信会议、东盟地区论坛与亚洲安全》，《世界经济与政治》2014 年第 5 期。

魏庆坡：《国际卫生条例遵守的内在逻辑、现实困境和改革路径》，《环球法律评论》2020 年第 6 期。

闫广臣：《国联卫生组织公共卫生事业在东南亚的实践》，《海南热带海洋学院学报》2019 年第 4 期。

翟崑：《新冠疫情与东亚合作的"转危为机"研究议程》，《国际政治研究》2020 年第 3 期。

张彩霞、吴玉娟：《传染病防控的国际合作机制演进与国际卫生法的实践》，《广东广播电视大学学报》2010 年第 6 期。

张蕾：《国家能动性与公共卫生治理规范的本土化——以泰国参与东南亚公共卫生治理为例》，《东南亚研究》2020 年第 2 期。

张云：《国际关系中的区域治理：理论建构与比较分析》，《中国社会科学》2019 年第 7 期。

朱立群、聂文娟：《国际关系理论研究的“实践转向”》，《世界经济与政治》2010 年第 8 期。

朱明权、汤蓓：《多边主义与东亚地区卫生安全合作》，《国际问题研究》2009 年第 5 期。

朱新光、王晓成、苏萍：《建构主义与东盟公共卫生合作》，《云南社会科学》2006 年第 6 期。

（三）报纸

《防治禽流感国际会议在泰国举行》，《人民日报》2004 年 1 月 29 日第 7 版。

晋继勇：《世卫组织改革需要成员国赋能》，《环球时报》2020 年 8 月 5 日。

（四）学位论文

陈霞：《区域公共产品与东亚卫生合作（2002—2009）》，博士学位论文，复旦大学，2010 年。

晋继勇：《全球公共卫生治理汇总的国际机制分析》，博士学位论文，复旦大学，2009 年。

（五）其他

《区域协商会总结报告：政府间修订〈国际卫生条例〉工作小组临时议程项目 2》，2004 年，世界卫生组织，资料号：A/IHR/IGWG/2。

《国际卫生条例（2005）》，2005 年，世界卫生组织，资料号：WHA58.3。

《修订〈国际卫生条例〉》，2005 年，世界卫生组织，资料号：WHA48.3。

《亚太新发疾病防控战略：包括国际卫生条例（2005）和禽流感》，

2006 年，世界卫生组织西太平洋区域办事处，资料号：WPR/RC57/5。

《亚太地区新发疾病防治战略和国际卫生条例（2005）》，2010 年，世界卫生组织西太平洋区域办事处，资料号：WPR/RC61/9。

中华人民共和国国家卫生和计划生育委员会：《东盟与中日韩（10 + 3）卫生部长应对甲型 H1N1 流感特别会议部长联合声明》，2009 年 5 月 11 日。

中华人民共和国外交部：《落实中国—东盟面向和平与繁荣的战略伙伴关系联合宣言的行动计划》，2004 年 12 月 21 日。

中华人民共和国外交部：《中国—东盟防治禽流感特别会议联合新闻声明》，2004 年 3 月 2 日。

中华人民共和国外交部：《中华人民共和国与东盟国家领导人特别会议联合声明》，2003 年 4 月 29 日。

中华人民共和国外交部：《驻东盟大使邓锡军发表署名文章"协力抗击疫情，同心构筑中国—东盟命运共同体"》，2020 年 2 月 20 日。

中华人民共和国中央人民政府：《国际合作司：中国—东盟卫生应急合作网络与意大利新冠肺炎疫情专家视频会议召开》，2020 年 4 月 20 日。

中华人民共和国中央人民政府：《外交部：东盟与中日韩（10 + 3）抗击新冠肺炎疫情领导人特别会议取得重要成果》，2020 年 4 月 16 日。

二　外文

（一）著作

Alice D. Ba, (*Re*) *Negotiating East and Southeast Asia：Region, Regionalism, and the Association of Southeast Asian Nations*, Stanford, C. A.：Stanford University Press, 2009.

Amitav Acharya and Evelyn Gosh eds., *Reassessing Security Cooperation in the Asia Pacific*, Cambridge, M. A.：MIT Press, 2007.

Amitav Acharya, *Whose Ideas Matter? Agency and Power in Asian Regional-*

ism, Ithaca, N. Y. : Cornell University Press, 2009.

Amy L. Freedman and Ann M. Murphy, *Nontraditional Security Challenges in Southeast Asia: The Transnational Dimension*, Colorado: Lynne Rienner Publishers Inc. , 2018.

Anne-Marie Slaughter, *A New World Order*, Princeton, N. J. : Princeton University Press, 2004.

Colin Wight, *Agents, Structures and International Relations: Politics as Ontology*, Cambridge: Cambridge University Press, 2006.

David P. Fidler, *International Law and Infectious Diseases*, Oxford: Oxford University Press, 1999.

Emanuel Adler and Michael Barnett, *Security Communities*, N. Y. : Cambridge University Press, 1998.

Ian Scoones ed. , *Avian Influenza: Science, Policy and Politics*, London: Earthscan Publications Ltd. , 2010.

Jeremy R. Youde, *Global Health Governance in International Society*, Oxford: Oxford University Press, 2018.

Jodi Sandfort and Stephanie Moulton, *Effective Implementation in Practice: Integrating Public Policy and Management*, N. J. : John Wiley & Sons, 2014.

Kent Buse, Wolfgang Hein and Nick Drager eds. , *Making Sense of Global Health Governance: A Policy Perspective*, Basingstoke, U. K. : Palgrave Macmillan, 2009.

Lorna Weir and Eric Mykhalovskiy, *Global Public Health Vigilance: Creating a World on Alert*, New York, N. Y. : Routledge, 2010.

M. Ramesh, *Social Policy in East and Southeast Asia: Education, Health, Housing, and Income Maintenance*, New York, N. Y. : Routledge, 2004.

Matthew Eagleton-Pierce, *Symbolic Power in the World Trade Organization*, Oxford: Oxford University Press, 2013.

Mely Caballero-Anthony, *Negotiating Governance on Non-Traditional Security in Southeast Asia and Beyond*, N. Y. : Columbia University Press, 2018.

Micheal Barnet and Raymond Duvall eds. , *Power in Global Governance*,

Cambridge: Cambridge University Press, 2008.

Milton J. Lewis and Kerrie L. Macpherson, *Public Health in Asia and the Pacific: Historical and Comparative Perspectives*, N. Y.: Routledge Public Press, 2008.

Nelson Mandela, *Our Global Neighborhood: The Report of the Commission on Global Governance*, N. Y.: Oxford University Press, 1995.

Peter A. Hall ed., *Successful Society: How Institutions and Culture Affect Health*, N. Y.: Cambridge University Press, 2009.

Peter J. Katzenstein, *A World of Regions: Asia and Europe in the American Imperium*, Ithaca, N. Y.: Cornell University Press, 2005.

Peter Katzenstein ed., *The Culture of National Security*, N. Y.: Columbia University Press, 1996.

Robert L. Beisner and Dean Acheson, *A Life in the Cold War*, Oxford: Oxford University Press, 2006.

Ronal Holzhacker and Dafri Agussalim, *Sustainable Development Goals in Southeast Asia And ASEAN: National and Regional Approaches*, Boston, M. A.: Brill, 2019.

Sara E. Davies et al., *Disease Diplomacy: International Norms and Global Health Security*, Baltimore, M. D.: Johns Hopkins University Press, 2015.

Sara E. Davies, *Containing Contagion: The Politics of Disease Outbreaks in Southeast Asia*, Baltimore, M. D.: Johns Hopkins University Press, 2019.

(二) 论文

Acuin J. Firestone et al., "Southeast Asia: An Emerging Focus for Global Health", *The Lancet*, Vol. 377, No. 9765, 2011.

Adam Kamradt – Scott and Simon Rushton, "The Revised International Health Regulations: Socialization, Compliance and Changing Norms of Global Health Security", *Global Change, Peace & Security*, Vol. 24, No. 1, 2012.

Adam Kamradt-Scott, "The WHO Secretariat, Norm Entrepreneurship, and Global Disease Outbreak Control", *Journal of International Organizations*, No. 1, 2010.

Adam Kamradt-Scott, "Securing Indo-Pacific health security: Australia's approach to regional health security", *Australian Journal of International Affairs*, Vol. 72, No. 6, 2018.

Adam Kamradt-Scott, "WHO's to Blame? The World Health Organization and the 2014 Ebola Outbreak in West Africa", *Third World Quarterly*, Vol. 37, No. 3, 2016.

Ailan Li and Takeshi Kasai, "The Asia Pacifc Strategy for Emerging Diseases: A Strategy for Regional Health Security", *Western Pacific Surveillance and Response Journal: WPSAR 2*, No. 1, 2011.

Alan Collins, "Norm Diffusion and ASEAN's Adoption and Adaption of Global HIV/AIDS Norms", *International Relations of the Asia-Pacific*, Vol. 13, No. 3, 2013.

Alice D. Ba, "Regional Security in East Asia: ASEAN's Value Added and Limitations", *Journal of Current Southeast Asian Affairs*, Vol. 29, No. 3, 2010.

Amitav Acharya, "How Ideas Spread: Whose Norms Matter? Norm Localization and Institutional Change in Asian Regionalism", *International Organization*, Vol. 58, No. 2, 2004.

Ana B. Amaya and Philippe De Lombaerde, "Multi-level Health Governance and Health Diplomacy: Regional Dimensions", *Regions & Cohesion*, Vol. 9, No. 1, 2019.

Ana B. Amaya and Philippe De Lombaerde, "What's in a Word? The Framing of Health at the Regional Level: ASEAN, EU, SADC and UNASUR", *Global Social Policy*, Vol. 15, No. 3, 2015.

Andreas Rasche and Robert Chia, "Researching Strategy Practices: A Genealogical Social Theory Perspective", *Organization Studies*, Vol. 30, No. 7, 2009.

Andreas Reckwitz, "Towarda Theory of Sociassl Practices: A Development in Culturalist Theorizing", *European Journal of Social Theory*, Vol. 5, No. 2, 2002.

Andrew F. Cooper and Vincent Pouliot, "How Much Is Global Governance

Changing? The G20 as International Practice", *Cooperation and Conflict*, Vol. 50, No. 3, 2015.

Ann Marie Kimball et al. , "APEC Emerging Infections Network: Prospects for Comprehensive Information Sharing on Emerging Infections within the Asia Pacific Economic Cooperation", *Emerging Infectious Diseases*, Vol. 4, No. 3, 1998.

Ann Marie Kimball et al. , "Regional Infectious Disease Surveillance Networks and their Potential to Facilitate the Implementation of the International Health Regulations", *The Medical Clinics of North America*, Vol. 92, No. 6, 2008.

Ariel Pablos-Mendez et al. , "The New Era of Health Goals: Universal Health Coverage as a Pathway to the Sustainable Development Goals", *Health Systems & Reform*, Vol. 2, No. 1, 2016.

Arne Ruckert et al. , "Health in Canadian Foreign Policy: the Role of Norms and Security Interests", *Canadian Foreign Policy Journal*, Vol. 25, No. 3, 2019.

Barry Buzan, "From International System to International Society: Structural Realism and Regime Theory Meet the English School", *International Organization*, Vol. 47, No. 3, 1993.

Bond, Katherine, C. et al. , "The Evolution and Expansion of Regional Disease Surveillance Networks and their Role in Mitigating the Threat of Infectious Disease Outbreaks", *Emerging Health Threats Journal*, No. 6, Vol. 103402, 2013.

Bounlay Phommasack et al. , "Mekong Basin Disease Surveillance (MBDS): A Trust-Based Network", *Emerging Health Threats Journal*, No. 6, Vol. 19944, 2013.

Bruce J. Plotkin, "Human Rights and Other Provisions in the Revised International Health Regulations (2005)", *Public Health*, Vol. 121, 2007.

Carlos Castillo-Salgado, "Trends and Directions of Global Public Health Surveillance", *Epidemiological Review*, Vol. 32, 2010.

Chris Ansell and Alison Gash, "Collaborative Governance in Theory and

Practice", *Journal of Public Administration Research and Theory*, Vol. 18, No. 4, 2008.

Christopher J. L. Murray et al. , "Estimation of Potential Global Pandemic Influenza Mortality on the basis of Vital Registry Data from the 1918 – 20 Pandemic: A Quantitative Analysis", *Lancet*, Vol. 368, No. 9554, 2006.

Clare Wenham, "Regionalizing Health Security: Thailand's Leadership Ambitions in Mainland Southeast Asian Disease Control", *Contemporary Southeast Asia: A Journal of International and Strategic Affairs*, Vol. 40, No. 1, 2018.

David L. Heymann and Guénaël R. Rodier, "Global Surveillance, National Surveillance, and SARS", *Emerging Infectious Diseases*, Vol. 10, No. 2, 2004.

David L. Heymann, "SARS and Emerging Infectious Diseases: A Challenge to Place Global Solidarity above National Sovereignty", *Annals-Academy of Medicine Singapore*, Vol. 35, No. 5, 2006.

David L. Heymann et al. , "SARS legacy: Outbreak Reporting is Expected and Respected", *Lancet*, Vol. 381, No. 9869, 2013.

David M. McCourt, "Practice Theory and Relationalism as the New Constructivism", *International Studies Quarterly*, Vol. 60, No. 3, 2016.

David P. Fidler, "From International Sanitary Conventions to Global Health Security: The New International Health Regulations," *Chinese Journal of International Law*, Vol. 4, No. 2, 2005.

Declan Butler, "Disease Surveillance Needs a Revolution", *Nature*, Vol. 440, No. 7080, 2006.

Emanuel Adler, "The Spread of Security Communities: Communities of Practice, Self-Restraint, and NATO's Post-Cold War Transformation", *European Journal of International Relations*, Vol. 14, No. 2, 2008.

Emanuel Adler and Vincent Pouliot, "International Practices", *International Theory*, Vol. 3, No. 1, 2010.

Emilian Kavalski, "The struggle for Recognition of Normative Powers: Normative Power Europe and Normative Power China in Context", *Coop-*

eration and Conflict, Vol. 48, No. 2, 2013.

Hoang Van Minh et al. , "Progress toward Universal Health Coverage in ASEAN", *Global Health Action*, Vol. 7, No. 1, 2014.

J. M. Martin-Moreno et al. , "Defining and Assessing Public Health Functions: A Global Analysis", *Annual Review of Public Health*, Vol. 37, 2016.

Jaime C. Montoya et al. , "A Look at the ASEAN-NDI: Building a Regional Health R&D Innovation Network", *Infectious Diseases of Poverty*, Vol. 3, No. 15, 2014.

James N. Rosenau, "Governance in the Twenty-First Century", *Global Governance: A Review of Multilateralism And International Organizations*, Vol. 1, No. 1, 1995.

Jeffrey T. Checkel, "Norms, Institutions and National Identity in Contemporary Europe", *International Studies Quarterly*, Vol. 43, No. 1, 1999.

Jeremy Lim et al. , "Innovations in Non-communicable Diseases Management in ASEAN: A Case Series", *Global Health Action*, Vol. 25110, No. 7, 2014.

Jeremy Sueker et al. , "Influenza and Respiratory Disease Surveillance: The US Military's Global Laboratory-based Network", *Influenza And Other Respiratory Viruses*, Vol. 4, No. 3, 2010.

John Gerard Ruggie, "International Responses to Technology: Concepts and Trends", *International Organization*, Vol. 29, No. 3, 1975.

John M. Bryson et al. , "The Design and Implementation of Cross-Sector Collaborations: Propositions from the Literature", *Public Administration Review*, Vol. 66, 2006.

Joia De Sa et al. , "Responding to Pandemic Influenza in Cambodia and Loa PDR: Challenges in Moving from Strategy to Operation", *The Southeast Asian Journal of Tropical Medicine and Public Health*, Vol. 41, No. 5, 2010.

Jonathan Herington, "Securitization of Infectious Diseases in Vietnam: The Cases of HIV and Avian Influenza", *Health Policy and Planning*, Vol. 25, No. 6, 2010.

Jorg Friedrichs and Friedrich Kratochwil, "On Acting and Knowing: How

Pragmatism Can Advance International Relations Research and Methodology", *International Organization*, Vol. 63, No. 4, 2009.

Jutamas Arunanondchai and Carsten Fink, "Globalization For Health Trade in Health Services in the ASEAN Region", *Health Promotion International*, Vol. 21, No. 1, 2007.

Kelley Lee and David P. Fidler, "Avian and Pandemic Influenza: Progress and Problems with Global Health Governance", *Global Public Health*, Vol. 2, No. 3, 2007.

Kelly Gerard, "From the ASEAN People's Assembly to the ASEAN Civil Society Conference: The Boundaries of Civil Society Advocacy", *Contemporary Politics*, Vol. 19, No. 4, 2013.

Kelly Lee et al., "Asian Contributions to Three Instruments of Global Health Governance", *Global Policy*, Vol. 3, No. 3, 2012.

Kirk Emerson et al., "An Integrative Framework for Collaborative Governance", *Journal of Public Administration Research and Theory*, Vol. 22, No. 1, 2011.

Kirk Emerson, "Collaborative Governance of Public Health in Low- and Middle-income Countries: Lessons from Research in Public Administration", *BMJ Global Health*, Vol. 31, No. 4, 2018.

Lawrence O. Gostin and Rebecca Katz, "The International Health Regulations: The Governing Framework for Global Health Security", *Milbank Quarterly*, Vol. 94, 2016.

Marie Lamy and Kai Hong Phua, "Southeast Asian Cooperation in Health: A Comparative Perspective on Regional Health Governance in ASEAN and the EU", *Asia Europe Journal*, Vol. 10, No. 4, 2012.

Marie Nodzenski et al., "Shaping Norms for Health Governance in the Association of Southeast Asian Nations (ASEAN)", *Global Health Governance*, Vol. X, No. 2, 2016.

Martha Finnemore and Kathryn Sikkink, "International Norm Dynamics and Political Change", *International Organization*, Vol. 52, No. 4, 1998.

Matthew Davies, "ASEAN and Human Rights Norms: Constructivism, Rational Choice, and the Action-Identity Gap", *International Relations of the Asia-Pacific*, Vol. 13, No. 2, 2013.

Matthew Davies, "A Community of Practice: Explaining Change and Continuity in ASEAN Diplomatic Environment", *The Pacific Review*, Vol. 29, No. 2, 2016.

Matthias Hofferberth, "Get Your Act (Ors) Together! Theorizing Agency in Global Governance", *International Studies Review*, Vol. 21, No. 1, 2019.

Melissa Curley and Nicholas Thomas, "Human Security and Public Health in Southeast Asia: The SARS Outbreak", *Australian Journal of International Affairs*, Vol. 58, No. 1, 2004.

Mely Caballero-Anthony, "Combating Infectious Diseases in East Asia: Securitization and Global Public Goods for Health and Human Security", *Journal of International Affairs*, Vol. 59, No. 2, 2006.

Mely Caballero-Anthony, "Non-traditional Security and Infectious Diseases in ASEAN: Going beyond the Rhetoric of Securitization to Deeper Institutionalization", *The Pacific Review*, Vol. 21, No. 4, 2008.

Mely Caballero-Anthony, "Health and Human Security Challenges in Asia: New Agendas for Strengthening Regional Health Governance", *Australian Journal of International Affairs*, Vol. 72, No. 6, 2018.

Mely Caballero-Anthony, "ASEAN's Multilateral Path Through the Pandemic", *Current History*, Vol. 119, No. 818, 2020.

Natalie Porter, "Global Health Cadres: Avian Flu Control and Practical Statecraft in Vietnam", *Journal of Social Issues in Southeast Asia*, Vol. 28, No. 1, 2013.

Niilo Kauppi, "Bourdieu's Political Sociology and the Politics of European Integration", *Theory and Society*, Vol. 32, No. 5, 2003.

Paul Duguid, "The Art of Knowing: Social and Tacit Dimensions of Knowledge and the Limits of the Community of Practice", *The Information Society*, Vol. 21, No. 2, 2005.

Philippe Calain and Caroline Abu Sa'Da, "Coincident Polio and Ebola Crises Expose Similar Fault Lines in the Current Global Health Regime",

Conflict and Health, Vol. 9, 2015.

Piya Hanvoravongchai et al. , "Pandemic Influenza Preparedness and Health Systems Challenges in Asia: Results from Rapid Analyses in 6 Asian Countries", *BMC Public Health*, Vol. 10, No. 10322, 2010.

Piya Hanvoravongcha et al. , "An Analysis of Health System Resources in Relation to Pandemic Response Capacity in the Greater Mekong Subregion", *International Journal of Health Geographics*, Vol. 11, No. 53, 2012.

Ramon Lorenzo Luis R. Guinto et al. , "Universal Health Coverage in 'One ASEAN': Are Migrants Included?" *Global Health Action*, Vol. 8, No. 1, 2015.

Richard J. Coker et al. , "Emerging Infectious Diseases in Southeast Asia: Regional Challenges to Control", *Lancet*, Vol. 377 , No. 9765, 2011.

Robert Beaglehole and Ruth Bonita, "Global Public Health: A Scorecard", *The Lancet*, Vol. 372, No. 1, 2008.

Robert E. Kelly, "Security Theory in the 'New Regionalism'", *International Studies Review*, Vol. 9, No. 2, 2007.

Sara E. Davies, "The International Politics of Disease Reporting: Towards Post Westphalianism", *International Politics*, Vol. 49, 2012.

Sara Javanparast et al. , "How Institutional Forces, Ideas and Actors Shaped Population Health Planning in Australian Regional Primary Health Care Organizations", *BMC Public Health*, Vol. 18, No. 1, 2018.

Sebastian Schindler and Tobias Wille, "How can We Criticize International Practices?", *International Studies Quarterly*, Vol. 63, No. 4, 2019.

See Seng Tan, "Rethinking 'ASEAN Centrality' in The Regional Governance of East Asia", *The Singapore Economic Review*, Vol. 62, No. 3, 2017.

Sheryl A. Kluberg et al. , "Global Capacity for Emerging Infectious Disease Detection: 1996 – 2014", *Emerging Infectious Diseases*, Vol. 22, No. 10, 2016.

Silviya Lechner and Mervyn Frost, "Practice Theory and International Relations: A Reply to Our Critics", *Global Constitutionalism*, Vol. 9, No. 1, 2020.

Susanne Zwingel, "How Do Norm Travel? Theorizing International Women's

Rights in Transnational Perspective", *International Studies Quarterly*, Vol. 56, Issues 1, 2012.

Thomas G. Weiss and Rorden Wilkinson, "Rethinking Global Governance? Complexity, Authority, Power, Change", *International Studies Quarterly*, Vol. 58, No. 1, 2014.

Tobias Ingo. Nischalke, "Insights from ASEAN Foreign Policy Co-operation: The 'ASEAN Way', A Real Spirit or A Phantom ?", *Contemporary Southeast Asia*, Vol. 22, No. 1, 2000.

Ty Solomon and Brent J. Steele, "Micro-Moves in International Relations Theory", *European Journal of International Relations*, Vol. 23, No. 2, 2017.

Vincent Pouliot, "The Logic of Practicality: A Theory of Practice of Security Communities", *International Organization*, Vol. 62, No. 2, 2008.

Vincent Pouliot, "The Materials of Practice: Nuclear Warheads, Rhetorical Commonplaces and Committee Meetings in Russian-Atlantic Relations", *Cooperation and Conflict*, Vol. 45, No. 3, 2010.

(三) 会议论文

Jacob Kumaresan and Suvi Huikuri, "Strengthening Regional Cooperation, Coordination, and Response to Health Concerns in the ASEAN Region: Status, Challenges, and Ways Forward", ERIA Discussion Paper Series, WHO Office at the United Nations, New York, USA, September 7, 2015.

Marcel Bogers et al. , "Designing and Being Designed: Organizing Complex Collaborative Innovation in a Societal Challenge", paper delivered to 76th Annual Meeting of the Academy of Management, *Academy of Management*, Anaheim, Aug. 5 – 9, 2016.

Mary Whelan, "Negotiating the International Health Regulations", Global Health Programme Working Paper, sponsored by the Graduate Institute of International and Development Studies, Geneva, Aug. 4, 2008.

(四) 智库/机构报告

AFRIMS, *Armed Forces Research Institute of Medical Sciences Brochure*,

Bangkok: Thailand, Armed Forces Research Institute of Medical Sciences, 2008.

Asian Development Bank, *Asian Development Outlook 2003 Update*, Hong Kong, China: Oxford University Press for the Asian Development Bank, 2003.

Department of Foreign Affairs and Trade, *Evaluating a Decade of Australia's Efforts to Combat Pandemics and Emerging Infectious Diseases in Asia and the Pacific 2006 – 2015: Are Health Systems Stronger?* Canberra: Australian Government, August 2017.

Erik Bloom et al. , *Potential Economic Impact of an Avian Flu Pandemic on Asia*, Manila: Asian Development Bank, November 2005.

IFRC and ADB, *Legal Preparedness for Responding to Disasters and Communicable Disease Emergencies in Lao PDR: Study Report*, Kuala Lumpur: International Federation of Red Cross and Red Crescent Societies and Asian Development Bank, 2009.

Institute of Medicine, *The Future of Public Health*, Washington, D. C. : The National Academies Press, 1988.

International Working Group on Financial Preparedness, *From Panic and Neglect to Investing in Health Security: Financing Pandemic Preparedness at a National Level*, Washington, D. C. : World Bank, 2017.

Jai P. Narain et al. , *The Challenge of Communicable Diseases in the WHO South-east Asia Region*, Bulletin of the World Health Organization, Vol. 88, 2010.

Mark E. Manyin, *US-Vietnam Relations in 2013: Current Issue and Implications for US Policy*, CRS Report for Congress, Washington, D. C. : Congressional Research Office, July 26, 2013.

Mely Caballero-Anthony et al. , *Health Governance and Dengue in Southeast Asia*, NTS Report, No. 2, May 2015.

Mely Caballero-Anthony, *Global Health Security: COVID-19 and Its Impacts: ASEAN Response: Pushing Back Vaccine Nationalism*, RSIS Commentary, Nanyang Technological University, Singapore, Aug . 26, 2020.

Peter O'Malley et al. , *Transparency during Public Health Emergencies*:
From Rhetoric to Reality, WHO: Bulletin of the World Health Organiza-
tion, Vol. 87, 2009.

Stephen Morrison, RADM Thomas Cullison, J. Christopher Daniel and
Murray Hiebert, *A Greater Mekong Health Security Partnership*: *A Report
of the CSIS Task Force on Health and Smart Power in Asia*, CSIS,
July 2013.

(五) 档案决议

ASEAN, Chairman's Press Statement of 6th ASEAN Health Ministers Meet-
ing on Healthy Lifestyles, Vientiane, March 14 – 15, 2002.

ASEAN, Joint Statement ASEAN + 3 Ministers of Health Special Meeting
On SARS, Kuala Lumpur, Malaysia, April 26, 2003.

ASEAN, Joint Statement of The Special ASEAN + 3 Health Ministers Meet-
ing on Severe Acute Respiratory Syndrome (SARS): ASEAN is a SARS
Free Region , Siemreap, June 10, 2003.

ASEAN, Joint Ministerial Statement on the Current Poultry Disease Situa-
tion, Bangkok, January 28th, 2004.

ASEAN, Joint Press Statement China-ASEAN Special Meeting on HPAI
Control, Beijing, March 2nd, 2004.

ASEAN Plus Three (APT) Joint Statement, Joint Ministerial Statement on
Avian Influenza, Bangkok, Thailand, 2004.

ASEAN, Declaration of The 7th ASEAN Health Ministers Meeting Health
Without Frontiers, Penang, Malaysia, April 22nd, 2004.

ASEAN, Co-Chairs' Statement 7th ASEAN Health Ministers and First
ASEAN +3 Health Ministers Meeting, Penang, Malaysia, April 23, 2004.

ASEAN, Agreement on Disaster Management and Emergency Response,
Vientiane: The ASEAN Foreign Ministers Meetings, July 26, 2005.

ASEAN, Joint Statement of the Third ASEAN Plus Three Health Ministers
Meeting, Manila: ASEAN Plus Three (APT) Health Ministers Meeting,
October 10, 2008.

ASEAN, Joint Ministerial Statement of the ASEAN + 3 Health Ministers Special Meeting on Influenza A (H1N1), Bangkok, May 8, 2009.

ASEAN, Nay Pyi Taw Declaration on the ASEAN Community's Post-2015 Vision, Nay Pyi Taw, November 12, 2014.

ASEAN, Agreement on The Establishment of The ASEAN Coordinating Centre For Animal Health and Zoonoses, Singapore, October 2017.

International Health Conference, Summary Report on Proceedings, Minutes and Final Acts of the International Health Conference Held in New York from 19 June to 22 July 1946, Official Records of the World Health Organization, 1948.

Regional Committee for the Western Pacific, Asia-pacific Strategy for Emerging Diseases, Manila: WHO Regional Office for the Western Pacific, Fifty-sixth Session, WPR/RC56/7, 2005.

UN General Assembly, Global Health and Foreign Policy: Strategic Opportunities and Challenges, Note by the Secretary-General. A/64/36, September 23, 2009.

UNSCI, Avian and Pandemic Influenza Related Program and Projects of the Inter-Governmental Entities in Asia and the Pacific, Asia-Pacific Regional Hub of United Nations System Influenza Coordination, June 2011.

WHO Regional Committee for the Western Pacific, Avian and pandemic influenza, International Health Regulations (2005), and the Asia Pacific strategy for emerging disease, Manila: WHO Regional Office for the Western Pacific, WPR/RC58/9, 2007.

WHO Regional Committee for the Western Pacific, WHO Workplan For The Implementation of The Asia Pacific Strategy for Emerging Diseases 2006 – 2010: A Five-Year Plan, Manila : WHO Regional Office for the Western Pacific, 2006.

WHO Regional Office for the Western Pacific, Asia Pacific Strategy for Emerging Diseases and Public Health Emergencies, Manila: Regional Committee for WHO Regional Office for the Western Pacific, WPR/

RC67/9, August 31, 2016.

WHO Regional Office for the Western Pacific, Outbreak Response, Including Severe Acute Respiratory Syndrome (SARS), Influenza and Revision of the International Health Regulation, Manila: Regional Committee for the Western Pacific, 055, PR/RC55.5, 2004.

WHO Western Pacific Regional Office and South-East Asia Regional Office, Reports of the Asia Pacific Technical Advisory Group (TAG) and bi-regional meeting for APSED, Manila and New Delhi, 2006.

WHO Western Pacific Regional Office, Asia Pacific Strategy for Emerging Diseases, Manila: South-East Asia Regional Organization and Western Pacific Regional Organization for WHO, 2010.

WHO, Asia Pacific Strategy for Emerging Diseases Progress Report 2015: Securing Regional Health, Manila: WHO Regional Office for the Western Pacific, 2015.

WHO, Asia Pacific Strategy for Emerging Diseases Progress Report 2013: Securing Regional Health, Manila: WHO Regional Office for the Western Pacific, 2013.

WHO, Bi-Regional Consultation on Emerging Diseases, Bangkok: WHO Regional Office for South-East Asia, SEA-CD-194, 2009.

WHO, Communicable Disease Prevention and Control: New, Emerging, and Re-Emerging Infectious Diseases, Report by the Director-General, Executive Board of the World Health Organization, Ninety-fifth Session, EB95/61, January 12, 1995.

WHO, Developing ASPED Ⅲ: Information for Member State Consolation, Manila and Delhi: WHO Regional Office for South East Asia and Western Pacific, April 2016.

WHO, Health Situation and Trend Assessment: Orientation Document for Programme Review, Executive Board of the World Health Organization, Ninety-fifth Session, 1994, EB/INF. DOC/3.

WHO, List of participants of IHR Meeting, A/IHR/IGWG/DIV/3 _ Rev. 1, 2004.

WHO, Meeting of the Regional Technical Advisory Group on the Asia Pacific Strategy for Emerging Diseases and Public Health Emergencies (APSED Ⅲ): Advancing Implementation of the International Health Regulations (2005): Meeting Report, Manila: WHO Regional Office for the Western Pacific, 2019.

WHO, Revision and Updating of the International Health Regulations, World Health Assembly 48. 7, May 12, 1995.

WHO, Revision of the International Health Regulations, WHA56. 28, May 28, 2003.

WHO, Strengthening Health Security by Implementing the International Health Regulations (2005): States Parties to The International Health Regulations (2005), World Health Organization, 2005.

World Health Organization Regional Office for the Western Pacific, Securing Regional Health though APSED: Building Sustainable Capacity for managing Emerging Diseases and Public Health events Progress Report 2012, Manila : WHO Regional Office for the Western Pacific, 2012.

WHO, International Health Regulations (2005): Areas of Work for Implementation, World Health Organization Document WHO/CDS/EPR/IHR/ 2007. 1, June 2007.

后 记

  本书基于我的博士学位论文修改而成。自本科进入北京大学求学起，于燕园兜兜转转十余载。我庆幸自己能够有幸进入北京大学学习，度过了我人生中意义非凡的求学时光。未名博雅，日月盈昃，师友之恩，深似沧海，千头万绪，竟不知从何说起。

  "我多么爱那澄蓝的天，那是浸透着阳光的海。我仿佛听见原野的风，吹起了一支新的乐章。红色的果实已经发亮，是的，风将要变成翅膀，让一根芦苇也有力量……"伴随着这首《新秋之歌》，稚嫩的我满怀敬畏与憧憬，进入了燕园，进入了国际关系学院，成为了一名大一新生。一转眼，博士已毕业，还是到了不得不说再见的时候。

  回首在母校的求学时光，非常感激我的恩师翟崑教授。翟老师宽严相济的培养方式不仅帮助我养成严谨的治学习惯，也鼓励我进行思维发散与创新，保持思维与认知的与时俱进。翟老师在学术上以身作则，尤论再忙再累都坚持阅读点评我们的学术周记，参加我们的学术组会。恩师的爱岗敬业，对学生的无私奉献精神让我感动和敬佩，更在心底默默将恩师作为学习榜样。更重要的是，翟老师不仅是我学术研究之路的领路人，更是我学习做人做事的灯塔。他乐观开朗，善于发掘每个人身上的闪光点；他对每一件事都尽心尽力，全力以赴；他坚持不懈，不轻言放弃。感谢翟老师的言传身教，诲我不倦，让我真正理解了什么是"爱国关天下，立身治学不分家"。

  感恩对外经济贸易大学魏玲教授和北京大学医学部郭岩教授在我论文写作过程中不仅给予悉心指导，更如慈母般关心我、鼓励我，在我最焦虑、最无助的时候为我照亮前方的路。感恩暨南大学的张云教授。张老师长期致力于东南亚区域治理研究，并且特别愿意帮助我们这样的学术新人。每每拜读张老师的文章，聆听张老师的教诲，都能有茅塞顿开之感。

此外，我还要感谢张海滨老师、刘莲莲老师、韦民老师、高程老师、赖华夏老师、张清敏老师、王逸舟老师、陈志瑞老师、汪卫华老师、雷少华老师和刘军红老师，感谢各位老师在我博士学位论文的写作过程中，不仅给我提供了很多既具有启发性又具有实操性的意见和建议，还在我资料搜集与访谈过程中给予大力支持。得益于各位老师的关心、鼓励、指导与帮助，我才能在条件艰难的情况下顺利完成论文写作，并有幸获得学院优秀博士论文奖励。

感谢马娟娟老师、马燕冰老师、韩华老师、王锁劳老师、张华老师、杨国影老师、宋清润老师、孙学峰老师、张植荣老师、吕晓宇老师、赫佳妮老师以及李扬帆老师。各位老师对我学习和生活的关心与帮助正如那午后的阳光，温暖而充满力量。

感谢教育部、北京大学以及大理白族自治州在京同乡会颁发给我的各项奖学金，感谢北京大学国际关系学院、北京大学国际合作部和马来西亚双威大学资助，让我得以奔赴东南亚多国开展实地调研。感谢新加坡国立大学东亚研究所给予我参与第十三届新加坡东南亚研究论坛的机会，并提供参会资助。这次盛大的学术会议让我认识了来自全球各地的东南亚研究友人，促进我在交流与头脑风暴中迸发出更多学术火花。感谢北京大学东南亚协会给予我深度参与组织协调北大校内东南亚相关活动的机会，很荣幸能够和来自东南亚各国的优秀学子一起，成功举办了多届中国—东盟青年峰会。在这个年轻的学术共同体网络中，我不仅获得了学术性的支持，更收获了跨国的友谊。

感谢美国明尼苏达大学 Jeremy Youde 教授、新加坡国立大学 Tikki Pang 教授和 Gayle Amul 研究助理、加拿大西蒙菲莎大学 Kelly Lee 教授、英国萨塞克斯大学 Stefan Elbe 教授、东京大学全球卫生治理研究课题专家 DOI Kenichi 先生、福建医科大学讲师刘晓君博士、英国健康扶贫行动（原名为英国无国界卫生组织）云南代表处负责人张军先生和缅甸项目协调员李佳音女士、国际发展社会组织 Diinsider 联合创始人李博伦先生以及世界卫生组织西太平洋区办事处前副区主任韩铁如教授，在我论文写作过程和调研访谈过程中提供了宝贵的材料和建议，使我获益匪浅。

　　感谢我的师姐王丽娜和我的师兄邓涵，你们亦师亦友，不仅在我论文选题和写作过程中给予我莫大的帮助和鼓励，也在我迷茫和无助的时候给予我安慰和鼓励。感谢刘静烨、刘晓伟、韩卓希、姚啸林、尹珂、孔金磊、范佳睿、熊岚、隋雪濛、刘嵩、文晶、李美良、陈正勋、徐炜丹、罗楠、杨晨桢、杜艳娇、杨芳菲等（不再一一列举）师姐、师弟、师妹和同学。感恩与你们遇见，感恩有你们相伴，感谢你们给我的关心、鼓励与帮助，感谢你们带给我的快乐与感动。

　　感谢王缉思老师、袁明老师、唐士其老师、李义虎老师、刘海方老师、梁云祥老师、查道炯老师、王联老师、朱文莉老师、节大磊老师、陈绍锋老师、王栋老师、王勇老师、王正毅老师、祁昊天老师、归泳涛老师、张小明老师、初晓波老师、范士明老师和尚会鹏老师等院内老师，感恩各位老师的传道受业解惑。

　　最后，我要感谢我挚爱的家人们，是他们的支持和鼓励，让我走到了今天。感恩我的父亲和母亲！父亲在我博士一年级时突发脑梗住院，并遗留下了严重的后遗症。母亲在面对巨大家庭变故和沉重的生活压力时仍然鼓励并支持我继续完成博士学业。没有母亲的无悔付出和默默承受，就没有今天的我。她温暖、坚韧、善良、奋进、严谨的品质是我学习的榜样，也是我前进的动力和心灵的栖息地。感谢我的丈夫给我的爱与包容，我们既是爱人，又是朋友。我们手牵着手一起走过生活的湍流，一起静看云卷云舒。谢谢丈夫给我无微不至的关心，谢谢他在我无数个彷徨、无助的日夜给我毫无保留的支持，谢谢他与我并肩前行。感谢我的女儿，她的到来让我肩上多了一份责任的同时，也多了十分幸福与欢乐。她是我生活里的阳光和雨露，源源不断滋养着我，带给我力量。

　　感恩母校，感恩各位师长和亲友，感恩中国社会科学出版社以及各位编辑老师的辛苦工作。

　　请允许我把此书献给你们，也献给每一位追梦的人！

张　蕾
2022 年 6 月